4th Edition

Pocket Manual of Dysphagia

연하장애 포켓매뉴얼

저자 : 세이레이 연하 팀

역자 : 오병모 (서울대학교병원 재활의학과 교수,
국립교통재활병원 진료부원장)

pb Pacific Books

嚥下障害ポケットマニュアル　第4版
聖隷嚥下チーム　執筆
医歯薬出版株式会社（東京），2018.

Title of the original Japanese language edition:
Pocket Manual of Dysphagia, 4th edition
by Dysphagia Team of Seirei

역자 소개

역자 **오 병 모**

서울대학교 의과대학을 졸업하고 2010년부터 현재까지 서울대학교병원 재활의학과에서 임상교수로 재직하고 있다. 주로 뇌졸중, 외상성뇌손상, 뇌종양 등으로 연하장애나 마비 등의 문제가 생긴 환자들이 다시 사회로 돌아갈 수 있도록 치료하는 일을 맡고 있으며, 현재는 국립교통재활병원의 진료부원장을 겸하고 있다. 대한뇌신경재활학회 및 아시아-오세아니아 신경재활학회의 공식 학술지인 Brain & Neurorehabilitation의 편집위원장을 맡고 있다.

연하장애 환자를 진료하는 의사일뿐만 아니라, 연하장애에 대한 왕성한 연구를 통해서 많은 논문을 세계적인 저널에 게재하였고, 대한연하장애학회에서 발간한 '연하장애'를 비롯한 다수의 교과서에 저자로 참여하였다. 번역서로는 '알기쉬운 연하장애(군자출판사)'와 '연하장애의 재활(퍼시픽출판사)', 그리고 외상성 뇌손상 환자와 가족을 위한 안내서인 '뇌를, 다치다(군자출판사)'가 있다.

집필진

✻ 책임편집자

후지시마 이치로(藤島一郎),
(하마마츠시(市)재활병원 병원장)

✻ 하마마츠시(市) 재활병원

이시노 토모코(관리영양사)
오카모토 게이시(언어재활사)
오사카베 메구미(작업치료사)
카나자와 히데아끼(재활의학과 의사,
이비인후과 의사)
쿠니에다 켄지로(재활의학과 의사)
코야나기 류이치(관리영양사)
시라이 요코(간호사)
다나까 나오미(간호사)
노모토 아끼코(치과의사)
하시즈메 모모요(치위생사)
하타노 마치코(치위생사)
하나이 사토시(물리치료사)
호조우 교코(언어재활사)
모리시타 카즈유키(물리치료사)
야구찌 히로시(재활의학과 비상근의사,
도쿄 지케이의과대학 부속병원 신경과의사)

✻ 세레이미카타하라 종합병원

오오마가리 마사키(물리치료사)
카타기리 노리마사(재활의학과 의사)
후지모리 마리코(간호사)
모리와키 모도끼(언어재활사)
요코찌 켄지(세레이오오조라 보육원
소아신경과 의사)

✻ 세레이하마마츠 종합병원

니시무라 리쯔(재활의학과 의사)
야기 류리(재활의학과 의사)

✻ 세레이아와지병원(聖隷淡路病院)

시게마쯔 타카시(재활의학과 의사)

✻ 그 외

오오노 토모히사(국립장수의료연구센터,
치과구강선진의료개발센터, 치과의사)
코지마 치에코(후지타보건위생대학교
의학부, 재활의학과 객원교수)
타와라 유이치(세레이크리스토퍼대학
재활학부 물리치료학과)
나까무라 토모유끼(아시카가 적십자병원
재활의학과의사)

제4판 저자 머리말

그동안 호평을 받아왔던 "연하장애 포켓 매뉴얼"의 제 4판을 출판하게 되었습니다. 초판이 나온 것이 2001년이니까 벌써 18년의 세월이 흘렀습니다.

제 3판을 출판했던 2011년은, 팀 리더인 제가 2008년 세이레이미카타하라(聖隷三方原)병원에서 하마마츠시(市)재활병원으로 직장을 옮긴 직후였습니다. 당시 하마마츠시재활병원은 연하장애 환자에 대한 진료 체계가 잘 정비되지 않았고 의료진도 부족했습니다.

이번에는 지금까지의 내용을 이어받으면서도 하마마츠시재활병원의 진료현장을 중심으로 내용과 집필진을 대폭 변경했습니다. 그리고 최신의 정보를 새로 추가하고 참고문헌을 보기 쉽게 정리하는 등 노력을 기울였기 때문에, 제 3판까지 읽어보신 독자들도 상당히 신선한 내용이 많다고 느끼실 것입니다.

특히 최근에 눈에 띄게 진보하고 있는 수술적 치료법과 임상현장에서 맞닥뜨리게 되는 윤리적인 딜레마들에 대해서는 지금까지의 포켓 매뉴얼과는 크게 차별화된 내용을 담고 있습니다.

처음부터 통독하셔도 좋고 필요한 항목을 골라 읽거나, 필요할 때마다 꺼내어 참고로만 이용하셔도 좋겠습니다.

이 책에 여러분에게 도움이 된다면 다행으로 여기겠습니다.

2018년 8월 하마마츠시 재활병원

병원장 **후지시마 이치로**

옮긴이의 말

이 책의 제 2판을 한국어로 번역한 것이 벌써 13년 전입니다. 당시 공중보건의사로 강원도재활병원에서 근무하면서 틈틈이 번역을 했었는데, 번역투의 딱딱한 문체는 물론이고 번역자인 저의 지식과 경험부족의 한계가 곳곳에 드러나는 번역이었습니다. 이 때문인지 아쉽게도 많은 분들께 읽히지 못하고 절판된 채로 몇 년이 흘렀습니다.

연하장애에 대한 여러 국제 학술대회에서 본서의 저자인 후지시마 선생님을 종종 만나 뵙고 있습니다. 뇌졸중이나 외상성뇌손상 등 다양한 질환과 장애에 대한 연구를 수행하고 있는 저와는 달리, 후지시마 선생님은 언제나 삼킴장애에 대한 치료와 연구에 집중하고 계신다는 인상을 받습니다. 연하(삼킴)에 대해서는 모든 것을 알고 싶다는 듯, 새로운 연구를 접하거나 새로운 치료법에 대해서 이야기할 때는 마치 선생님의 눈빛이 청년처럼 반짝입니다. 제가 정말 좇아가고 싶은 진정한 전문가의 모습을 지닌 분으로 마음 속 깊이 존경하고 있습니다. 하지만, 저의 부족한 번역 때문에 선생님의 훌륭한 책이 국내에 잘 소개되지 못한 것 같아서 뵐 때마다 죄송하였습니다.

본서는 '연하장애 포켓 매뉴얼' 제 4판을 번역한 것입니다. 연하장애 환자를 치료하는 의료진을 위한 전문적인 내용을 담고 있으면서도, 가운 주머니에 넣고 다니며 참고할 수 있도록 편집한 책입니다. 본서를 번역하면서 곳곳에서 보석과 같은 통찰이 돋보였습니다. 새로운 국제장애분류인 ICF 개념에 따라서 삼킴장애 치료 목표를 포괄적으로 설정하는 부분(제 4장)과 치과의 역할이 상세하게 기술된 점(제 8장), 기관절개관에 대한 세밀한 관리방법, 그리고 수술까지 포함한 치료계획을 수립하는 과정(제 13장), 또한 연하장애를 진료하면서 만나는 윤리적 문제에 대한 조망까지(제 14장), 본서를 번역하면서 저 자신이 먼저 여러 부분에서 큰 도움을 받았습니다. 본서에 담긴 내용 중에서 일본과 한국의 의료제도 또는 문화적 차이 때문에 현장에 바로 적용하기 어려운 부분들은 되도록 각주를 추가하여 독자의 이해를 돕고자 했습니다.

이번 번역도 여러 사람의 도움이 있었기에 가능했습니다. 언제나처럼 아들을 위해 아버지께서 훌륭한 초벌 번역본을 만들어 주셨습니다. 그리고 제 아내는, 아버지께서 손으로 써 주신 원고를, 마치 마법처럼 제가 편집할 수 있는 문서로 만들어 주었습니다. 사랑하는 아내의 수고에 깊이 감사합니다. 주말과 휴일을 반납하고 일하는 아빠를 참아준 수아, 수린, 필립이에게도 감사와 함께 미안한 마음을 전하고 싶습니다. 저를 위해 늘 기도해 주시는 부모님과 장인어르신, 장모님께도 감사드립니다.

제가 연하장애 환자를 진료하는 과정의 큰 틀은 은퇴하신 한태륜 교수님께서 이미 확립하신 것에서 크게 달라지지 않았습니다. 한 교수님의 탁월한 가르침에 늘 감사드립니다. 끝으로, 제가 맡아서 치료했던 연하장애 환자와 가족들께서 제게 보내주신 신뢰와 응원을 잊지 않겠습니다. 연하장애 환자를 더 잘 돕기 위해서 더욱 노력하겠습니다.

연하장애를 치료하는 현장에서 조금이라도 도움을 받으시기를 진심으로 바랍니다.

역자 **오병모** (서울대학교병원 재활의학과 교수,
국립교통재활병원 진료부원장)

목 차

<권말－참고자료>

참고 / Note

1

연하장애에 대한 기초 지식

Ⅰ. 연하(삼킴)와 연하장애

삼킴 또는 연하(嚥下, swallowing, deglutition)는 외부로부터 음식물을 받아 인두와 식도를 거쳐 위까지 보내는 운동이다. 이 중 어딘가에 이상이 생긴 것을 연하장애(嚥下障碍, dysphagia)라고 한다. 연하장애가 생기면 음식물을 섭취할 수 없게 되거나(탈수증, 영양실조), 음식물이 기도에 들어가게 되어(흡인) 신체에 중대한 영향을 미친다. 또한 반드시 잊지 말아야 것은 연하장애가 먹는 즐거움을 앗아간다는 점이다. 입으로 음식을 먹을 수 없다는 것은 삶의 질(Quality of life)을 크게 저하시킨다.

연하는 전통적으로 구강기, 인두기, 식도기의 3기로 나누어서 논의해 왔다. 연하장애는 좁은 의미로는 이 고전적인 3기의 장애로 정의되어 왔지만, 최근에는 인지나 저작 등의 선행기, 연하의 준비기를 포함해서 넓게 '섭식연하장애'라고 부르게 되었다. [Note 1–1 참조] 그 이유는 좁은 의미의 연하도 선행기나 준비기에서 일련의 흐름으로서 이어질 때에야 비로소 본래의 기능을 발휘하기 때문이다. 선행기나 준비기에 이상이 있으면 그 후에 이어지는 연하과정에도 장애가 발생한다. [그림 1–1]에 연하의 시기(stage)를 정리하였다(후지시마, 1998). 여기서는 인지 다음 단계로 재활과정에서 중요한 포식(음식을 입으로 넣는 것) 과정을 포함했다. 소아의 연하장애를 취급하는 경우에도 포식의 단계를 구별해서 언급하고 있다(카네코 등, 1987). 포식은 입술의 움직임과 아래턱 운동이 분리되어 있지 않으면 잘 할 수 없다. 유아의 삼킴운동에서는 성인과 같은 연하가 나타나기 시작하는 5~12개월경에 아래턱과 입술의 분리 운동이 출현한다[1]. 뇌졸중에서는 포식기능에

---

1) 제 1장, 'Ⅴ. 연하에 있어서 발달과 노화' 참조(p.13)

표 1-1 연하장애 때문에 일어나는 문제들

1. 영양섭취 불량 : 탈수증, 영양실조
2. 흡인(또는 오연, aspiration), 잔류 : 호흡기 합병증, 질식, 구강-인두 오염
3. 먹는 즐거움의 상실 : 본인 및 주위 사람들의 '삶의 질(QOL)' 저하

Note 1-1 여러 가지 용어가 사용되고 있으므로 주의한다

섭식연하 : 본문에서 서술한 것과 같이 연하에 대한 전통적인 구분 방식인 구강기, 인두기, 식도기의 3기에 더해서 인지 또는 저작 등이 포함된 선행기, 그리고 연하 준비기를 포함하여 폭넓은 의미로 다루는 용어다. 1990년 무렵부터 일본에서 사용되기 시작했으며, 처음에는 '섭식·연하'라고 하였으나 2004년경부터는 두 단어 사이의 '·'도 생략되어 '섭식연하'라는 용어가 사용되었다.

식도입구부, 윤상인두부(cricopharyngeal portion), 인두식도접합부(pharyngoesophageal segment, PES), 상부식도괄약근, 상식도구(上食道口) : 식도입구부는 연하가 일어나는 순간 외에는 상부식도괄약근(윤상인두근)에 의해 폐쇄되어 있다. 항상 폐쇄되어 있기 때문에 식도로 들어간 음식이 인두로 다시 역류하는 것으로 방지하는 기능과 함께 공기를 삼키는 것을 예방하는 효과도 있다.

인지기 : 실제 음식물이 입에 들어가기까지 식품을 인지하는 과정을 뜻하며, 선행기라고도 부른다.
구강준비기 : 저작, 음식덩이 형성이 되는 단계로, 단순히 '준비기'라고도 부른다.
구강연하기 : 인두로 내려보내는 단계로, 구강기, 수의기, 제1기라고 일컫기도 한다.
인두기 : 연하 반사가 일어나는 단계로 반사기, 제2기라고도 부른다.
식도기 : 연동기, 제 3기라고도 부른다.

상(相)과 기(期) : 기(期, stage)는 조직이나 기관의 움직임을, 상(相, phase)은 음식덩이의 움직임을 지칭하는 것으로 구별해서 사용한다(후지시마 등, 2017).

(후지시마 이치로)

장애가 생기는 경우가 있기 때문에, 임상적으로는 포식기능을 별도로 다루는 것이 바람직하다. 또한, 구강기와 인두기는 연속된 운동이기 때문에 어디에서 어디까지가 구강기고, 어디서부터가 인두기 또는 식도기라고 명확하게 구별할 수 있는 것이 아니기 때문에 '구강인두기'라고 부르는 경우도 있다.

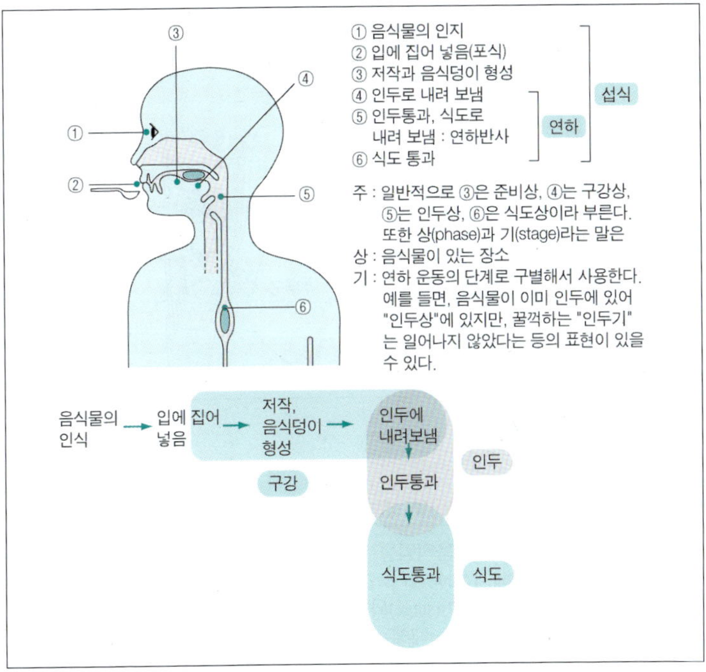

그림 1-1 **연하의 단계**(stage)(후지시마, 1998)

Ⅱ. 삼킴에 관여하는 조직

[그림 1-2]에 연하에 관련된 구강, 인두의 해부와 각 조직의 명칭을 나열하였다. 잘 보고 기억해서 언제나 이 그림을 머리에 떠올리면서 책이나 논문을 읽고, 임상에 임하기를 바란다.

Ⅲ. 연하의 단계(stage)에 따른 장애

여기서는 연하의 각 기(stage)를 섭식의 흐름(후지시마, 1993)에 따라 해설하고 병적인 상태의 요점을 설명하고자 한다.

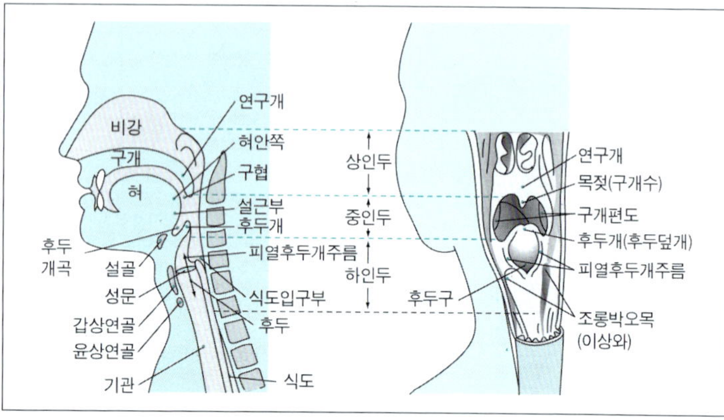

그림 1-2 **구강 · 인두 해부도**

Note 1-2 **연하의 기**(期, **stage)와 상**(相, **phase)**

> 기(期, stage)는 신체조직의 움직임을 나타내고, 상(相, phase)은 음식의 움직임에 대한 것으로 구별해서 사용한다. 건강한 사람이 "삼키세요"라는 지시에 따라서 액체를 삼킬 때에는 기(stage)와 상(phase)이 일치하지만, 특별한 지시가 없이 고형식을 자유롭게 먹을 때에는 음식 덩이가 인두에 들어가도(이것을 팔머 박사의 음식 프로세스 모형에서는 stage II transport 라고 함) 연하 반사는 일어나지 않는 경우가 있다. 즉, 음식은 인두상(phase)에 있지만 조직의 움직임으로는 아직 인두기(stage)가 시작되지 않은 것이다. 고형식의 경우 식괴 형성이 후두개곡에서 일어난다는 보고가 있어 전통적인 연하 모델이 재평가 되고 있다. 병적으로 인두기와 인두상이 어긋나면 결과적으로 흡인이 일어날 수 있다.
>
> (후지시마 이치로)

1. 음식물의 인지, 인지기 또는 선행기 [그림 1-3]

음식물을 인지하는 단계이다. 눈으로 보는 것(시신경 CN II를 통해서 내뇌에 정보 전달) 뿐만 아니라, 냄새를 맡고(후신경 CN I), 그릇과 수저가 부딪치는 소리를 듣고(청신경 CN VIII), 손으로 음식물의 촉각을 감지하는 것 등도 음식물의 인지에 도움이 된다. 식욕을 느끼고, 타액이 분비되며, 소화관의 운동 등으로 이어지는 중요한 단계이다. 필자가 수행한 연구에서는 먹음직해 보이는 음식과 믹서로 갈은 음식

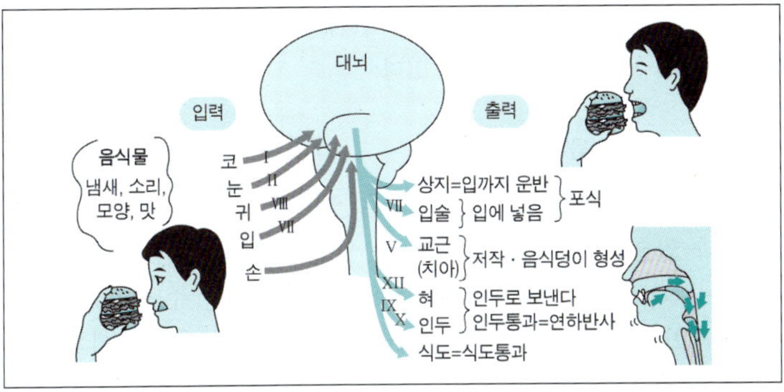

그림 1-3 인지기

을 보았을 경우, 전자(前者) 쪽에서 뇌의 보상계(reward system)가 활성화됨을 알 수 있었다(Shigematsu T 등, 2017). 음식물의 인지 없이 갑자기 음식이 인두로 들어가는 경우에는 연하반사가 약하게 일어나거나, 타이밍이 제 때 일어나지 않게 된다.

• 병적 상태

치매, 거식증 등에서 음식물에 대한 인지의 장애를 보일 수 있다. 의식장애(수면 상태이거나, 수면제 등으로 각성 상태가 저하될 경우 포함)가 있을 때는 음식에 대한 인지도 저하된다. 이런 경우에 무리하게

Note 1-3 감각 입력과 운동 출력

> 모든 생물의 반응은 감각 입력(들어가는 정보)과 운동 출력(나오는 정보)으로 구성되어있다. 삼킴도 예외는 아니다. 외부의 세계로부터 자극 즉, 음식에 대한 정보가 입력되어 그것이 중추 신경(뇌간 및 대뇌)으로 전달되고, 정보가 처리 된 후 삼키는 반응(운동 출력)을 일으킨다. 음식 없이 침만 삼키는 경우에는 타액에 대한 감각 정보가 구강 및 인후두의 점막에 입력되고 있는 것이다. 구강과 인두가 완전히 건조되어서 타액이 전혀 없는 상태에서는 삼키는 반사가 일어날 수 없다. 이와 같이 생각하면 모든 것이 입력 자극에서 비롯됨을 알 수 있다. 따라서 재활치료에서 입력자극을 조정하는 것이 매우 중요하다. 연하 과정에서 첫 입력정보는 음식물을 인지하는 것으로 시작된다.
>
> (후지시마 이치로)

음식을 먹이는 것은 흡인을 유발할 위험이 있을 뿐만 아니라, 섭식을 고통스럽게 느끼도록 만들 수 있다.

2. 포식(입에 음식을 넣음)

입술과 전치(앞니)를 거쳐 음식물을 입에 집어넣는 단계다. 아래턱(하악)과 입술을 따로따로 움직일 수 있어야 한다. 많은 책이나 논문에서는 Leopold(1983)의 분류를 따라서 포식을 구강 준비기에 포함하여 다루고 있지만, 발달 단계를 고려하여 환자를 관리하는 데 있어서도 포식기능은 별도로 구별해 둘 필요가 있다.

발달 측면에서는 유아의 삼킴에서 성인연하로 발달하는 과정 중에 입을 연 상태에서 아래턱의 상하운동과 혀의 전후·상하운동을 하는 먼칭(munching)이 주로 나타나는 시기가 있다(제 1장, Ⅴ. 연하에 있어서 발달과 노화 참조). 그 후 성장함에 따라서 아래턱의 움직임과 입술의 움직임이 분리되기 시작하는데, 뇌졸중 때문에 가성구마비가 발생하면 먼칭과 매우 유사한 증상을 보이는 경우가 있다.

• 병적 상태

가성구마비, 안면신경마비(입술폐쇄 부전), 삼차신경마비(앞니로 물어 끊기 어려움) 등 때문에 발생한다. 입에서 음식물이나 타액이 흘러나오기 때문에 충분한 영양을 섭취할 수 없다.

3. 준비기(구강 준비기)

저작은 음식물을 부수고, 타액과 혼합해서 연하하기 쉬운 형태로 정리하는 중요한 과정이다. 입 속에서 연하식을 만드는 작업을 담당하고 있다고 생각해도 좋다.

저작 운동은 삼차신경, 안면신경, 설하신경 등이 협조하여 작용함으로 이루어진다. 음식물을 씹는 저작과정은 여러 뇌

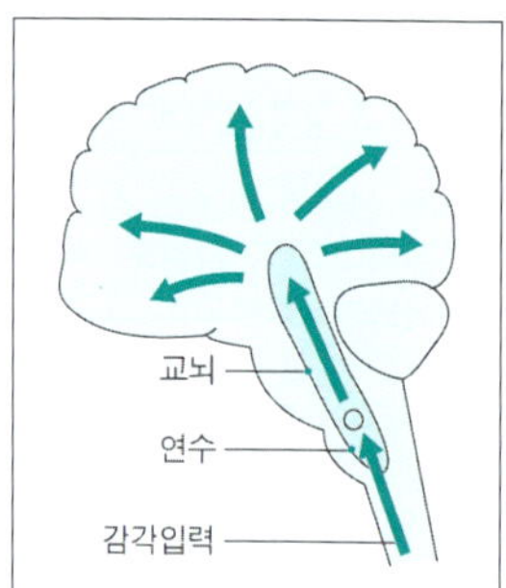

그림 1-4 뇌간망상체 활성화계
(후지시마, 1993)

신경이 동원되어 이루어지는 것으로서, 뇌간 망상체 [그림 1-4]를 활성화하여 각성 수준이 높아지게 된다. 더욱이 사람이 씹는 동안에 맛과 식감을 즐긴다. 이것은 삼차신경이나 안면신경을 통해서 뇌간에서 대뇌로 정보가 전달되어 음식물의 인지 및 자율신경계에 작용하여 연하 전체에 좋은 영향을 미친다. 이와 같이 저작은 섭식연하에 있어서 중요한 과정 중 하나이며, 많은 역할을 담당하고 있다.

오래 전부터 삼킴장애에 대한 재활치료에 있어서 '구강기[2])를 확립하는 것이 인두기의 연하를 촉진시킨다'고 생각하여 구강 기관(혀, 입술, 저작근 등)을 열심히 훈련해왔다. 혀의 근력 강화가 인두 기능에 좋은 영향을 미친다는 연구도 있다.

• **병적 상태**

가성구마비나 설하신경마비, 설암 수술 후 등에서 전형적인 장애가 나타난다. 장애가 심한 경우에는 음식을 씹거나 식괴(음식덩어리) 형성을 전혀 할 수 없기 때문에 젤리나 푸딩(pudding) 등의 음식을 통째로 삼키거나, 퓨레(puree)로 된 음식이나 액체를 인두로 흘려 넣어주는 방법 외에는 삼키는 것이 불가능하다.

4. 구강기(구강연하기, 인두로 내려 보내는 시기, 수의기, 제 I 기) [그림 1-5]

혀가 구개(앞니의 안쪽)를 단단히 밀어 올리면서 식괴가 뒤쪽에 있는 인두로 내려 보내지는 단계이다. 혀는 앞끝이 자유로이 움직일 수

Note 1-4 뇌간 망상체

> 뇌간부의 중심부 주변으로 넓게 분포하는 조직. 현미경으로 그물눈(망상)처럼 보인다고 해서 이와 같이 명명되었다. 크고 작은 여러 종류의 신경세포가 산재해 있어 각성 상태를 유지하는(그림 1-4) 등 중요한 역할을 담당하고 있다. 연수의 망상체에는 연하중추가 있다. 의식이 나쁠 때는 망상체의 활동이 저하되는 것이고, 이에 따라서 망상체 속에 있는 연하중추의 활동도 나빠진다.
> (후지시마 이치로)

2) 정확하게 표현하면 "구강준비기와 구강기의 확립"이라고 기술해야 한다(저자 주).

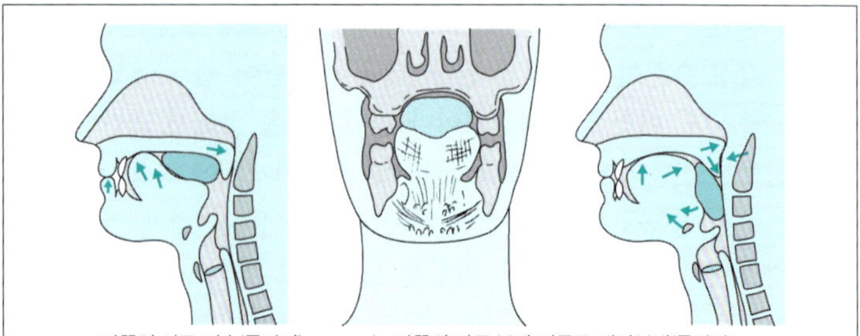

그림 1-5 **식괴의 이동**

있게 되어 있으나, 근력을 발휘해서 음식물을 내려보내기 위해서는 앞쪽 끝을 고정시킬 필요가 있다. 음식을 내려 보내기 위해서는 혀가 구개의 앞부분을 꽉 억눌러 고정(닻을 내리는 것과 같은 앵커(anchor, 닻) 기능)시키고 있는 것이 중요하다. 원활하게 움직이기 위해서는 미각이나 일반감각(촉각, 온각, 통각 등)이 유지되어 있는 것도 중요하다.

• 병적 상태

혀의 운동 장애를 일으키는 질환 중에서 가장 빈도가 높은 것은 가성구마비인데, 가성구마비에서는 혀의 앵커기능이 상실된다. 입 안에 음식물을 몰아넣고, 연하 후에도 구강 잔류가 보인다. 원래 입천장이 높은 사람이 있는데(고궁구개, high arched palate), 이러한 사람은 혀의 보내기 기능이 보다 쉽게 나빠진다.

5. 인두기(연하 반사, 반사기, 제 II 기) [그림 1–6, 7]

인두기는 연하반사 그 자체로서, 인두에서 식도로 순식간(약 0.5초)에 음식물을 옮긴다. 아래에 이와 관련한 몇 가지 중요 사항을 정리하였다 [그림 1–7 참고].

① 연구개가 후방으로 움직여 비인강을 폐쇄한다(비강으로의 역류를 방지한다).

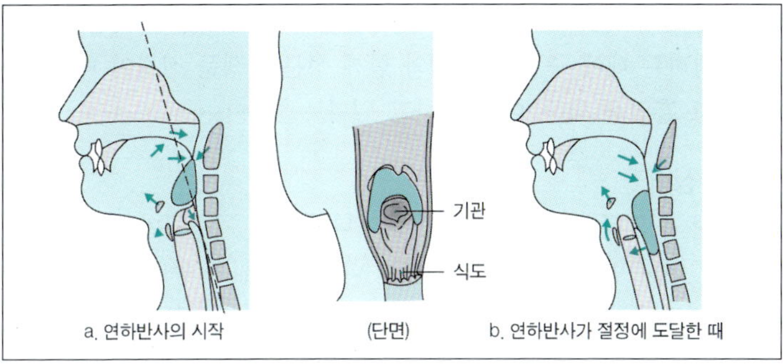

그림 1-6 **인두기, 인두통과**

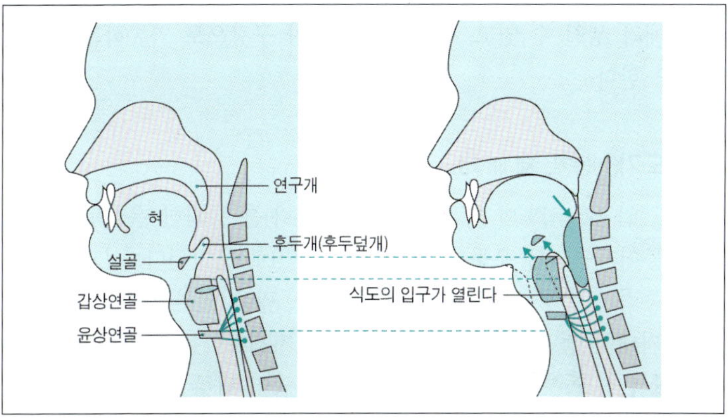

그림 1-7 **인두기, 연하반사 모식도**

② 설골이 앞쪽 및 위쪽 방향(전상방)으로 움직인다.

③ 설골에 끌려서 갑상 연골과 윤상연골(윤상인두근이 붙어 있음)도 전상방으로 움직인다.

④ 동시에 윤상인두근이 이완되기 때문에 식도 입구가 열린다.

⑤ 설근부가 뒤쪽 및 아래쪽(후하방)으로 움직여, 인두 후벽을 압박함에 따라서 음식덩이를 인두에서 식도로 밀어내리는 힘이 생긴다.

⑥ 후두개가 뒤로 꺾이면서 후두(기도)를 폐쇄하는데, 이것은 흡인을 예방하는 데에 중요하다. 이와 함께 성문과 성문 전정이 폐쇄되는 것도 흡인을 막는 데 기여하고 있다.

• **병적 상태**

흡인[3]과 인두잔여물, 통과 장애로 나타난다. 가성구마비에서는 근력저하, 연하 반사의 지연, 인두폐쇄 타이밍 불일치 등의 문제가 생긴다. 구마비에서는 연하 반사가 유발되지 않거나 불완전하게 일어날 수도 있고, 윤상인두부(식도 입구부)가 열리지 않는 경우도 있다. 윤상인두부가 특히 열리지 않는 상태를 윤상인두 연하장애(cricopharyngeal dysphagia)라고 부른다. 신경근육 질환, 기질적 장애 등에도 흡인과 통과 장애가 생길 수 있고, 식괴가 비강이나 구강으로 역류하는 원인이 되기도 한다.

6. 식도기(연동기, 제 Ⅲ 기)

식도 입구부(식도의 제 1 협착부라 부른다)를 통과한 음식덩이가 식도에 들어가면 연동운동이 일어나서 위(胃)로 운반된다. 식괴의 이동에는 중력과 복강 내압이 관련되어 있다. 많은 연하장애 환자들에서 뒤로 기대어 앉은 리클라이닝(reclining) 자세보다는 앉거나 서 있는 자세에서 식도 통과가 더 원활해진다. 복압이 너무 높으면 식도 통과가 어렵게 된다. 식도는 중간에 대동맥 및 기관지와 교차하기 때문에 생리적으로 좁아져 있는 협착부(제 2 협착부)가 존재한다. 건강한 사람도 큰 고기덩이를 삼킬 때에 가슴에 뭔가 걸리는 느낌을 받는데, 이것은 생리적 협착부에서 음식이 걸리기 때문이다. 식도의 아래쪽에는 하부식도괄약근(제 3 협착부)이 있어, 위식도역류를 방지하고 있다.

---

3) 원문에는 '잘못 삼킨다'는 뜻의 오연(誤嚥)이라는 용어가 사용되고 있다. '오연'이란 단어는 표준국어대사전에도 수록되어 있으나, 국내 의료 현장에서는 거의 사용되지 않고 있다. 본서에서는 이를 감안하여 대부분 '흡인'으로 번역했다(역주).

Note 1-5 물을 마시다가 사레가 잘 드는 이유

> 물과 같이 점도가 낮은 액체는 약간의 틈새만 있어도 들어갈 수 있기 때문에, 입에서 인두로 주르륵 흘러내리거나 기도로도 쉽게 들어간다. 이와 같은 이유로, 건강한 사람도 잠시 방심하면 사레가 들곤 한다. 후두개가 뒤로 접히면서 기도를 막을 때에 아주 조그만한 틈이 생긴다. 이 때문에 물처럼 점도가 낮은 액체는 기도에 들어가게 된다(후두침입). 성문이나 성문전정이 동시에 폐쇄(후두 폐쇄)되고, 아주 약간의 날숨(호기)이 동시에 일어나기 때문에 흡인이 일어나지 않는 것이다. 이 때문에 타이밍을 놓치면 건강한 사람도 흡인이 되면서 사레들리는 수가 있다. 또 식초나 매운 국물 등은 후두 침입시에 후두 점막이 자극되어 기침이 나온다. 액체의 점도를 높여주면 흡인이 잘 안 되는 이유는 점성이 증가하면서 변형되는 속도가 더뎌지기 때문에 후두 폐쇄의 타이밍을 다소 놓치더라도 기도로 흘러 들어가지 않기 때문이다.
>
> (후지시마 이치로)

• 병적 상태

뇌혈관 장애, 신경근육질환, 식도 질환, 노화 등으로 식도의 연동 장애가 생겨서 위식도역류, 식도내 역류, 식도 잔류 등이 나타날 수 있다. 역류성식도염은 구토의 원인이 된다. 식도인두역류 또는 인두후두역류가 일어나면 흡인성폐렴으로 이어진다.

식사를 하고 바로 누우면 역류가 심해진다는 점도 놓쳐서는 안 된다. 식도의 사행(뱀처럼 꾸불꾸불함), 식도 열공(hiatal) 헤르니아, 종양 등의 기질적 협착도 흔히 볼 수 있는 병태생리다.

하부식도괄약근이 병적으로 열리지 않는 상태는 식도이완불능증(achalasia)이라고 부르는데 이는 소화기내과에 유명한 병태이나, 재활의학과에서 치료하는 일은 드물다. 고령의 연하장애 환자에서 식도이완불능증이 진단되면, 그 원인이 위의 분문부 또는 하부식도의 암인 경우가 많다. 항콜린성 약제는 식도의 운동기능을 저하시킨다. 자극이 강한 약제가 식도의 어느 한 부분에 정체되는 경우에는, 궤양을 일으킨다는 것도 알려져 있다.

Ⅳ. 호흡과 연하의 관계

호흡은 수의적으로도 실행할 수 있지만, 깨어 있을 때나 잠들어 있을 때에나 의식하지 않더라고 계속된다. 즉, 호흡운동은 대뇌의 수의적 운동과 뇌간을 통해 일어나는 무의식적인 자율운동 둘 다 가능하다. 연하도 구강기는 수의적 운동과 불수의적(자동적) 운동이 있다. 연수에는 호흡중추(호흡의 중추패턴발생기, central pattern generator, CPG)와 연하중추(연하의 CPG)가 있으며, 모두 뇌간망상체 속에 존재한다. [Note 1–4 참조]보다 상세한 내용은 관련 문헌을 참고하기 바란다(후지시마 등, 2011).

인두는 음식물의 통로(연하)인 동시에 공기의 통로(호흡과 발성)이기도 하다. 음식과 공기의 교차로라고 불리기도 한다. 인두는 평상시에는 공기의 통로가 되어 있다가 음식을 삼키는 순간에 비인강과 후두를 폐쇄하고 호흡이 정지되어 있는 사이에 식도 입구부를 열어 음식덩이가 식도로 내려간다. 이 호흡 정지를 '연하성 무호흡'이라 부르고 있다. 호흡 기능이 나쁜 환자가 식사를 하면 연하성 무호흡이 자주 생기기 때문에 혈중 산소 포화도가 저하될 수도 있다.

삼키기 전후 호흡이 흡기(들숨)인지 호기(날숨)인지도 중요하다. 연하를 S(swallowing), 들숨을 I(inspiration), 날숨을 E(expiration)이라고 표현하면, 일반적으로 E-S-E의 패턴이 많지만, 때로는 I-S-E(차를 홀짝홀짝 마시는 때 등)도 종종 관찰된다. 연하 후에는 호기(E)가 오는 것이 안전하다. E-S-I나 I-S-I의 패턴은 흡인으로 이어지기 쉽다. 한입에 넣는 음식의 양이나 저작도 삼킴이나 호흡에 영향을 미친다(Martin 등). 이 점을 숙지하여 음식을 삼킬 때에는 충분히 숨을 들이마신 후 숨을 참고 음식을 넘긴 후에 숨을 내쉬도록 지도하는 것이 좋겠다.[4)]

---

4) 제 6장, 훈련법 중 '7. 숨참기 연하(Supraglottic swallow), 상성문연하, 성문넘기연하법, 성문폐쇄연하법' 참조(p.159)

V. 연하에 있어서 발달과 노화

유아와 소아, 성인, 고령자는 그 구강인두의 구조가 크게 다르다. 신생아는 성인에 비해 높이가 낮고, 가로폭과 깊이가 길다. 또한 상악(위턱뼈)에 비해서 하악(아래턱)이 뒤쪽에 있고, 설골과 후두가 높이 위치한다 [그림 1-8]. 생후 6개월에서 3세에 걸쳐 설골과 후두가 하강해서 상대적으로 성인에서와 비슷한 위치가 된다. 후두가 내려가면서 중인두가 넓어져 모음을 발성할 수 있게 되고 언어를 배우게 된다. 유아는 후두가 비강에 가깝기 때문에 호흡을 하면서 젖을 빨기에 유리한 것으로 생각되지만 [그림 1-9], 후두가 하강함에 따라 흡인의 위험도 증가한다. [표 1-2]에는 유아와 성인에서 연하의 주된 차이점을, [표 1-3]에 포유기에서 이유기로 발달하며 일어나는 변화를, [표 1-4]에는 먼칭(munching)과 저작의 차이점를 정리했다.

유소아의 연하장애를 다룰 때에는 아이의 발달을 고려하면서 새로운 기능을 획득하고 학습하는 것을 목표로 한다는 관점이 필요하다. 이에 비해서 성인이나 고령자의 경우는 이전에 획득했다가 소실된 연하 기능을 재학습하는 것이 목표가 된다.

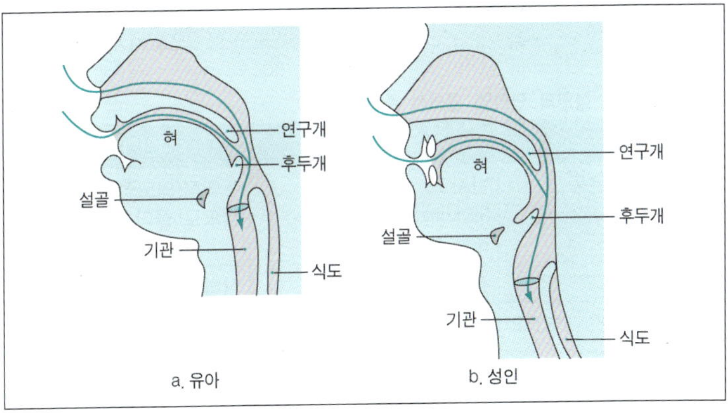

그림 1-8 유아(a)와 성인(b)의 구강 및 인두의 비교(호흡할 때)

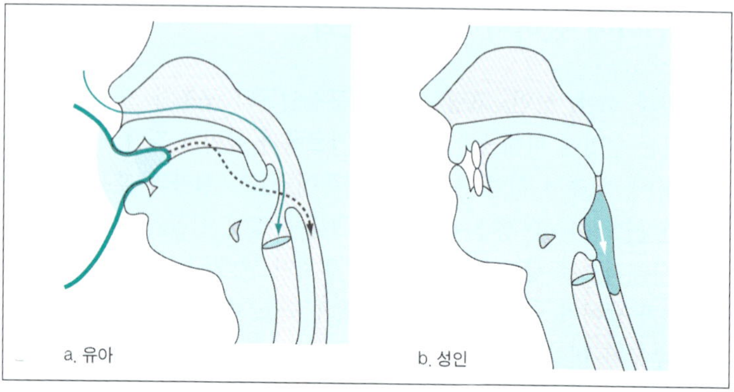

그림 1-9 유아가 엄마젖을 빨 때의 기도와 식도의 관계(a), 성인에서 기도와 식도의 구성(b)(Borden 등, 1984).

노화에 따라서 일어나는 변화에서 중요한 것은 개인차가 매우 크다는 점이다. 같은 80세라도 건강한 80세와 장애가 잠재되어 있는 80세가 있다. 애초에 연하장애에 영향을 주는 인자는 많이 있다[표 1–5]. 많은 노인들이 천천히 먹거나 부드러운 음식만 골라서 먹는 등 의식적 또는 무의식적으로 행동을 취하고 있다. 젊은 사람이면 문제가 되지 않는 적은 병태(탈수 등)에서도 연하장애가 나타나기 쉽다. 또한 흡인이 된 경우에도 저항력이 없기 때문에 쉽게 폐렴으로 이어진다.

(후지시마 이치로)

표 1-2 유아와 성인의 연하에 있어서 주된 차이점

	유아의 연하	성인의 연하
섭식의 기본운동	반사 Suckling(반사적 빨기, 또는 반사적 흡철)	수의적(의도적) 저작 컵으로 물마시기 가능
혀의 움직임	전후, 수평적 움직임	상하/좌우/수직적 움직임
입술과 하악(아래턱)의 움직임	연동되어 있음	분리되어 있음
삼킴 때 어금니의 교합	젖꼭지를 물며, 교합은 없음	고형물 : 교합 있음 액체 : 교합 없음

표 1-3 젖먹이에서 이유기까지의 변화

출생 젖먹이(포유기)		이유기 이유기 이후
생후 5개월 무렵		
유아 연하	→	성인 연하
Suckling(반사적 흡철)	→	Sucking(수의적 흡철)
먼칭(Munching)	→	씹기(Chewing)

표 1-4 먼칭(munching)과 저작의 차이

	먼칭(munching)	씹기(저작)
혀의 움직임	상하, 전후	상하, 전후, 좌우
아래턱(하악)의 움직임	상하	상하, 좌우, 회전
입술	아래턱과 연동되어 있음	아래턱과는 분리되어 열고 닫는 것이 가능해짐

표 1-5 노화에 따라 일어나는 연하 기능 저하의 원인

- 충치, 의치의 문제 : 저작력의 저하
- 타액의 성상(점성, 조성 등), 양의 변화
- 점막의 감각, 미각의 변화(저하)
- 구강, 인두, 식도 등 연하근의 근력 저하
- 인두가 해부학적으로 하강하고, 연하 반사시에 인두 거상 거리가 크게 된다
- 무증후성 뇌혈관 장애의 존재(잠재적 가성구마비)
- 주의력, 집중력 저하, 전신체력, 면역력 저하
- 기초 질환, 내복약제

Note 1-6 인간의 직립과 삼킴

다른 동물과 비교하여 인간이 가진 두드러진 특징은 똑바로 서서 두발로 걷는 것(직립이족보행), 언어의 사용, 그리고 양손의 사용이라고 한다. 이 중 직립보행이 언어의 발달과 손의 사용을 가능하게 한 요인으로 생각되고 있다. 직립이 됨으로써 목이 길어지면서 후두가 하강하고, 이것이 인두강을 넓혀 복잡한 음성을 내는 것으로 이어졌다는 것이다. 두 팔도 몸통을 지탱하는 역할로부터 해방되어 도구를 사용하는 것으로 이어졌다. 그러나 언어를 얻으면서 흡인의 위험은 오히려 높아졌다. 사람의 연하는 뇌간을 중심으로 한 뇌신경이 발달하고, 복잡한 제어를 통해서 음성, 호흡과 함께 인두를 공유하는 방식으로 이루어져 있다.

하지만 이족보행만을 생각해보면 오세아니아에 사는 캥거루도 직립이족보행을 하고 있지만(물론 "직립이족점프"라고 해야겠지만), 사람처럼 손이나 언어는 발달되어 있지 않다. 역시 진화에는 복잡한 요인이 얽혀 있어서 아리송하기만 하다.

(후지시마 이치로)

참고문헌

- 大前由起雄, 小倉雅実, 唐帆健浩·他 : 舌前半部におけるアンカー機能 の嚥下機能に及ぼす影響.耳鼻. 1998, 44 : 301-304.
- 尾本和彦 : 健常児の摂食機能発達および関連基礎知識[金子芳洋(監修), 尾本和彦(編) : 障害児者の摂食·嚥下·呼吸リハビリテーション]. 2005, 医歯薬出版, pp5-38.
- 金子芳洋(編) : 食べる機能の障害一その考え方とリハビリテーション. 1987, 医歯薬出版, pp73-75.
- 小島千枝子, 大野友久, 長谷川賢一·他 : 口蓋の高さが半固形物の摂食 パターンにおよぼす影響嚥下アプローチへの新たな提言. 日摂食嚥下 リハ会誌. 2013, 17(1) : 25-35.
- 三枝英人 : 嚥下の仕組み一直立とヒトの嚥下との関係についての形態学的考察. Jones. 2005, 21(12) : 1717-1724.
- 進武幹 : 嚥下の神経機序とその異常. 耳鼻と臨床. 1994, 補冊 1 : 144-171.
- 菌島弘之, 田角勝, 向井美惠 : 摂食·嚥下に関わる形態的特徵[金子芳洋, 千野直一(監修) : 摂食·嚥下リハビリテーション]. 1998, 医歯薬出版, pp7-12.
- 藤島一郎 : 脳卒中の摂食·嚥下障害. 1993, 医歯薬出版.
- 藤島一郎 : 新版口から食べる·嚥下障害Q&A. 1998, 中央法規出版.
- 藤島一郎, 谷口洋 : 脳卒中の摂食嚥下障害第3版. 2017, 医歯薬出版, pp63-65, 72-77.
- Borden GJ, Harris KS : Speech Science Primer ; Pnysiology, Acoustics and PerceDtion of Speech. 1984, Williams & Willkins, Baltimore.

컬럼 1-1 연하와 제비

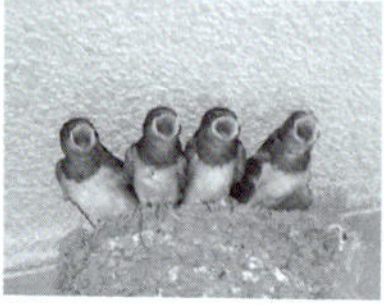

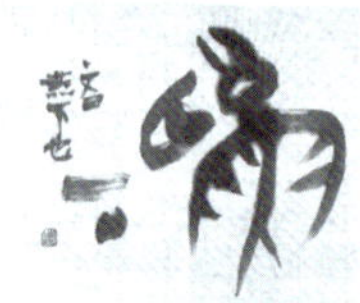

* 글 : 고사카 시게미

일본어로 연하(嚥下)는 '마셔 넘긴다'는 뜻이다. 영어로는 swallow와 deglutition 두 단어가 있으며, 두 단어 모두 많이 사용되고 있다. 연하 장애는 swallowing disorders(difficulty)와 Dysphagia(dys는 부정의 의미, phagia는 삼키는 것을 의미)가 사용되고 있다.

연하의 연(嚥)은 제비 연(燕)에 관련된 글자이다. 한 편으로 영어의 swallow가 '제비'라는 뜻을 가지고 있다. 동서양을 막론하고 마셔 넘기는 것이 제비와 관련되어 있는 것이 대단히 흥미있다. 새가 먹이를 넘기는 때의 모습(목을 앞으로 쭉 내어 뻗는)이 인상 깊기 때문에 그렇게 된 것일까? 그렇다면 왜 많은 종류의 새 중에서 굳이 제비일까? 날아가던 제비가 빠르게 수직강하를 하는 것과 같이, 인두연하도 재빨리 일어난다는 것을 연상시키는 것일까? 참고로 연(燕)은 상형문자에서 나온 것으로 옛 글자체를 보면 제비의 모양을 연상시킨다.

(후지시마 이치로)

- Leopold NA, Kagel MC : Swallowing, ingestion and dysohagia : a reappraisal. Arch Phys Med Rehabil. 1983, 64 : 371-373.
- Martin-Harris B, McFar land DH : Cordination of Deglutition and Respiration [R. Shaker et al(eds). Principles of Deglutition : A Multidisciplinary Text for Swallowing and its Disorders]. 2013, Springer, pp25-34.
- Palmer JB : Integration of oral and pharyngeal bolus propulsion : A new model for the physiology of swallowing, 日摂食嚥下リハ会誌. 1997, 1 : 15-30.
- Shigematsu T, Tanaka S, Okamoto K, et al : Good appearance of diet increases reward related brain activity : A functional MRI study. 2017, 7th ESSD Congress.

컬럼 1-2 세이레이미카타하라병원의 연하장애 전문 클리닉

세이레이미카타하라병원에서는 1996년 4월에 후지시마 이치로 선생에 의해 연하장애 전문 클리닉이 개설되었다. 클리닉 개설의 목적은 연하기능 개선을 위해 수술을 시행한 환자의 진찰, 캐뉼러교환이 필요한 중증환자에 대한 도움, 먼 곳에서 오는 환자에 대한 대응, 특수한 의료적 처치·검사, 진료의 효율화 등이었다(후지시마 등, 2008).

후지시마 선생이 2008년 4월부터 하마마츠시재활병원으로 이동하여, 현재는 후지시마 선생과 가나자와히데테츠 선생(하마마츠시재활병원)과 야기유리(필자) 3명이서, 월 1회 체제로 진료하고 있다. 필자 등 이외에 연하인정간호사, 치과의사, 재활의학과 전공의(레지던트), 연하재활 견학을 위해 방문한 사람 등도 함께 하고 있다. 환자에 대한 치료와 더불어 젊은 의사들의 수련을 위한 현장이 되기도 한다.

연하기능개선 수술을 받은 후에는 기관절개관 및 캐뉼러 관리가 필요한 경우가 있으며, 특수한 연하훈련이 필요하기 때문에 외래 진료에 전문적인 지식이 필요하다. 의사와 인정간호사 두 사람이 경과를 추적(follow)하면서 평가·지도를 하고 있다. 제대로 섭식 조건을 지키면서 관리하여 상태가 안정되어 있는 환자도 있지만, 타액이 계속 흡인되거나 섭식 조건을 지키지 않아서 폐렴을 반복하는 환자도 있다. 때로는 수술 후 경구 섭취가 가능해지면서 오히려 과식을 하여 내과적인 관리가 필요한 환자 도 있다. 여러 환자들이 있지만, 오랜 기간 동안 통원하고 있으므로 즐겁게 클리닉으로 오시는 분들이 많다.

현재는 수술이나 집중 연하재활이 필요한 환자는 하마마츠시재활병원에서 실시하고 외래진료는 거주지에서의 접근성을 고려해서 두 병원 외래 중에서 선택하여 진행하고 있다.

참고문헌

1) 藤島一郎, 佐藤友里 : 嚥下専門外来. *MB Med Reha.* 100 : 13-19. 2008.

(야기 유리)

Note 1-7 연하에 관한 2018년 일본의 진료수가 개정

1. **재택 반고형화 영양제 관리지도료**

   일본에서는 2018년 4월부터 재택 반고형경관영양법지도관리료 2,500점/월을 청구할 수 있게 되었다. 위루술 시행 후 1년 이내에 반고형화영양제를 도입하여 경구 섭취 회복을 위한 지도 관리를 할 필요가 있으며, 개시 후 1년간 산정할 수 있다.

2. **섭식기능요법**

   1) 30분 이상 시 185점(불변)

      섭식기능장애가 있는 환자에 대해서는 한 달에 4회에 한하여 산정한다. 단, 치료 개시일로부터 3개월 이내의 환자는 매일 산정할 수 있다.

   2) 30분 미만 시 130점(신규)

      뇌졸중 환자로 뇌졸중 발병으로부터 14일 이내에 한하여 매일 청구할 수 있다.

(후지시마 이치로)

Note 1-8 충분한 정보에 의한 동의(informed consent, 이하 IC)

의료행위에 있어서 매우 중요한 개념으로, 모든 의료는 IC에 의해서 성립된다. 우선 환자는 자신이 받는 의료(검사나 치료 등)에 관해 충분한 정보를 제공받은 후에 자신의 가치관과 치료 목표에 맞추어 스스로 결정할 권리를 가지고 있다. IC는 이 '알 권리'와 '선택할 권리'로 구성되어 있는데 의료진으로부터 설명을 들은 후 동의할 권리뿐만 아니라 거부할 권리도 있으므로 정확하게는 충분한 정보에 의한 '선택'(informed choice)이라고 불러야 할지도 모른다.

또한 충분한 정보 위에서 동의했다고 하더라도, 환자는 스스로 결정하는 것이나 본인의 선택에 불안을 느끼거나 자신이 없을 때도 있다. 의료진이 다가가서 함께 치료법을 생각하는 공유 의사결정(shared decision making)이나 충분한 정보에 의한 협력(informed cooperation)등이 중요할 것이다.

(후지시마 이치로)

2

연하장애의 병태생리와 원인질환

연하장애는 중추신경, 말초신경, 효과기(근육) 중에 어느 한 곳 이상에 문제가 있을 때 발생한다 [그림 2-1]. 연하장애는 연하에 관계하는 조직이나 기관의 구조에는 문제가 없으나 움직임이 나쁘기 때문에 일어나는 기능적 장애(동적 장애)와 구조 그 자체에 이상이 있는 기질적 장애(정적 장애)가 있다 [표 2-1]. 운동기능뿐만 아니라 감각이 떨어진 경우에도 연하장애가 발생한다.

Ⅰ. 연하장애의 병태생리

1. 가성구마비(거짓연수마비, 거짓숨뇌마비, pseudobulbar palsy)

가성구마비는 대뇌로부터 연수에 이르는 피질연수로가 양측성으로

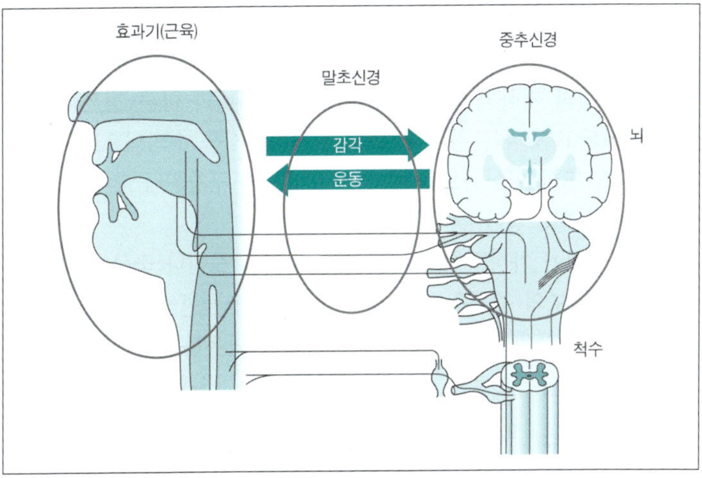

그림 2-1 연하장애가 발생하는 부위

표 2-1 연하장애의 병태생리

기능적 원인	중추신경	연수의 연하중추장애	구마비(연수마비)
		양측 상부운동신경원(UMN) 장애	가성구마비(가성연수마비)
	말초 신경		후두마비
	근육질환		근력저하
기질적 장애	선천적구조이상 : 기형 등		
	후천적구조이상 : 종양, 염증, 외부로부터의 압박, 외상, 수술		

손상되는 것 때문에 일어난다. 가성구마비는 연수 장애에 의한 구마비와 증상은 비슷하지만, 연수보다 상위뉴런(핵상성) 장애 때문에 발생하는 연하장애나 구음장애이다. 구음장애는 연하장애와 별도로 나타나는 경우도 있지만, 대부분은 함께 나타난다. 이전에는 '가성구마비'라고 기재되는 경우가 많았지만 일본신경학회에서 'pseudo-'의 번역은 '위(僞, 거짓)'를 사용하는 것이 더 타당하다고 결정하여, 일본에서는 '위성구마비'라고 부르게 되었다.[1)]

가성구마비에서 보이는 연하장애의 특징

가성구 마비에 의한 연하장애의 특징은, 연하에 관계하는 근육 운동의 협조성의 저하와 근력의 저하이다. 구마비와 다른 점은 연하반사가 유지되고 있다는 점이다. 그러나 연하반사를 수의적으로 유발하기 어렵고, 또한 일어나도 연하압력이 낮으며 구강기나 후두 폐쇄(성문방어)와의 협조성이 결여되어 있다.

가성구마비가 가벼운 경우에는 점성이 낮은 물이나 국물에 가끔 목이 막히는 정도의 증상을 나타내기 때문에, 거의 연하장애는 눈에 띄지 않는다. 이것은 연수(延髓)의 연하중추가 활동하고 있기 때문이지만, 연하중추 단독으로는 충분한 연하동작을 지속할 수 없기 때문에

1) 국내에서는 아직 '위성구마비'라는 용어는 널리 사용되지 않기 때문에, '가성구마비'로 번역하였다(역주).

가성구마비가 점점 심해지면 연하장애 증상이 두드러진다. 가벼운 가성구마비가 있는지 확인하는 방법으로는 문진, 물마시기 검사, 반복 침 삼킴 검사가 도움이 된다. 가성구마비는 연하장애와 함께 구음장애가 중요한 증상이며, 더구나 이 증세는 초기부터 분명하게 나타나는 경우가 많다. 환자들은 "발음이 분명하게 안 된다", "왠지 모르게 말하기가 어렵다"고 호소하는 경우가 많고, 가족이나 주위 사람들은 "말을 잘 못 한다", "말하는 것이 꼭 술 취한 것처럼 되었다" 등으로 표현한다. 하나하나 단독으로 발음하는 것에는 큰 장애가 없더라도 연속하여 발음할 경우에는 알아듣기가 매우 어려울 수 있다.

• 포식, 구강준비기, 구강기의 장애

가성구마비에서는 구체적으로 입술로 음식물의 섭취가 좋지 않고, 음식물이 입 안에 고여 있으며, 씹는 기능(저작)이 잘 일어나지 않아서 덩어리째 삼키게 된다. 또한 한참동안 씹고 있으면서 구강에서 인두로 음식을 보내지 못하기도 하고, 구강내에 유지를 잘 못해서 식괴의 일부가 인두로 흘러들어가며(stage II transport 와는 다른 것으로서, 씹는 것과 무관), 구강 내 음식의 잔류가 많은 등의 증상이 두드러진다. 구강상에서 인두상으로의 타이밍이 어긋나서 흡인이 되어 고생하는 경우도 있다. 연하실행(apraxia) 또는 연하주저(hesitation) 등으로 표현되는, 혀나 교근의 움직임은 좋으나 음식을 삼킬 수 없는 증상을 보이는 경우도 있다. 침을 처리할 수 없어서 침흘림(drooling)이 두드러지게 나타나기도 한다. 이것은 (ㄱ) 실제로 타액의 분비가 항진된 경우 (ㄴ) 입술의 폐쇄가 불충분해서 흘러내리는 경우 (ㄷ) 둘 다인 경우가 있다.

• 연하반사의 개시 지연과 잔류

식괴가 인두에 있는데도 연하반사가 좀처럼 야기되지 않아서 반사의 시작이 늦어진다. 이것은 구강이나 인두의 감각이 저하되어서 연하반사가 유발되는 것이 늦어지는 것과도 관련이 있다. 감각 피드백에 의해서 연하반사가 강화되지 못하기 때문에 연하반사가 약하게 일어나게 되며, 식괴가 한 번에 처리되지 못하고 인두에 잔류하는 경우

Note 2-1 가성구마비에서 연구개의 움직임

> 발성을 할 때에는 연구개가 전혀 움직이지 않는데, 연하반사 시에 연구개가 위로 올라가는 가성구마비 환자들을 자주 보게 된다. 가성구마비에서는 상위 운동뉴런들이 양측성으로 손상을 입었기 때문에 발성이나 바람불기(블로잉) 등의 동작을 통해 수의적으로 연구개를 움직일 수 없다. 그러나 연하반사에서는 연수에 존재하는 중추패턴생성기(CPG)에서 명령이 내려지기 때문에, 반사의 한 요소를 이루고 있는 비인강 폐쇄를 위해서 연구개의 움직임이 보이는 것으로 생각한다. (후지시마 이치로)

도 많다. 액체는 인두로 유입되는 속도가 빠르기 때문에 연하반사가 지연되어 있으면 흡인이 되기가 쉽다.

• 인두기 연하의 패턴

인두기 연하(즉, 연하반사)에는 많은 근육이 관여하고 있지만, 이 운동은 연수에 위치하는 중추패턴발생기(CPG)에서 시작된다. 가성구마비에서는 CPG가 보존되어 있기 때문에 연하반사의 패턴은 유지된다. 그러나 연하와 관련된 근력의 저하와 감각 장애 등도 있기 때문에, 단순하게 '연하 패턴이 정상이다'라고 단언할 수는 없다. 비디오투시연하검사나 연하내시경검사로 관찰해 보면 움직임이 불완전한 경우가 적지 않다. 여러 연하기능검사를 해 보면 가성구마비에서 후두가 위로 이동하는 데 걸리는 시간이 연장되고, 윤상인두근의 이완시간이 짧아지며(Ertekin 등, 2000), 삼킬 때 인두내 압력이 저하된다는 것이(시바모토 등, 1998) 보고되었다.

• 가성구마비를 초래하는 뇌병변의 부위

가성구마비는 병변이 발생한 뇌 부위(병소)에 따라서 나타나는 증상이 다르다. 재활치료를 제대로 진행하기 위해서는 동반되는 증상들을 파악해 둘 필요가 있다. 히라야마는 가성구마비의 유형을 병소의 위치에 따라서 대뇌피질형(대뇌피질 · 피질하형), 기저핵 · 내포형(중심형), 뇌간부(뇌교)형으로 나누었다(히라야마, 2006; [그림 2-2]).

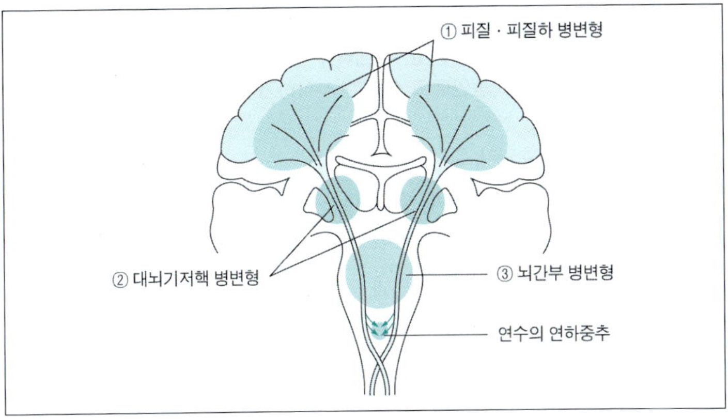

그림 2-2 **뇌병변 부위에 따른 가성구마비의 세 가지 유형**(히라야마, 1971)

• 대뇌피질 · 피질하형

대뇌피질 · 피질하형에서는 실어증, 실행증(apraxia), 실인증, 편측공간 무시, 인지장애 등과 같이 고차뇌기능장애를 동반하는 경우가 많다. 또한 심인성(심장탓) 뇌색전증에서와 같이 병소의 크기가 클 경우에는 급성기에 의식장애가 동반된다. 의식의 장애는 시간이 지나면서 점차 개선되지만, 병소의 부위에 따른 국소 신경학적 증상은 지속된다. 잠깐 말을 거는 것만으로도 웃는 얼굴이나 우는 얼굴이 되는 병적 웃음 또는 병적 울음을 나타내는 등 정동(감정) 실금을 보이는 경우도 있다. 이런 증상들이 식사 중에 나타나면 흡인이 발생할 수 있으므로 주의해야 한다. 웃거나 울 때에는 얼굴의 근육이 잘 움직이지만 의도적으로 움직이지는 못하는 경우가 있는데 이것을 자동-수의 운동해리(automatic-voluntary dissociation)라고 부르며, 심한 가성구마비에서 흔히 볼 수 있다. 양측성 판개부 증후군(bilateral opercular syndrome, Foix-Chavany-Marie syndrome)도 이 유형에 속한다. 특수한 형태로서 빈스방거(Binswanger)병, 다발 뇌혈관성 치매에서도 연하장애를 나타낼 수 있다.

[표 2-2]에는 대뇌피질 · 피질하형의 가성구마비에서 재활치료를 시행할 때의 문제점을 정리하였다.

표 2-2 대뇌피질·피질하형의 가성구마비에서 문제가 되는 주요 고차뇌기능장애

주의력 장애	집중을 하지 못하고, 주의력을 유지하지 못한다. 먹고 있는 동안에도 삼키기 시작하기 때문에 흡인의 위험이 높아진다.
학습 장애	훈련 효과가 없다
인지장애	먹기 위한 훈련이 필요하다는 점을 이해하지 못한다.
실어증	말이나 글을 통한 언어적 지시를 따르지 못한다.
실행증	식기나 도구의 사용법과 먹는 순서를 모른다.
보속증	같은 동작을 되풀이한다.

• 기저핵·내포(속섬유막, internal capsule)형

열공뇌경색(lacunar infarction)의 호발 부위인 내포(속섬유막, internal capsule)나 대뇌 기저핵이나 시상은 경색이나 뇌출혈의 호발 부위이며, 병변이 다발성으로 여러 군데에 발생하는 경우에는 편마비, 양측 편마비를 수반하는 가성구마비를 보일 수 있다. 혈관성 파킨슨 증후군(vascular parkinsonism)에서 보이는 움직임의 저하, 사지의 근육 구축, 떨림(진전), 자세 반사의 장애, 종종걸음, 굽은 다리, 굳은 얼굴 표정 등을 나타내는 경우도 많다. 또한 치매를 동반하기도 한다.

기저핵·내포형의 가성구마비는 자신의 페이스에 따라서 천천히 먹고 있는 동안에는 큰 문제가 없지만 주위에서 식사 뒷정리를 시작하거나 식사를 서두르게 하면 사레가 들 수 있다.

• 뇌간(뇌줄기, brain stem) 또는 뇌교(다리뇌, pons)형

연수보다 좀 더 머리쪽(rostral)에 위치한 뇌교 또는 중뇌에 병변이 있을 때 나타난다. 작은 크기의 병변이라도 매우 심한 가성구마비 증세를 보일 수 있다. 뇌간병변에서는 병소 부위에 따라서 안구운동장애, 눈동자의 떨림(안진), 어지러움 증상, 편마비, 사지마비, 몸통(체간) 및 사지의 운동실조 등을 보일 수 있어서 재활치료에 영향을 미친다. 급성기에는 의식장애가 발생할 수 있지만 그 시기가 지나면 고차뇌기능장애가 적으며 성공적으로 연하훈련을 할 수 있다. 양측뇌교병변에

의한 감금증후군(locked-in syndrome)은 눈 주위 이하의 모든 운동 기능에 장애가 발생하며, 가성구마비로 인한 심한 연하장애를 나타낸다.

어떤 환자들은 "어지럽다"라고 호소하고, 동시에 구역감과 구토를 보이면서 이 때문에 음식을 섭취하지 못하기도 한다. 어지러움은 소뇌, 뇌간부 장애의 중요한 증상이지만, 말초성 어지럼증도 있다. 정신적인 불안이 있으면 필요 이상으로 어지러움을 강하게 호소하는 경향이 있다. 움직이면 어지러움이 증가하기 때문에 꼼짝도 하지 않고 누워 있고, 어지러움이 감소되어도 불안감 때문에 자리에서 일어나기를 거부하기도 하며 심지어는 일어나는 것을 생각만 해도 어지럽다고 하기도 한다. 눈동자의 떨림(안진)을 분명하게 보이고 심한 어지러움을 호소하는 시기에는 되도록 안정을 유지하고 무리하게 움직이지 않도록 해서, 가능하면 구역질이나 구토를 경험하지 않게 하는 것이 중요하다. 어지러움이 가라앉으면 바로 정신적으로 지지를 하면서 앉은 자세 및 연하훈련을 시작한다. 안구운동장애가 있는 경우에는 복시(사물이 이중으로 보임)가 더해지기 때문에 대응하는 것이 더욱 복잡해진다. 이 경우는 안대를 착용하여 복시의 영향을 제거하는 것이 좋다.

뇌간병변은 연수에는 손상이 없는데도 불구하고 구마비증상이 초기에 나타날 수 있다. 연결 신경섬유를 통한 연수의 기능저하 때문인 것으로 생각하며, 대부분 급성기를 넘기면 가성구마비로 바뀐다.

2. 일측성 대뇌병변

연하장애를 일으키는 일측성 대뇌병변의 부위

대뇌병변에 의한 연하장애는 언급한 바와 같이 양측성 병변인 경우가 많지만 일측성 병변이라도 의식장애 없이 연하장애를 나타내기도 한다. 그중에서 대부분은 시간이 지나면 사라지는 가벼운 연하장애이지만 간혹 지속되는 경우도 있다. 발병 부위와 연하장애의 관련 여부는 명확하지 않다. 문헌적으로는 일측성 대뇌병변 중에 내포(Gonzalez-Fernandes 등, 2008), 기저핵(Rousseux 등, 1987), 섬(Steinhagen 등, 2009)

에서 연하장애가 발생한다고 보고되고 있다. 그러나 이런 부위에서 장애를 일으키지 않는 예를 필자는 많이 경험했다. 실제 뇌졸중의 임상을 보고 있는 입장에서 본다면, 내포나 섬의 병변이 바로 연하장애를 초래한다고는 말할 수 없다.

대뇌병변의 좌우 차이와 연하장애에 대해서는 상반되는 결과가 보고되고 있다. Barer(1989)는 병변 위치의 좌우 여부에 따라 연하 기능의 결과가 다르지 않다고 보고했으나, Robbin 등(1988, 1993)은 좌측의 병소는 구강기의 장애, 우측의 병소는 인두기의 장애와 상관이 있으며, 중대뇌동맥영역의 경색에 의한 연하장애에 관하여 좌측보다는 우측, 후방보다는 전방의 병소에서 흡인이 증가했다고 말한다. 그러나 필자의 경험에서는 대뇌병변의 좌우차에 의해 연하의 임상증상에 차이가 있다고 느낀 적은 없다.

의식장애

일측성 대뇌병변에서도 의식장애가 있는 경우에는 연하장애가 발생한다. 증상 발생 후 3~4일 동안의 뇌부종이 원인이 되어 의식장애가 발생하고 연하장애로 연결되는 경우도 많다. 이 시기에 흡인되어 폐렴이 발병하면 이후의 재활치료가 지연된다. 특히 고령자들은 아주 적은 흡인이라도 치명적일 수 있으므로 관리와 지도를 소홀히 할 수 없다.

의식장애는 음식물의 인식, 식욕, 식사에 대한 주의 집중력과 관련이 있다. 또한 연하의 중추패턴발생기(CPG)는 뇌간의 망상체에 존재하는데, 망상체는 의식이나 각성에도 관여하고 있다. 따라서 의식장애가 있는 시기는 망상체의 기능이 감소하고 CPG의 기능도 떨어져 연하능력도 저하된다(p.6~7 참조).

일측성 대뇌병변에서 연하장애가 발생하는 기전

연하에 관여하는 뇌신경핵의 대부분은 양측에서 지배를 받고 있기 때문에, 일측성 대뇌병변으로 연하장애가 발생하는 병태생리는 아직 확실하지 않다. 기전으로서 생각할 수 있는 것은 일측성대뇌병변이라도 신경의 연결섬유를 통해서 반대편의 대뇌에서도 혈류의 저하나 기능저하가 발생하는 기능해리(diaschisis)이다. 이것은 뇌졸중의 급성기에 이따금 보이는 현상으로, 장애가 있는 대뇌와 반대편 소뇌의 기능해리(crossed cerebellar diaschisis)나 반대쪽 대뇌반구의 혈류저하(trans-hemispheric diaschisis) 등이 알려져 있다.

그 밖의 병태생리로는 천막위(supratentorial) 신경지배에 좌우의 차이가 있다는 점인데, 이것은 Hamdy 등(1996)이 경두개자기자극(transcranial magnetic stimulation)을 사용한 연구에서 보고한 것이다. Daniels 등(1997)은 대뇌의 일측성병변에 의한 연하장애는 대뇌섬(insula) 앞부위가 매우 중요한 역할을 하고 있다고 기술하고 있다. 연하 기능에 우세한 쪽에[2] 뇌졸중이 발생하면 일측성 병변이라도 연하장애를 나타낸다고 보는 것이다. 또한 우세한 쪽에 장애가 발생하여 급성기에는 연하장애를 보이다가 반대편(열성반구)이 대신 활동을 함으로써 만성기에 연하장애가 개선되기도 한다. 하지만, 열성반구쪽에 또 다시 뇌경색이 발생하면 훨씬 심한 연하장애가 나타나는 병태생리도 있을 수가 있다. 실제 필자가 임상에서 두 차례의 작은 뇌경색으로 심한연하장애가 발생했던 사례를 경험한 바 있다.

3. 구마비(숨뇌마비, bulbar palsy)

구마비의 구(球)는 연수(延髓, medulla oblongata)를 의미하며, 구마비는 연수의 장애에 의한 연하장애나 구음장애를 나타낸다.

• 구마비에서 나타나는 연하장애의 특징

연수에는 인후두의 감각을 지배하는 미주신경고립로핵(또는 고속핵, nucleus tractus solitarius), 인후두 근육들의 운동을 지배하는 미주신경의 핵, 그리고 아주 복잡한 반사운동패턴을 형성하는 CPG가 존재하는데, 여기에 장애가 발생하면 구마비가 일어난다.

---

2) 언어나 오른손 등과 관련된 이른바 '우성 반구'와는 다른 개념이라는 점에 주의해야 한다.

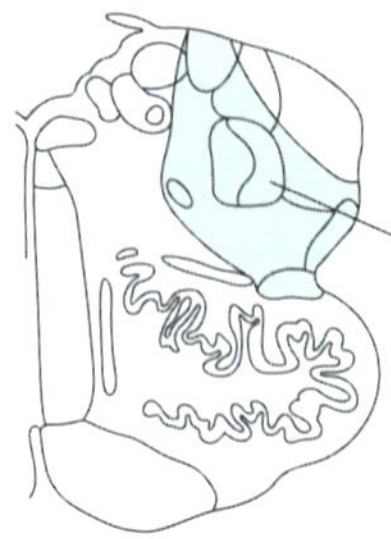

그림 2-3 **전형적인 발렌베르크 증후군의 병변 위치**

연수의 양측이 손상되면 호흡에도 장애가 생기기 때문에 생명을 유지하기 어려워지므로, 임상에서 만나는 구마비는 한쪽(편측)에만 병변이 있는 경우(예 : 발렌베르크 증후군, Wallenberg syndrome)가 대부분이다. 특징으로서는 인후두 운동기능이 좌우에 차이가 있고(편측병변의 경우), 연하반사가 소실되며, 식도입구부가 잘 열리지 않는 윤상 인두근 기능부전 등을 보일 수 있다.

신경학 교과서에는 '구마비에는 액체보다 고형물의 연하가 어렵다'고 기재되어 있지만, 액체는 응집성이나 점성이 낮기 때문에 흡인의 위험이 높다는 것을 잊어서는 안 된다. 따라서, 구마비에서 액체가 삼키기 쉽다고 일률적으로 말할 수는 없다.

• **구마비를 초래하는 질환**

뇌혈관질환의 하나인 외측연수경색(발렌베르크 증후군)이 대표적이다. 뇌종양이나 거대동맥류의 연수압박이 원인이 되는 경우도 있다. 외측연수경색은 전체 뇌경색의 2.1%에 불과할 뿐이지만(Vuillenmier 등, 1995) 연하장애를 다루는 데 있어서는 매우 중요하다.

• **병태생리**

처음에 연수외측경색은 발렌베르크(Wallenberg, 1895)에 의해서 후하소뇌동맥의 폐색이 원인이라고 알려져 있었으나, 척추동맥(vertebral artery)의 폐색인 경우도 많다. 폐색의 기전은 죽상동맥혈전, 젊은 연

표 2-3 해외에서 보고된 7개 논문의 취합(Caplan, 1996)

증상(Symptoms)과 징후(Signs)	환자수(%)
실조	90/107 (84%)
감각저하	88/113 (78%)
어지러움	86/123 (70%)
연하장애	84/123 (68%)
구음장애	46/80 (58%)
메스꺼움, 구토	98/162 (60%)
두통	73/166 (44%)
쉰소리	47/123 (38%)
복시	46/129 (36%)
안면통	36/129 (28%)
딸국질	44/172 (26%)

령에서는 동맥박리(Kim 2003)가 있고, 급성기 치료에서는 병태생리를 아는 것이 대단히 중요하다. 동맥박리가 있는 경우에는 고개 돌리기(head rotation) 또는 풍선확장법 등의 재활치료가 박리를 악화시킬 수도 있기 때문에 주의해야 한다.

• 증상

연수의 해부와 병변의 위치에 따라서 다양한 신경학적 이상을 보인다. [그림 2-3]에 발렌베르크 증후군의 전형적인 병변과 증상을 정리하였는데, 이 증상들이 모두 나타나는 경우는 오히려 드물다. [표 2-3]에 Caplan 등의 보고(Caplan, 1996)에 의한 증상의 빈도를 정리하였다. 발렌베르크 증후군에서는 종종 안면신경마비가 동반되는데, 이 때문에 MRI가 보급되기 전에 필자는 교뇌(다리뇌)에 병변이 있지 않을까 하고 막연히 생각했다. 그러나 그 후 대뇌피질에서 안면신경핵에 이르는 신경로(피질연수로)의 일부는 내측으로 연수까지 내려간 뒤에 반대편으로 교차하여 반대쪽 외측을 따라 위로 올라가서 안면신경핵에 다다르는데(Urban 외, 2001), 이 경로가 손상되어 안면신경마비가 나타난다는 것

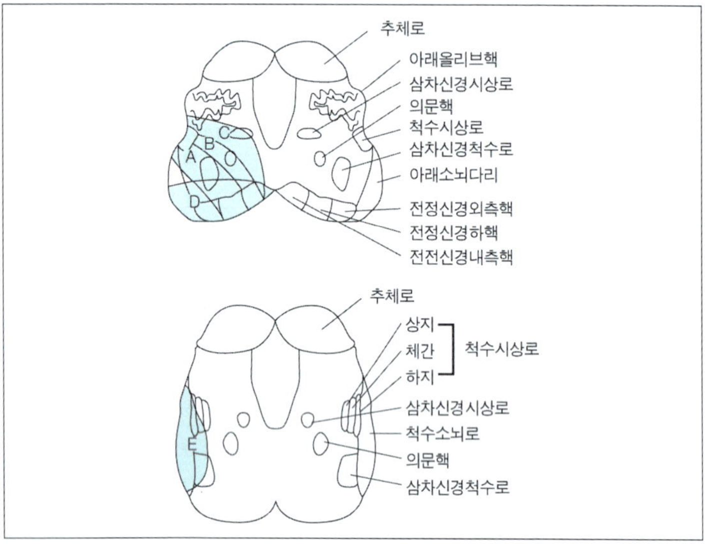

그림 2-4 외측연수경색에 대한 Kim 분류체계(수평방향, Kim JS, 2003)

1. 전형적 유형(Typical) : 아주 등쪽에는 이상이 없으며, 가장 흔한 유형(A + B)
2. 앞쪽연장형(Ventral) : 좀 더 내측에 위치한다 (B + C)
3. 광범위형(Large) : (A + B + C)
4. 뒤쪽연장형(Dorsal) : 아주 뒤쪽 혹은 그보다 외측의 병변(D)
5. 외측형(Lateral) : 꼬리쪽(아래쪽) 연수에 많으며, 표면에서 가까운 얕은 측면에 병변이 위치함

을 알게 되었다. 연수의 병변만으로도 안면신경마비가 발생하는 것이다.

온도－통각해리(dissociation)가 잘 알려져 있는데, 병변의 범위에 따라서 감각장애는 여러 가지의 분포를 나타낸다. 또한 만성기에는 통증을 호소하는 경우가 있다는 것도 잊지 말아야 한다. 시상통(thalamic pain)과 마찬가지로 치료가 매우 어려운 경우도 적지 않다. 그 밖에 발렌베르크 증후군에 관하여 흥미 있는 증후가 있는데, 필자가 정리한 종설(후지시마, 2009)을 참고하기 바란다.

• **병변 부위와 연하장애**

외측연수경색의 병변 부위와 연하장애의 관련에 관해서는 Kim(2003)

이 발표한 바 있다. 그는 외측연수경색을 수평방향으로는 전형적 유형(typical), 앞쪽연장형(ventral), 광범위형(large), 뒤쪽연장형(dorsal), 외측형(lateral), 기타 유형(unclassifiable type)의 6개 유형으로 나누고 [그림 2-4], 수직방향은 입쪽(rostral, 아래소뇌다리가 나오는 높이), 중간(middle, 아래 올리브핵이 부풀어 있는 높이), 꼬리쪽(caudal, 대체로 연수의 단면이 둥근 모양인 높이)로 분류하여 연하장애와의 관련성을 검토했다. 그 결과 연하장애의 빈도가 수평방향의 분류에 있는 전형적 유형 63%, 앞쪽연장형 89%, 광범위형 91%, 뒤쪽연장형 25%, 외측형 30%로서, 뒤쪽연장형과 외측형에서는 연하장애가 적었다. 수직방향은 입쪽병변은 83%, 꼬리쪽 및 중간-꼬리쪽병변에서는 47%가 연하장애를 보였기 때문에, 입쪽병변에서 연하장애가 유의하게 많이 발생했다. 수평방향과 수직방향의 분포 중 수직방향의 범위가 특히 중요하다고 보고하였다. Kim의 분류는 직관적이고 우수한 분류이며, 연수외측경색의 보고에 널리 사용되고 있다.

- **식도입구부의 식괴(음식덩이) 통과의 좌우차이**

후지시마 등(2000)은 29명의 발렌베르크 증후군 환자에서 시행한 비디오투시연하검사를 검토하여 식괴(음식덩이)가 식도입구부를 통과할 때에는 주로 건강한 쪽(건측)을 지나는 경우가 많다고 보고하였고, 미츠이시 등(2005) 및 사오두 등(2007)은 발렌베르크 증후군에서 식괴가 주로 통과하는 쪽이 시간에 따라서 점차 변화하는 사례를 보고하였다. 다니구찌 등(2006)은 발렌베르크 증후군에 있어서 식도입구부를 통과하는 것이 좌우 중에서 어느 쪽인지 뿐만 아니라 식괴를 하인두로 보낼 때에 어느 쪽을 통하는지까지도 검토하였다. 식도 입구부의 통과는 기존에 알려진 것과 마찬가지로 주로 건측을 통해 내려가는 경우가 많았지만, 하인두로 보내는 것은 오히려 마비가 발생한 환측을 통하는 경우가 많은 것으로 보고하였다. 구개의 근육군이나 인두수축근의 수축력은 건강한 쪽에서 더 강하기 때문에 식괴가 환측으로 모이는 것이 이러한 현상의 기전이라고 제시하였다. 미쿠시 등(2014)

은 식괴가 중인두에서 하인두로 내려가면서 마비된 쪽으로 식괴가 쏠리는 비율이 증가하는데, 이와 같이 마비쪽으로 식괴가 진행하는 것에는 인두수축근의 좌우차이가 크게 관여한다고 보고했다.

Oshima등(2013)은 식도입구부의 통과에 주목하여 외측연수경색에서 발생하는 연하장애를 3개로 분류하였다. 병변측과 반대쪽(건측)의 식도 입구부를 식괴가 잘 통과하지 못하는 것을 통과 패턴이상(passage pattern abnomality, PPA)이라고 하였으며, PPA가 있을 때 연하장애의 예후가 좋지 않다고 보고했다. 의문핵(nucleus ambiguous)이 손상되지 않은 건측의 식도입구부에서도 식괴의 통과가 원활하지 않은 PPA는 CPG의 장애 때문인 것으로 추정하고 있다.

4. 연하근력저하, 근감소증과 비사용증후군

연하에 관련된 근육의 근력이 저하되면 연하장애가 발생한다. 신경근육질환은 그 대표적인 예라고 할 수 있지만, 최근에 주목을 받고 있는 근감소증(sarcopenia)은 어떨까? 필자는 일상적인 식사에 문제가 없었던 고령자(75세 이상의 마른 체격, 소위 허약체질)에게 중증의 흡인성 폐렴이 발생하여 며칠간 금식한 후에, 뇌경색이 발생할 이유도 없는데 심한 연하장애가 발생한 사례를 만난 적이 있다. 이와 같은 환자의 비디오투시연하검사 결과는 인두수축이 전체적으로 약하여 식도입구부가 잘 열리지 않는다. 훈련의 효과도 별로 없고 대처하기 매우 어려운 예인데(구니에다 등, 2017). 연하장애의 원인이 분명하지 않았다. 이와 같은 증례에서는 근감소증이 관여되어 있는 것으로 추정된다.

근감소증은 근육량(횡문근)과 근력의 저하, 그리고 이에 의한 신체기능의 저하를 가리킨다. 근감소증의 원인에는 노화, 활동량의 감소(폐용), 질환(침습, 악액질, 신경근육질환), 영양(기아) 등이 있다. 최근 재활치료의 영역에서는 "재활영양"(와까바야시, 2010)이라는 용어가 등장하면서 그 중요성이 인식되고 있다. 연하 관련 근육에서 겉으로 드러나지 않는 근감소증이 진행되고 있다가, 폐렴이 발생한 것을 계기로 현저하게 증상이 드러나고 재활치료에도 잘 호전되지 않는 심한

표 2-4 비사용성 근위축과 근감소증(신도 등, 2010부터 개정)

	비사용성 근위축	근감소증(Sarcopenia)
근위축의 원인	부동(움직이지 않음)	노화, 질환 영양장애, 염증성 사이토카인 호르몬계의 이상 등
운동단위수의 감소	없음	감소
운동뉴론	수 불변 크기 불변 효소활성 불변	척수전각세포수 감소 큰 직경의 유수(myelinated) 신경섬유 감소 부분적 탈수초화, 축삭횡단면 감소
신경근접합부	형태변화 없음	신경종판의 시냅스이후 막의 형태변화
시냅스전달성 저하	신경전달물질 방출감소(가역성)	
근섬유수	불변	감소
근조직	근원섬유의 미세구조변화	신경원성 변화와 유사한 변화
근섬유 유형	적근(Type I)이 주로 위축 Type I → II 로 변화	백근(type II)이 주로 위축 Type II → I로 변화

연하장애로 진행되었다면, 병태생리에 대한 의문이 어느 정도 풀린다.

근감소증을 생각하기 전에 또 한가지 정리해 두고 싶은 개념으로는 '폐용(廢用) 또는 비사용 증후군(disuse syndrome)'이 있다(후지시마, 2012). [표 2-4]는 비사용성 근위축과 근감소증을 비교한 것으로, 이 두 가지가 질적으로 상당히 다름을 알 수 있다(신도 등, 2010). 그러나 임상적으로 구별하기가 쉽지 않고, 실제로는 양자가 함께 존재하여 상호 영향을 주며 진행하는 것으로 보인다. 공통으로 존재하는 위험인자로서 운동부족이 있는데, 근감소증에는 이에 더하여 영양장애나 사이토카인계 또는 호르몬계의 이상, 그리고 산화스트레스 등이 복잡하게 얽혀있다(구주다니 등, 2011, 고가와 2011).

연하와 관련된 근육은 사지의 횡문근과 다른 발생학적 특징이 있다 [Note 2-2].

Note 2-2 연하관련 근육의 특수성에 관하여

연하 관련 근육은 조직학적으로는 횡문근이지만, 사지의 골격근을 구성하는 체성근과는 다른 발생학적 특징이 있다. 인두근 및 내후두근은 제4인두굽이(branchial arch)에서 유래한 횡문근으로서, 연하 외에도 호흡중추로부터 제어를 받아서 주로 날숨과 연동된 활동을 보인다(Grelot 등, 1989). 또한 많은 설골상하근군 및 인후두근에서 항상 호흡중추로부터의 입력자극을 받아서 잠재적으로 횡경막의 수축, 이완과 동기화되어 주기적인 근육 활동을 하고 있다. 이로 인해서 일반적인 체성근과는 아주 다르게 비사용성 근위축(수기야마, 2016)이나 근감소증이 잘 발생하지 않는 것으로 보인다. (후지시마 이치로)

참고문헌

- 杉山 庸 : 嚥下医学ベーシックサイエンス 脳幹における咽喉頭運動ニューロンの制御. 嚥下医学, 2016, 5 : 48-53.
- Grelot L, Barillot JC, Bianchi AL : Pharyngeal motoneurones: respiratory-related activity and responses to laryngeal afferents in the decerebrate cat. Exp Brain Res. 1989, 78 : 336-344.

5. 흡인

흡인의 유형은 연하 전, 연하 중, 연하 후 흡인 3 가지로 나눌 수 있다 [그림 2-5].

- 연하 전 흡인(before swallow) : 삼킴 반사가 일어나기 전에 기도로 음식물이 주르륵 흘러 들어간다.
- 연하 중 흡인(during swallow) : 삼킴 반사가 일어날 때에 후두 폐쇄 타이밍이 어긋나면서 액체 등이 순간적으로 기도로 들어간다.
- 연하 후 흡인(after swallow) : 음식을 삼킨 후 조롱박오목 등에 잔류해 있던 음식물이 기도로 들어간다.

음식 이외에는 침이나 위식도 역류액도 흡인이 될 수 있다.

흡인이 되면 사레가 들거나 기침을 하는 등의 반응이 나타나는 현성 흡인(audible aspiration)과 반응이 없는 무증상 흡인(사레드는 증상이 없는 흡인 : silent aspiration) 두 가지가 있다.

또한 밤 동안에 일어나는 타액이나 위식도 역류물이 흡인되는 것(night aspiration)도 중요하다. 이와 같이 임상적으로는 어느 타이밍에서 흡인이 일어나는지 뿐만 아니라 언제(식사와의 관계), 무엇을 먹을 때,

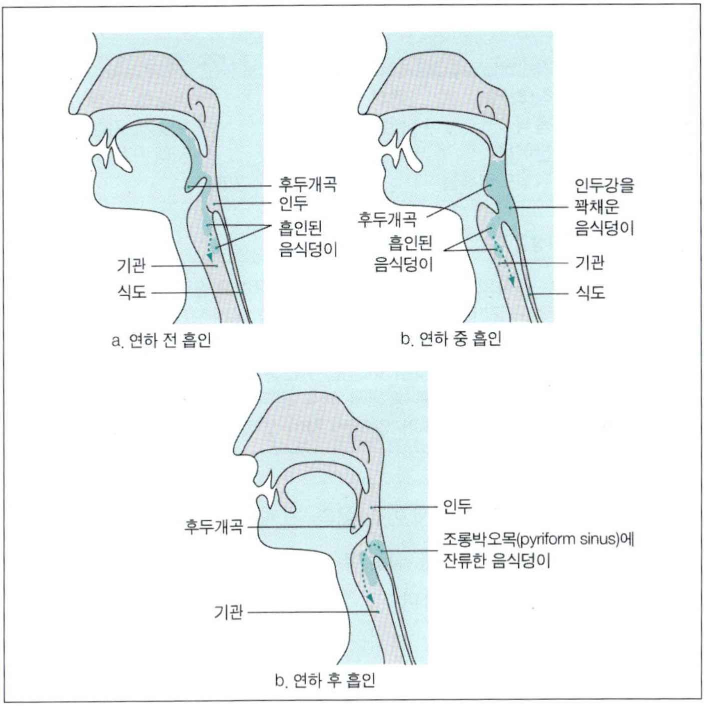

그림 2-5 **흡인의 유형**(후지시마, 1998)

어느 정도의 빈도로 흡인이 일어나며, 그 때의 반응이 어떤지 등 흡인에 관여하는 인자들을 정리해 둘 필요가 있다[표 2-5].

식사 중에 발생하는 흡인에서는 특정 음식(수분 등)에만 흡인이 일어나는지, 증점제를 사용하는지, 식사할 때의 자세나 섭식 방법이 흡인에 영향을 미치는지 여부가 중요하다. 이처럼 외적인 조건에 의해 흡인이 영향을 받는 경우를 필자는 '조건적 흡인'이라고 부르는데, 이것은 재활훈련의 성공 여부를 결정하기 때문에 중요하다.

6. 인두잔류(인두 잔여물)

인두 잔류는 후두개곡이나 조롱박오목 등에 일어나는 경우가 많지

표 2-5 흡인에 관여하는 인자들

식사와의 관계	무엇을	타이밍	빈도	반응
관계 없음 식사 중 식사 후 (야간에)	침(타액) 음식 잔여물 위식도역류물	연하 전 연하 중 연하 후	항상 때때로 드물게 특정 시간에	곧바로 기침(사레듦) 뒤늦게 기침 사레 또는 기침 없음

Note 2-3 인두 이상감각

실제로 인두에는 음식의 잔류 등이 없는데도 불구하고 인두 잔류감이나 이상감을 호소하는 환자들이 있다. 여성에게 많다고 알려진 인두이상감각(증)은 종래에는 "히스테리구(globus hystericus)"라든가 "구(球)가 있는 느낌 : globus sensation"이라고도 불리며, 병리적 이상을 수반하지 않는 것으로 여겨져 왔다. 그러나 최근에는 정밀한 조사를 통해서 위식도 역류, 경추증, 인두 잔류 등 연하와 관련된 이상이 있는 경우가 많다는 것이 알려졌다. (후지시마 이치로)

만, 액체나 퓨레 등은 미만성으로 인두 전체에 잔류하기도 한다. 정상인에서는 타액(침)이 인두에 잔류하는 경우는 없지만, 연하장애 환자에서는 타액이 종종 잔류한다. 인두수축부전과 함께 식도입구부개대부전이 있는 구마비나 심한 신경근육질환에서는 특징적으로 거품 모양의 타액이 인두에 잔류하고 있다. 인두 잔류는 스스로 느낄 수 있는 경우도 있지만, 종종 감각이 저하되어 느끼지 못할 수도 있다. 인두에 잔류가 있으면 젖고("그르렁"거리는 목소리) 쉰 목소리(애성)가 된다. 잔류물은 삼킬 때마다 증가하면서 결국 흡인으로 이어지기 때문에, 식사할 때 어떻게 잔류를 제거하면서 섭식을 지속할 것인지는 재활치료에 있어서 매우 중요하다.

Ⅱ. 연하장애의 원인질환

삼킴장애는 여러 가지 질환에 따라서 발생할 수 있는 증후군이다. 중추신경, 말초신경, 근육 모두에서 생길 수 있다 [그림 2-1, 표 2-1].

기능적(동적) 원인은 중추신경계의 장애인 가성구마비와 구마비 및 말초신경장애(당뇨병성 신경증, 되돌이후두신경마비 등), 근육의 장애

표 2-6 연하장애의 원인

A. 기질적(정적) 원인	
구강·인두	식도
설염, 아프타구내염, 치주질환 편도염, 편도주위농양 인두염, 후두염, 인후농양 구강·인두종양(양성, 악성) 구강인두부의 이물질, 수술 후 상태 외부로부터의 압박(갑상선종양, 종양 등) 기타 원인	식도염, 궤양 식도갈퀴막(web), 젠커(Zenker) 게실 협착, 이물질 종양(양성, 악성) 식도열공탈장(hiatal hernia) 외부로부터의 압박(경추증, 종양 등) 기타 원인
B. 기능적(동적) 원인	
구강·인두	식도
뇌혈관장애, 뇌종양, 두부외상 뇌농양, 뇌염, 다발성경화증 파킨슨병, 근위축성측삭경화증(ALS) 말초신경염(길랑-바레 증후군 등) 중증근무력증, 근이영양증(dystrophy) 근염, 대사질환 약제의 부작용, 근감소증 기타 원인	뇌간부 병변 식도이완불능증(achalasia) 근염 피부경화증 또는 공피증(scleroderma) 전신홍반루푸스(systemic lupus erythematosus) 약제의 부작용 근감소증 기타 원인
C. 심리적 원인	
신경성식욕부진(anorexia nervosa), 치매, 거식증, 정신신체질환, 우울증, 우울상태, 기타 원인	

(근육염 등) 등이 있다. 또한 파킨슨병 등 추체외로계도 관여하고 있을 것으로 생각한다.

기질적(정적) 원인은 선천성 기형, 종양(및 종양에 대한 절제술), 외상 등을 들 수 있다.

관점이 다르긴 하지만, 약제의 부작용이나 경비영양튜브에 의한 연하의 저해, 수술 후 합병증 등 의원성(iatrogenic) 연하장애가 있다는 것도 잊어서는 안 된다. 심리적 원인에 의한 연하장애도 임상에서는 중요하다(Groher, 1997).

[표 2-6]에 연하장애의 주된 원인을 표시하였다. (후지시마 이치로)

참고문헌

- 小川純人 : 炎症とサルコペニア · Modern Physician. 2011, 31(ll) : 1301- l304.
- 葛谷雅文 : 高齢者におけるサルコペニアと虚弱の考え方. Modern Physician. 2011, 31(11) : 1288-1291.
- 國枝顕二郎, 藤島一郎 : サルコペニアによる嚥下障害の症例. 嚥下医学. 2017, 6(1) : 46-58.
- 黒野裕子, 上坂義和, 國本雅也 · 他 : 延髄外側症候群急性期の嚥下障害における疑核関与ーMRI画像からの検討. 臨床神経. 2006, 46 : 461-466.
- 佐藤友里, 藤島一郎, 高橋博達 · 他 : 輪状咽頭部通過側が患側から両側へ変化した左延髄梗塞の1例. 耳鼻. 2007, 53(補2) : S89-S93.
- 柴本勇, 藤島一郎, 大熊るり · 他 : 嚥下障害者の嚥下圧測定. 総合リハ. 1998, 26 : 965-971.
- 進藤恵一郎 : 筋肉のアンチエイジングとリハビリテーション. MB Med Rehabil. 2010, 124 : 21-25.
- 杉山庸 : 嚥下医学ベーシックサイエンス脳幹における咽喉頭運動ニューロンの制御.嚥下医学, 2016, 5 : 48-53.
- 谷口洋, 藤島一郎, 大野友久 · 他 : ワレンベルグ症候群における食塊の下咽頭への送込み側と食道入口部の通過側の検討. 日摂食嚥下リハ会誌. 2006, 10 : 249-256.
- 東儀英夫 : 核上性構音障害および嚥下障害における問題点 · とくに両者の解離および一側性大脳半球障害による構音障害について. 神経内科. 1980, 12 : 277-286.
- 平山惠造 : 偽性球麻痺.神経症候学第2版. 2006, 文光堂, pp776-785.
- 藤島一郎 : 脳卒中の摂食嚥下障害. 1993, 医歯薬出版, ppl50-151.
- 藤島一郎 : 嚥下障害はどのように治療するか. 日摂食嚥下リハ会誌, 1998, 2 : 3-8.
- 藤島一郎, 柴本勇, 大熊るり · 他 : Wallenberg症候群における食塊の輪状咽頭部通過側.神経内科. 2000, 52 : 309-315.
- 藤島一郎 : Wallenberg症候群における嚥下障害と付随する症候. 耳鼻と 臨床. 2009, 55 : S129-S141.
- 藤島一郎 : 脳卒中主な疾患 · 病態の摂食 · 嚥下リハビリテーション栄養[若林秀隆, 藤本篤士 : サルコペニアの摂食 · 嚥下障害]. 2012, 医歯薬出版, PP131-139.
- 三石敬之, 三石京子, 中西亮二 · 他 : Wallenberg症候群における食塊の輪状咽頭部優通過側. リハ医学. 2005, 42 : 412-417.
- 若林秀隆(編) : リハビリテーション栄養ハンドブック. 2010, 医歯薬出版, pp4-8.
- Barer DH : The natural history and functional consequences or dysphagia after emispheric stroke. J Neurol Neurosurg Psychiatry. 1989, 52 : 236-241.
- Caplan LR : Posterior Circulation Disease : Clinical Findings, Diagnosis and Management. 1996, Blackwell Science, pp262-323.
- Daniels SK, Foudas AL : The role of the insular cortex in dysphagia. Dysphagia. 1997, 12 : 146-156.

- Groher ME : Dysphagia : Diagnosis and Management. 3rd ed. 1997, Butterworth -Heineman[藤島一郎(監訳) : 嚥下障害. その病態とリハビリテーション. 1998, 医歯薬出版, pp47-50].
- Ertekin C, Aydogdu I, Tarlaci S, et al : Mechanisms of dysphagia in suprabulbar palsy with lacunar infarct. Stroke. 2000, 31 : 1370-1376.
- Gonzalez-Femandez M, Kleinman JT, Ky PK, et al : Supratentorial regions of acute ischemia associated with clinically important swallowing disorders : a pilot study. Stroke. 2008, 39(11) : 3022-3028.
- Grelot L, Barillot JC, Bianchi AL : Pharyngeal motoneurones : respiratory-related activity and responses to laryngeal afferents in the decerebrate cat. Exp Brain Res. 1989, 78 : 336-344.
- Hamdy S, Aziz Q, Rothwell JC, et al : The cortical topography of human swalloing musculature in health and disease. Nat Med. 1996, 2 : 1217-1224.
- Kim JS : Pure lateral medullary infarction : clinical-radiological correlationof 130 acute, consecutive patients. Brain. 2003, 126 : 1864-1872.
- Mariani C, Spinnler H, Sterzi R, et al : Bilateralperisylviansoftenings : bilateral anterior opercular syndrome(Foix-Chavany-Marie syndrome). J Neurol. 1980, 223(4) : 269-84.
- Mikushi S, Kagaya H, Baba M, et al : Laterality of bolus passage through the pharynx in patients with unilateral medullary infarction. J stroke cerebrovasc dis. 23 : 310-314, 2014.
- Oshima F, Yokozeki M, Hamanaka M, et al : Prediction of dysphagia severity : an investigation of the dysphagia patterns in patients with lateral medullary infarction. Intern Med. 2013, 52 : 1325-1331.
- Robbins J, Levin RL : Swallowing after unilateral stroke of the "cerebral cortex : preliminary experience. Arch Phys Med Rehabil. 1993, 74 : 1295-1300.
- Robbins J, Levine RL : Swallowing after unilateral stroke of the cerebral cortex : preliminary experience. Dysphagia. 1988, 3 : 11-17.
- Rousseux M, Lesoin F, Quint S : Unilateral pseudobulbar syndrome with limited capsulothalamic infarction. Eur Neurol. 1987, 27 : 227-230.
- Saito T, Hayashi K, Nakazawa H, et al : Clinical Characteristics and Lesions Responsible for Swallowing Hesitation After Acute Cerebral Infarction. Dysphagia. 2016, 31(4) : 567-573.
- Steinhagen V, Grossmann A, Benecke R, et al : Swallowing disturbance pattern relates to brain lesion location in acute stroke patients. Stroke. 2009, 40 :1903-1906.
- Urban PP, Wicht S, Vucorevic G, et al : The course of corticofacial projections in the human brainstem. Brain. 2001,124 : 1866-1876.
- Vuilleumier P, Bogousslavsky J, RegliF : Infarction of the lower brainstem : clinical, aetiological and MRI-topographical correlations. Brain. 1995, 118 : 1013-1025.
- Wallenberg A : Acute Bulbaraffection(Embolie der Art. cerebellar, post. inf. Siistr). Arch PsychiatrNervenkr. 1895, 27 : 504-540.

3

스크리닝, 평가, 검사

연하장애의 주된 증상과 임상적으로 문제가 되는 연하장애를 어떻게 선별(screening)하고, 정밀한 검사를 통한 평가로 연결할 것인지에 대해서 설명하고자 한다. [그림 3-1]에 전체적인 흐름을 정리하였다.

연하장애의 선별검사에서는 환자의 병세를 고려하여 섭식 수준을 평가해야 한다는 점이 중요하다. 또한 선별검사의 목적을 분명히 해야 한다. 예를 들어, 뇌졸중이나 외상성 뇌손상, 중증의 폐렴 등 급성기 치료를 할 때 경구 섭식을 다시 시작할지 여부를 결정해야 하는가? 비위관 또는 위루(PEG)를 통한 경관영양을 하고 있으며 입으로는 전혀 먹지 못하는 만성기 환자들에서 경구섭취가 가능한지 알고 싶은가? 아니면 경구섭취를 하고 있는데 특정한 증상(사레들림, 반복적 폐렴, 경구섭취불량, 음식을 삼킬 때 불편감 등)이 있어서 현재 무엇이 문제인지를 알고 싶은가? 등의 목적이 있을 수 있다.

Ⅰ. 연하장애의 증상과 소견

임상현장에서 연하장애 환자를 만나고 경과를 관찰하는 것은 연하장애의 증상을 통해서 이루어진다. '증상'이란 환자가 염려하는 신체 기능의 변화이며, 그 변화 때문에 통증이나 불쾌감이 생기거나 생활에 지장을 초래하게 되면 환자는 의료기관에서 진찰을 받게 된다. 어떤 사람들은 해로운 증상이 심신의 건강에 현저한 지장을 줄 정도로 악화될 때까지 방치하기도 하는데, 한편 증상이 나타나면 즉각 의료기관을 방문하는 사람들도 있다. 비슷한 정도의 증상이라고 하더라도 의사의 진료를 받기까지 걸리는 시간은 사람마다 크게 다르다. 증상(symptom)은 본인의 신체 상태에 대한 주관적인 판단이기 때문에 꼭 진단적인 가치가 있는 것은 아니다. 이에 반해서 징후(sign)라고 하는 것은 분명하고 확정적

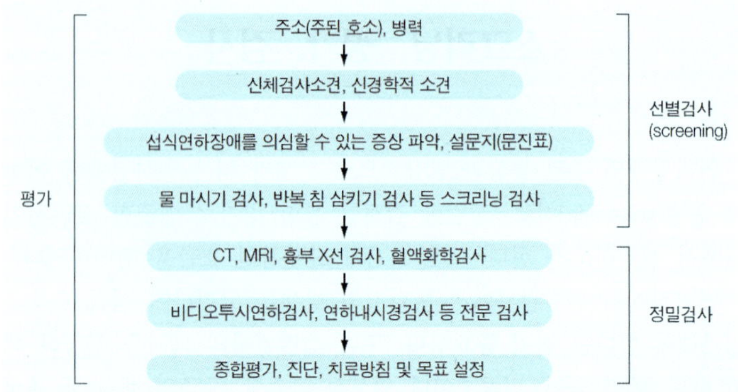

그림 3-1 연하장애의 진단, 평가의 흐름

인 객관적 사실이며 병태생리로 설명 가능한 것이다. 그러나 징후가 있더라도 그 원인은 불명확한 경우도 많다. 증상과 징후는 종종 혼용하기도 하지만 구별해서 사용할 필요가 있다. 따라서, '삼키기 어렵다'는 등의 증상은 있어도 특별한 징후는 보이지 않을 수도 있는 것이다.

1. 연하장애의 증상

일반적으로 "사레드는 것"이 연하장애의 증상으로 잘 알려져 있다 [Note 3–1]. 사레가 드는 증상이 있으니까 흡인이 일어난다고 생각하기 쉽지만, 사레드는 것과 흡인이 반드시 일치하지는 않는다. 무증상 흡인(silent aspiration, 2장 참조)이 있다는 것을 꼭 기억해야 한다. 한편 사레가 심하게 들어서 식사를 잘 못할 정도인데도, 기침으로 배출되기 때문에 흡인은 거의 없는 경우도 있다. 흡인은 정확하게 진단하는 것이 대단히 어렵다. 흡인의 진단으로서 비디오투시연하검사가 가장 좋은 것으로 받아들여지고 있지만, 최근에는 연하내시경검사도 자주 사용하고 있다. 그러나 검사 장면에서 정확하게 흡인을 진단할 수 있는지는 여전히 의문이 있다. 경증 환자의 경우는 검사의 방법이나 검사시의 환자의 상태에 따라서 그 결과가 달라질 수 있다. 예컨데 1일

표 3-1 연하장애를 의심해야 할 주된 증상

사레듦 : 어떤 음식에 사레드는가? 먹기 시작하자마자 사레드는가? 피로하면 사레드는가?
가래, 기침 : 식사 중이나 식후에 기침은 많지 않은가? 밤중에 기침은 없는가?
가래의 성상, 양 : 음식물이 남지 않는가? 식사를 시작하면서 양이 많아지지 않는가?
인두이상감, 음식물 잔류감 : 부위는 어디인가?
연하곤란감 : 음식에 따라 차이가 있는지?
목소리 : 식후에 목소리의 변화가 없는지, 쉰 목소리는 아닌지?
식욕저하 : 사레들고, 괴로워서 먹을 수 없을 때 연하장애가 원인일 수가 있다.
식사내용의 변화 : 넘기기 좋은 것만 고르는 것은 아닌가?
식사시간의 연장 : 입안에 음식을 계속 물고 있다. 좀처럼 넘어가지 않는다.
먹는 방법의 변화 : 위를 보고 먹는다. 국물을 교대로 먹고 있다. 입에서 흘러내린다.
식사중의 피로 : 식사에 동반하여 저산소혈증은 없는지?
구강내의 더러움 : 심한 치석, 음식물 찌꺼기, 구취가 구강기의 문제와 관련이 있는가?

500회의 연하운동이 있다고 하자. 그 가운데 1%인 5회만 흡인이 있는 환자가 있다고 할 때 이 환자가 비디오투시연하검사에서 흡인이 일어날 확률 즉, 가장 나쁜 삼킴 동작(the worst swallow)을 검사에서 검출할 확률은 매우 낮은 것이다.

기침도 연하장애의 증상으로서 중요하다. 식사 중 그리고 식후에 주로 기침이 난다면 연하장애를 의심해야 한다. 연하장애 환자가 "만성 감기"라고 진단받은 경우도 있다. 야간에 위식도 역류에 의해 기침이 나기도 한다. 식도에 소화액이 역류하여 그 자극으로 식도 유발성 기침이 나는 경우도 있고, 인두까지 소화액이 역류하여 기도로 유입되어서 기침을 유발하기도 한다. "기침이 나서 밤에 잠을 잘 수 없다"라고 호소하는 경우가 있다. 이럴 때 안이하게 수면제를 처방하면 연하장애를 더 악화시켜 흡인성 폐렴으로 이어질 우려가 있기 때문에 주의해야 한다.

사레드는 것과 기침 이외에도 연하장애를 시사하는 주요 증상 및 유의점을 [표 3-1]에 정리했다.

표 3-2 연하장애와 관련이 있는 병력 및 생활습관

뇌졸중의 기왕(증)	폐렴 및 그 밖의 호흡기 질환의 기왕(증) 방사선치료, 수술(두경부, 식도)의 기왕(증) 그 밖의 기초질환(신경근질환, 당뇨병 등)
생활양식	식생활, 식기호 및 그 변화, 가족력

표 3-3 섭식. 연하장애 설문지

성명	나이 세		성별(남, 녀)
설문작성일 :	년	월	일
신장 cm	체중 kg		
귀하의 연하 또는 삼킴 상태에 관하여 몇 가지 질문을 드리겠습니다. 아래에 기술된 것들은 모두 중요한 증상들입니다. 잘 읽어 보시고, A, B, C 중 해당하는 것에 O표를 해 주십시오			
1. 폐렴으로 진단받은 적이 있습니까?	A. 되풀이 된다	B. 한번 있었다	C. 없음
2. 체중이 줄고 있습니까?	A. 많이	B. 조금	C. 없음
3. 음식물을 삼키기 어렵다고 느낀 일이 있습니까?	A. 자주 있음	B. 가끔	C. 없음
4. 식사 중에 사레드는 일이 있습니까?	A. 자주 있음	B. 가끔	C. 없음
5. 차를 마시는 때에 사레드는 일이 있습니까?	A. 자주 있음	B. 가끔	C. 없음
6. 식사 중이나 식후, 그 밖의 시간에도 목안에 가래가 끓는 것 같은 느낌이 있습니까?	A. 자주 있음	B. 가끔	C. 없음
7. 목 안에 음식물이 남아 있는 느낌이 있습니까?	A. 자주 있음	B. 가끔	C. 없음
8. 먹는 일이 오래 걸리게 되었습니까?	A. 대단히	B. 조금	C. 없음
9. 단단한 것을 먹기 힘들어졌습니까?	A. 대단히 힘들다	B. 조금 힘들다	C. 없음
10. 입에서 음식물이 흘러내리는 일이 있습니까?	A. 자주 있음	B. 가끔	C. 없음
11. 입 안에 음식물이 남아 있는 경우가 있습니까?	A. 자주 있음	B. 가끔	C. 없음
12. 음식물이나 신물이 위로부터 목으로 올라오는 일이 있습니까?	A. 자주 있음	B. 가끔	C. 없음
13. 가슴에 먹은 것이 남아있거나, 막히는 것 같은 느낌이 있습니까?	A. 자주 있음	B. 가끔	C. 없음
14. 밤에 기침 때문에 잠을 못 자거나, 자다가 깨는 경우가 있습니까?	A. 자주 있음	B. 가끔	C. 없음
15. 목소리가 쉬었습니까? (그르렁거리는 목소리, 쉰 목소리 등)	A. 대단히	B. 조금	C. 없음

Note 3-1 **사레[5] 들림과 기침**

사레가 든다는 것은 삼킬 때 일어나는 기침을 의미한다. 필자가 아는 한에서는 영어에서 사레들리는 것과 기침은 구별되지 않는다. 또, 일본어사전에서 '사레들리다(むせる)'라는 동사는 사용되지만 '사레(むせ)'라는 명사 형태로는 사용되지 않는 것 같다. 일본재활의학회 용어집 편찬 과정에서 각 학회의 의견을 수렴한 적이 있는데, 이 때 일본섭식연하재활학회의 의료검토위원회에서 '사레가 없는 흡인(むせのない誤嚥)'이라는 표현이('사레'를 명사처럼 사용했기 때문에) 문법적으로 올바른 것인지 논란이 된 적이 있다. 그 때는 최종적으로 '사레들리지 않는 흡인'이라는 동사형태의 용어를 채택했다. 그러나 언어는 살아있어서 계속 변화되는 존재이며, 본서에서와 마찬가지로 의료현장에서는 '사레(むせ)'가 명사의 형태로 널리 사용되고 있다. (후지시마 이치로)

2. 문진

문진은 의료의 기본이다. '환자에게 이야기를 듣는' 것은 지극히 중요하다. '언제부터', '어떻게', '어떤 시간에(무엇을 할 때에)', '변동되는가', '악화되었는가', '다른 증상은 없는가' 등 필자는 문진을 통해서 원인 질환이나 병변의 부위를 상당부분 추정할 수 있다고 생각한다. 이야기를 들음으로써 치료의 효과도 정확하게 평가할 수 있고, 환자의 만족도를 향상시키고 신뢰 관계도 구축할 수 있다. 환자에게서 중요한 이야기를 이끌어낼 수 있는 사람이야말로 뛰어난 치료자다. "어떤 문제로 오셨습니까?", "어디가 문제인가요?"와 같이 열린 질문으로 환자의 마음을 열고, "사레가 드시는군요", "가슴에 음식이 걸리는군요"와 같이 환자가 호소하는 증상을 반복해서 이야기해 줌으로써 공감을 불러일으킬 수 있다. 또한, 중요한 포인트를 놓치지 않기 위해서는 "식사할 때 전반부와 후반부를 비교하면 어떻습니까" 등과 같이 좁은 목표를 가진 닫힌 질문도 필요하다.

문진 과정에서는 병력을 파악하는 것도 중요하다. 연하장애와 관련된 중요한 병력을 [표 3-2]에 정리하였다. 병력 중에는 뇌졸중과 폐렴에 대해서 파악하는 것을 잊지 말아야 한다.

효율적으로 문진을 하기 위해서 필자 등이 사용하고 있는 질문지를

1) 국어에서는 '사레'가 명사로 사용된다(역주).

[표 3-3]에 정리하였다(오쿠마 등, 2002). 총 15개 문항으로 되어 있고 폐렴의 병력, 영양상태, 인두기, 구강기, 식도기, 성문방어 기능 등이 반영되도록 구성되어 있다. 답변은 A : 심각한 증상 또는 빈도가 잦음, B : 가벼운 증상, 빈도가 낮음, C : 증상 없음 으로 구분하고 있다. A는 실제로 일상생활에 지장이 있는 정도로, B는 우려되는 정도의 기준으로 문진을 진행한다. 이 질문지에서는 하나라도 A를 선택한 항목이 있다면 "연하장애 있음"으로 판정하고, B를 선택한 항목이 다수 있을 때에는 "연하장애가 의심됨" 또는 "임상적으로 문제가 되지 않는 수준"이라고 판정한다. 신뢰성(Cronbach's alpha)은 0.8473, 특이도는 90.1%, 민감도는 92%이고, 연하장애의 스크리닝, 경과 관찰이나 치료의 효과를 평가할 때에도 사용할 수 있다. 바쁜 외래나 일손이 부족한 시설 등에서 섭식연하장애에 대해 선별검사를 해야 하는 경우에 큰 도움을 받을 수 있다.

3. 신체 소견

신체 검사 소견으로는 탈수 및 영양장애의 징후를 놓쳐선 안된다. 기침이나 목소리의 변화가 있거나 기력이 떨어지는 등 조금이라도 폐렴이 의심된다면 흉부 X선 검사나 혈액검사를 시행해야 한다. 또한 구강기능이 나쁘면 구강 안이 오염된다. 의치(틀니)가 있다면 틀니의 안쪽면을 포함하여 구강위생 상태를 반드시 확인해야 한다. 구강 위생 관리를 하면 흡인성 폐렴을 예방할 수 있다는 보고가 증가하고 있어, 치료방침을 결정하는 경우에도 유용한 정보가 된다. 신체검사 소견, 일반적인 임상검사, 신경학적 소견의 중요점을 [표 3-4]부터 [표 3-6]까지 정리하였다.

신경학적 소견은 매우 중요하다. 치매의 유무 및 호흡 조절은 섭식연하훈련 성공을 좌우하기 때문에 특히 주의해서 평가해야 한다. 더욱이 구역반사(gag reflex)의 유무와 연하기능의 관계가 가끔 문제가 된다. 일반적으로 구역 반사는 건강한 사람에게서도 없거나 항진(특히 젊은 여성에서)되어 있는 경우가 있다. 구역반사가 있으면 흡인이 없다거나, 구역반사가 나타나지 않으면 연하기능이 나쁘다거나 하는 일정한 관계는 없다. 단지 구역반사가 보이지 않다가 다시 나타나기 시작했다는 등의 변화에는 주의해야 할 것이다 [Note 3–2]. 일상생활동작(ADL)의 자립도는 연하장애와 밀접한 관계가 있다. 예외도 있지만 일반적으로 보행능력(오쿠마 등, 1997)이나 ADL자립도가 높을수록 연하기능도 높고 흡인성 폐렴의 위험도 적다. 수의적인 기침이 되는지 여부도 연하훈련을 진행함에 있어서 중요한 요소이다(카미츠 등, 2000). 또한 더 상세한 내용에 관하여는 참고문헌(후지시마, 2017)을 참고해 주기 바란다.

Note 3-2 구역(gag)반사에 관하여

구역(gag)이란 메슥거리고 토할 것 같은 느낌을 표현하는 말이다. 불쾌한 냄새 때문에 메스꺼울 때도 사용된다. 의학적으로는 인두부 등을 자극하였을 때 일어나는 이상 감각에 수반하여 생기는 반사적인 운동을 구역(gag)이라고 하며, 정확히는 구역반사(gag reflex)를 지칭한다. 구역반사는 최토반사(催吐反射) 또는 인두반사로도 번역된다. 인두반사(pharyngeal reflex)는 본래 인두의 점막을 자극할 때 연구개가 위로 올라가고 인두가 수축하는 반응을 가리킨다. 이런 반응이 강한 경우는 최토반사 또는 교액반사가 된다. 인두반사와 최토반사는 거의 같은 의미로 사용된다. 요약하면 구역반사(gag reflex)는 최토반사로도 불리며 강한 인두반사와도 같은 의미로 사용되고, 인두 점막을 자극할 때 반사적으로 인두가 수축하고 연구개가 위로 올라가며, 혀가 뒤쪽으로 이동하는 움직임이 생기는 것이다.

구토와의 관계에 대해서 말하자면 인두를 자극하여 실제로 구토가 생기면 '구토반사'가 되겠지만, 메스꺼움만 발생한다면 '구역반사 또는 최토반사'라고 불러야 할 것이다. 구토는 연수에 존재하는 구토 중추가 흥분되어 발생하는 것으로 인두의 자극뿐만 아니라 시각 자극이나 전정 자극에 의해서도 일어나며 소화관, 뇌압 상승 등 다양한 원인에 의해서 일어날 수 있다.

관찰하고자 하는 것이 주로 운동기능인지(교액반사) 아니면 감각을 의식하는 것인지(구역반사 또는 최토반사), 반사가 일어나는 부위를 명시하고자 하는 것인지(예 : 인두반사), 실제 반응을 관찰하는 것인지(예 : 구역반사, 구토반사) 등 주안점을 머리 속에 정리해 두어야 한다. (후지시마 이치로)

참고문헌

• 후지시마 이치로, 뇌졸중의 섭식연하장애, 제 3 판, 2017, 의치약출판사, p.11

표 3-4 신체소견

- 영양상태, 탈수
- 호흡상태(분당 호흡수, 기침, 가래, 청진 소견)
- 발열
- 순환기 상태(혈압, 심박수 및 그 변화)
- 소화기 상태(식사 및 수분섭취, 설사, 변비)
- 구강, 인두점막의 상태(오염, 건조, 궤양, 염증 등), 입냄새
- 치아(의치의 유무와 적합도, 충치), 잇몸(붓기, 출혈 등)

표 3-5 일반적인 임상검사

- 흉부 X선, 심전도
- CT, MRI
- CRP, ESR
- 백혈구수, 분획(differential count)
- 빈혈 여부, 혈청 철(iron)
- 저알부민혈증 여부

표 3-6 신경학적 소견

의식과 인지
• 의식수준 • 고차뇌기능 : 치매, 실어증, 실인(失認, agnosia), 실행(失行, apraxia), 주의력장애, 보속증 등
뇌신경 및 기타
• 삼차신경 : 교근(masseter), 구강, 혀(앞 2/3)의 감각 • 안면신경 : 구순(입술)의 운동, 미각(혀의 앞 2/3) • 설인(舌咽)신경, 미주신경 : 인두, 연구개의 운동, 후두거상(挙上), 발성, 미각(혀의 뒤 1/3), 인두의 감각 • 설하신경 : 혀의 운동 • 구음장애, 음성의 변화 • 구강, 인두의 반사 : 이상반사(하악반사, 먹이찾기(rooting) 반사, 빨기 또는 흡철(吸啜, sucking)반사 등) • 구역반사(gag reflex), 구개반사 • 경부, 체간의 관절가동범위와 움직임의 제한(마비, 실조) • 호흡의 조절(숨 참기, 수의적인 기침) • 마비(편마비, 양측편마비), 실조, 불수의운동 • 감각장애 • 근력, 근위축, 자세

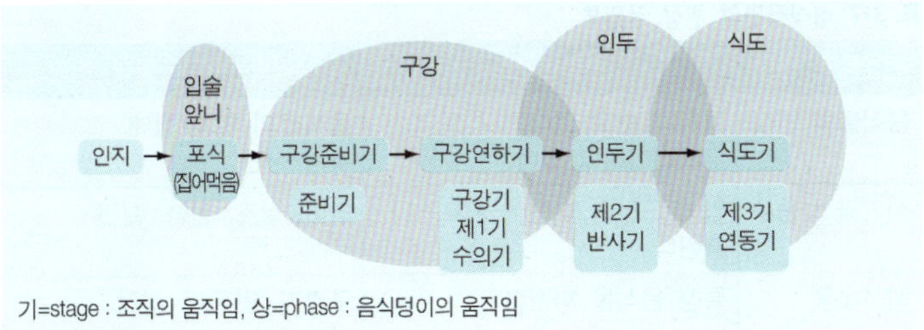

그림 3-2 연하의 stage(기와 상의 관계는 그림 1-1 연하의 단계(p.3) 참조)

4. 섭식장면의 관찰

섭식연하장애의 평가에 있어서 실제로 식사하는 장면을 관찰하는 것이 대단히 중요하다. 환자나 가족에게서 얻는 정보와 실제가 전혀 다른 경우도 많다. 자주 볼 수 있는 이상은 한번에 입에 넣는 음식의 양이 너무 많거나 식사 속도가 극단적으로 빨라서, 이것이 사레가 드는 원인이 되는 증례들이다. 섭식장면은 [그림 3-2]의 흐름에 따라 관찰하면 된다. [표 3-7]에 요점을 정리하였는데, [표 3-2]와 함께 종합해서 참고하기 바란다. 문제가 관찰되었을 때, 그 자리에서 간단한 교육을 시행하는 것만으로 해결되는 경우도 있다.

Ⅱ. 선별검사, 정밀검사, 모니터링

[표 3-8]에 주된 선별검사, 정밀검사 및 모니터링 방법을 정리하였다. 연하 촉진법(만져서 진단하는 법)은 권말에 실은 부록을 참조해 주길 바란다.

간편한 선별검사로서 일본에서는 30ml의 물마시기 검사(쿠보타 등, 1982)와 3ml를 사용하는 수정 물마시기검사(사이토, 1998)가 널리 알려져 있다. 이는 실제로 물을 삼킬 수 있는지, 흡인을 검출할 수 있는지가 중요한 점이다. 서양에서는 물의 양이 달라서 3온스(약 90ml)정

표 3-7 섭식장면의 관찰 포인트

관찰항목, 증상	관찰포인트	생각되는 주된 병태, 장애
음식물의 인식	멍하니 보고 있다, 두리번거리고 있다	음식물의 인지 장애, 주의 산만
식기의 사용	입에 도달하기 전에 지르거나 흘린다	마비, 실조, 실행, 실인
식사내용	특정 음식을 피한다	구강기, 인두기, 미각, 타액분비저하, 구강내 질환
한 입에 넣는 음식의 양	한입에 넣는 음식의 양이 극단으로 많다	버릇, 습관, 구강내의 감각저하
입에서 흘러내림	흘러서 정확하게 입으로 넣지 못한다	집어먹기 장애, 입술이나 볼의 근육 마비
저작	하악의 상하운동만 있고 회전 운동은 보이지 않는다. 단단한 음식을 잘 못 씹는다	교근의 장애 충치 의치, 부정교합, 치주병 등
연하반사가 일어나기까지	장시간 입에 담아두고, 힘들게 삼키고 있다. 위를 보면서 삼킨다	구강기, 인두기 내려보내기 장애
사레듦	특정의 식품(국물 등)에 사레가 든다. 식사 초반에 사레든다. 식사 후반에 사레든다	흡인, 인두잔류 흡인, 부주의함, 경직의 증가 흡인, 인두잔류, 피로 근력 저하, 위식도 역류
기침	식사중, 식사후에 기침이 난다	흡인, 인두잔류, 위식도 역류
소리	식사중, 식후에 목소리가 변한다	흡인, 인두잔류
식사시간, 섭식의 페이스	한번 식사에 30~40분 이상 걸린다 극단적으로 빠르거나, 입에 음식이 가득하다	인지장애, 먹기 장애, 넘기기 장애 등
식욕	먹는 도중부터 식욕이 없어지다	인지장애, 흡인, 인두잔류, 체력저하
피로	식사의 도중부터 기운이 없다. 피로하다	흡인, 인두잔류, 체력저하

도로 검사가 이루어지고 있다. 물마시기 검사는 간편하게 할 수 있어 편리하지만 민감도(sensitivity)와 특이도(specificity) 두 가지를 모두 높이는 것은 매우 어렵다(Nishiwaki 등, 2005; Daniels 등, 2008).

경부청진법(타카하시, 1998; 토하라 등, 2002; 타카하시, 2002; Shaw 등, 2004)도 선별검사로서 널리 시행되고 있다. 흡인을 검출할 수 있기 때문에 임상적으로 물마시기 검사와 함께 시행하면 유용하다. 연하음 및 호흡음 변화 등의 음향특성을 평가하는 것에 매우 유용하고, Ryu 등(2004)은 흡인 및 후두침입에 대해서 민감도와 특이도 각각 0.91/0.98이라는 뛰어난 성적을 보고한 바 있다. 이와 같이 선별검사는 단독으로 실시할 때보다는 다른 신체 소견과 함께 종합적으로 판단할 때 그 유용성이 높아진다(Ryu 등, 2004; Lim 등, 2001). 기타 선별검사로는 음식물 검사(Nishiwaki 등, 2005)와 반복침삼키기검사(repeated saliva swallow test, RSST)(코쿠니가마에 등, 2000a; 코쿠니가마에 등, 2000b)가 있다.

Hinchey 등(2005)은 급성기병원에서 뇌졸중 환자에게 시행되고 있는 선별검사를 조사하였는데, 선별검사의 유형에 관계없이 정규 연하장애 선별검사를 실시하고 있는 병원에서는 뇌졸중 후 폐렴 발병률이 2.4%이며, 그렇지 않은 시설의 5.4%보다 유의하게 낮았다. 뇌졸중에서는 중증도와 상관없이 정해진 프로토콜에 따라서 모든 환자에게 선별검사를 시행하는 것이 의미가 있다.

연하장애의 임상평가로서는 만연하능력평가(Mann Assessment of Swallowing Ability, MASA)가 뛰어나다(Mann, 2002). 이는 심리측정적인 요건을 충족하고, 신뢰성과 타당성이 뛰어난 것으로 보고된 임상평가법이다. 아래의 24개 항목에 대해서 평가한다. 각성(alertness), 협력(cooperation), 언어이해(auditory comprehension), 호흡(respiration), 삼킨 후의 호흡수(respiration rate after swallow), 실어증(aphasia), 실행증(apraxia), 구음장애(dysarthria), 침흘림(saliva management), 입술폐쇄력(lip seal), 혀운동(tongue movement), 혀의 근력(tongue strength), 혀의 협조운동(tongue coordination), 구강에서의 식괴형성(oral preparation), 인

표 3-8 **주된 연하검사(선별검사, 모니터)**

명칭	방법
1. 반복 침삼키기 검사(RSST)(오구치 등, 2000a; 오구치 등, 2000b; 정 등, 1999)	구강 안을 적신 뒤에 30초 동안 침을 삼키는 것을 반복한다
2. 물마시기 검사	원저에는 30ml의 물을 한번에 삼키는 것으로 되어 있으나, 먼저 2~3ml를 사용해서 연하 양상을 보고 안전을 확인한 후에 30ml를 시행하는 것이 좋다
3. 수정 물마시기 검사(modified water swallow test; MWST)(사이토, 2002)	차가운 물 3ml를 삼키도록 한다
4. 음식물 검사(사이토, 2002)	1티스푼(3~4g) 분량의 푸딩을 삼키게 한다. 추가로 침을 삼키도록 지시하고 30초간 관찰한다 ※ 다른 방법으로는 푸딩 1컵을 '몇 술로', '몇 초만에' 먹는지 측정하는 방법이 있다. 이는 섭식능력검사로서 이용할 수 있다. 오른쪽 페이지에 있는 판정법과는 전혀 다르므로 유의할 것

판정	의의
30초 동안 2회 이하는 비정상	수의적인 연하의 반복능력을 본다. 흡인의 위험과 상관관계가 있다. 안전한 선별검사
5초 이내에 사레들지 않고 삼킬 수 있으면 정상이며, 이외는 연하장애가 의심되거나 정상이 아니다. 동작 전체를 관찰한다	입에 넣음, 내려보냄, 흡인의 유무 등. 선별검사로 사용되고 있다
판정불능 : 입에서 나옴, 무반응 1 a : 연하 없고, 사레들지 않고, 젖고 쉰 목소리 또는 호흡변화 있음 b : 연하 없음, 사레듦 있음 2 : 연하 있고, 사레듦 없음. 호흡변화 있음 3 a : 연하 있고, 사레들지 않고, 젖고 쉰 목소리 있음 b : 연하 있고, 사레듦 있음 4 : 연하 있고 사레듦 없음. 호흡변화, 젖고 쉰 목소리 없음 5 : 4에 더하여 추가 연하운동을 30초 이내에 2회 가능	30ml의 물마시기 검사를 하다가 흡인 때문에 매우 위험했던 사례가 있어서 개발되었다
판정불능(입에서 나오거나, 반응없음) 1 a : 연하 없고, 사레듦 없고, 젖고 쉰 목소리 또는 호흡변화 있음 b : 연하 없음, 사레듦 있음 2 : 연하 있고, 사레듦 없고, 호흡변화 있음 3 a : 연하 있고, 사레듦 없고, 젖고 쉰 목소리 있음 b : 연하 있고, 사레듦 있고, 젖고 쉰 목소리 있음 c : 연하 있고, 사레듦 없고, 젖고 쉰 목소리 없고, 호흡변화 없고, 구강내 잔여물 있음 4 : 연하 있고 사레듦 없고, 젖고 쉰 목소리 없고, 구강내 잔여물 있고, 추가연하로서 잔여물 소실 5 : 연하 있고, 사레듦 없고, 쉰 목소리나 호흡변화 없고, 구강내 잔여물 없음	물마시기 검사에 비해서 삼키기 쉬운 푸딩을 사용한 검사다. 수정 물마시기 검사와 함께 개발되었다

(계속)

명칭	방법
5. 산소포화도 측정	섭식장면에서 모니터하는 목적으로 사용한다.
6. 경부청진법	일반 청진 마이크, 가속도계 등으로 기록, 음향특성 분석
7. 연하유발 검사(연하반사 검사)	비강에서 좁은(8Fr 이하) 튜브로 중인두에 물을 소량 주입하여, 연하반사가 일어나기까지의 시간을 측정
8. 인두이중조영 (이나기 등, 1998)	황산 바륨(140~160%)를 한입(15~20ml)삼키게 한 뒤 3회 빈 연하를 시키고, 숨을 멈추고(발살바 법) 인두의 정면상을 촬영
9. 연하전후 X선 촬영 (사이토, 2002)	50% 바륨액을 삼키도록 하고, 그 전후에 단순X선을 촬영하고 흡인 및 잔류를 관찰한다
10. 착색검사(blue dye test)	기관절개술을 받은 환자에게, 구강에 메틸렌블루 또는 트리판 블루 등의 색소를 넣어 절개술을 받은 부위로 새는지를 관찰한다. 위(胃)에 주입하여 역류를 보는 방법도 있다

(계속)

판정	의의
90%이하 또는 초기치보다 1분간 평균 3% 이상 저하되면 섭식 중지	흡인의 유무 등과 관계있다. 90%는 동맥혈산소분압이 약 60mmHg에 불과함
연하 전후의 들숨 소리, 연하음의 연장 방법에 따라 다르다. 아직 확립되지 않음	흡인, 인두잔류 의심 흡인, 인두잔류, 병태생리에 대한 해석
상온의 증류수 0.4ml*주입한 뒤 연하반사까지의 평균 잠시(latency) 1.7+−0.7초. 3초 이상은 비정상(주입량, 온도 등 조건에 따라 변화)	인두의 감각입력−운동출력을 구강기능의 영향(bias)을 제거하고 평가한다. 임상적으로는 야간의 불현성흡인에 의한 폐렴의 발생을 예측할 목적으로 시행한다. 흡인성 폐렴군에서 잠시(latency)가 유의하게 지연되어 있다
A' : 바륨이 인두벽에 연속적으로 부착되어 구조를 잘 알 수 있다 A : 바륨이 인두벽에 연속적으로 부착된다 B : 불연속적으로 부착된다 C : 깨끗하게 되어 잔류 없다 A'와 A는 비정상으로 판단한다	인두잔류를 보는데는 대단히 편리한 검사. 인두와 식도를 동시에 촬영하여, 식도의 잔류도 같은 판정기준으로 판단할 수 있다
앉은 자세에서 단순측면 X선 사진촬영, 50% 바륨액 4ml을 연하 후에 촬영하여 비교한다. 흡인되어도 10초 이내에 기침이 없는 경우를 무증상흡인(silent aspiration)이라고 판정한다. 간편하게 흡인이나 잔여물 유무 판정 가능, 구강, 인두, 식도 상부를 촬영범위에 넣으면 넓게 병태생리를 파악할 수 있다	간편하게 흡인이나 잔류유무 판정 가능 구강, 인두, 식도 상부를 촬영범위에 넣으면 넓게 병태가 파악된다
2~3분 이내에 절개술 받은 부위(tracheostoma)에서 색소가 나오면 비정상	흡인을 간편하게 검출

* : 0.4ml는 순천당대학의 방법(테라모토 등, 1999). 동북대학 방식은 1ml를 주입, 흡인성 폐렴 환자에게는 5초 이상으로 잠시(latency)가 지연되어 있다고 한다(Nakajoh 등, 2000).

두반사(gag reflex), 연구개운동(palatal movement), 식괴클리어런스(bolus clearance), 구강에서의 송출(oral transit), 기침반사(cough reflex), 수의적 기침(voluntary cough), 발성(voice), 기관절개(tracheostomy), 인두상(pharyngeal phase), 인두반응(pharyngeal response)이다. 이것만 보면 상당히 복잡해 보이지만, 각각은 3단계에서 5단계로 나누어져 있으며, 각 항목의 점수를 합계하여 기준치와 비교함으로써 연하장애와 흡인의 중증도를 판정할 수 있다. 또한 간략화된 수정 MASA는 5분 정도의 단시간에 실시할 수 있는 뛰어난 선별검사법으로서 주목받고 있다(Antonios, 2010).

KT 밸런스차트도 우수한 임상평가 도구이다(제 7장 참조).

(후지시마 이치로)

참고문헌

- 稲木匠子, 森　敏裕, 丘村ひろし : 咽頭二重造影法の検討. 耳鼻. 1988, 34 : 114-116.
- 小口和代, 才藤栄一, 水野雅康 · 他 : 機能的嚥下障害スクリーニングテスト「反復唾液のみテスト」(the Repetitive Saliva Swallowing Test : RSST)の検討(1)正常値の検討. リハ医学. 2000a. 37 : 375-382.
- 小口和代, 才藤栄一, 馬場　尊 · 他 : 機能的嚥下障害スクリーニングテスト「反復唾液のみテスト」(the Repetitive Saliva Swallowing Test : RSST)の検討(2)妥当性の検討. リハ医学. 2000b, 37 : 383-388
- 窪田俊夫, 三島博信, 花田　実 · 他 : 脳血管障害における麻痺性嚥下障害―スクリーニングテストとその臨床応用について. 総合リハ. 1982, 10(2) : 271-276.
- 才藤栄一 : 平成13年度厚生科学研究補助金(長寿科学研究事業), 「摂食 · 嚥下障害の治療 · 対応に関する統合的研究」総括研究報告書. 2002, pp1-17.
- 才藤栄一 : 摂食 · 嚥下障害の臨床的重症度分類と改訂水飲みテスト · 食物テストとの関連. 平成13 年度厚生科学研究補助金(長寿科学総合研究事業)摂食 · 嚥下障害の治療 · 対応に関する統合的研究(H11-長寿-035)平成13年度厚生科学研究補助金研究報告書. 1998, pp133-147.
- 高橋浩二(企画 · 監修) : ビデオ 頸部聴診法による嚥下障害の診断法. 2002, 医歯薬出版.
- 高橋浩二 : 頸部聴診法[千野直一, 金子芳洋(監修) : 摂食 · 嚥下リハビリテーション]. 1998, 医歯薬出版, pp171-175.
- 鄭　漢忠, 高　律子, 上野尚雄 · 他 : 反復唾液嚥下テストは施設入所高齢者の摂食 · 嚥下障害をスクリーニングできるか?　日摂食嚥下リハ会誌. 1999, 3(1) : 29-33.

- 寺本信嗣, 松瀬　健, 松井弘稔·他 : 嚥下スクリーニングとしての簡易嚥下誘発試験の有用性. 日呼吸会誌. 1999, 37 : 466-470.
- 戸原　玄, 才藤栄一, 馬場　尊·他 : Videofluorographyを用いない摂食·嚥下障害フローチャート. 日摂食嚥下リハ会誌. 2002, 6(2) : 196-206.
- 藤島一郎, 谷口　洋 : 脳卒中の摂食嚥下障害　第3 版. 2017, 医歯薬出版.
- Antonios N, Carnaby-Mann G, Crary M, et al : Analysis of a physician tool for evaluating dysphagia on an inpatient stroke unit : the modified Mann Assessment of Swallowing Ability. *J Stroke Cerebrovasc Dis*. 2010, 19(1) : 49-57.
- Daniels SK, Huckabee M : Dysphagia Following Stroke. 2008, Plural Publishing, pp93-107.
- Hinchey JA, Shephard T, Furie K, et al : Formal dysphagia screening protocols prevent pneumonia. *Stroke*. 2005, 36(9) : 1972-1976.
- Lim SH, Lieu PK, Phua SY, et al : Accuracy of bedside clinical methods compared with fiberoptic endoscopic examination of swallowing(FEES) in determining the risk of aspiration in acute stroke patients. *Dysphagia*. 2001, 16(1) : 1-6.
- Mann G : The Mann Assessment of Swallowing Ability. 2002, Delmar Cengage Learning.
- Nakajoh K, Nakagawa T, Sekizawa K, et al : Relation between incidence of pneumonia and protective reflexes in post stroke patients with oral or tube feeding. *J Intern Med*. 2000, 247 : 39-42.
- Nishiwaki K, Tsuji T, Liu M, et al : Identification of a simple screening tool for dysphagia in patients with stroke using factor analysis of multiple dysphagia variables. *J Rehabil Med*. 2005, 37(4) : 247-251.
- Ryu JS, Park SR, Choi KH : Prediction of laryngeal aspiration using voice analysis. *Am J Phys Med Rehabil*. 2004, 83(10) : 753-757.
- Shaw JL, Sharpe S, Dyson SE, et al : Bronchial auscultation: an effective adjunct to speech and language therapy bedside assessment when detecting dysphagia and aspiration? *Dysphagia*. 2004, 19(4) : 211-218.

Ⅲ. 비디오투시연하검사(VFS)

1. 명칭과 목적

비디오투시연하검사는 X선 투시 아래 조영제가 들어간 검사식을 삼키고, 구강, 인두, 후두, 식도의 움직임, 음식덩이의 움직임을 평가하는 검사이다 [그림 3-3]. 명칭은 일반적으로 비디오투시연하검사(videofluoroscopic examination of swallowing) 또는 VFS 등으로 불린다[2]. 섭식연하장애의 상세한 진단을 할 수 있는 정밀검사로 연하내시경검사(뒤에서 기술)와 함께 표준적인 검사로 인정받고 있다. VFS 검사의 목적은 연하장애의 병태생리 파악, 치료법, 보상법(자세, 식품)이나 안전한 섭식조건(best swallow나 worst swallow)의 검토, 치료효과 평가 등을 들 수 있다. VFS를 처음 시행할 때는 사전에 선별검사 설문지, 식사 장면 관찰 등을 통해서 검사의 목적을 명확히 한 후에 실시하는 것이 바람직하다. 어디가 나쁜지를 파악하는 '진단적 검사'와, 어떻게 하면 흡인이나 잔류 없이 안전하고 효율적으로 삼킬 수 있는지를 찾는 '치료적 검사'라는 두가지 관점을 유지하면서 검사하는 것이 중요하다.

2. 적용과 금기

전술한 바와 같이 X선 투시장치를 이용하는 검사이므로 임산부나 방사선피폭이 금기인 환자는 연하내시경검사 등 다른 방법을 검토해야 한다. 또한 병원에 따라 정확한 기준은 조금씩 다르지만 투시검사실 또는 혈관조영실에서 검사를 실시하기 때문에 혈관조영실로 이동할 수 없는 환자나 투시대에 앉을 수 없는 환자, 전신상태가 좋지 않은 환자에게는 실시하지 않는다. 필자는 치매환자 등에게는 불편감을 유발할 수 있는 연하내시경검사가 아니라 VFS를 우선 고려한다. 또한 식도기

2) 일본에서는 연하조영검사 또는 연하조영술이라고 부르며, 영문 약어로는 "VF"를 가장 흔히 사용한다. 하지만 국내에서는 VFS 또는 VFSS 라는 약어가 주로 사용된다(역주).

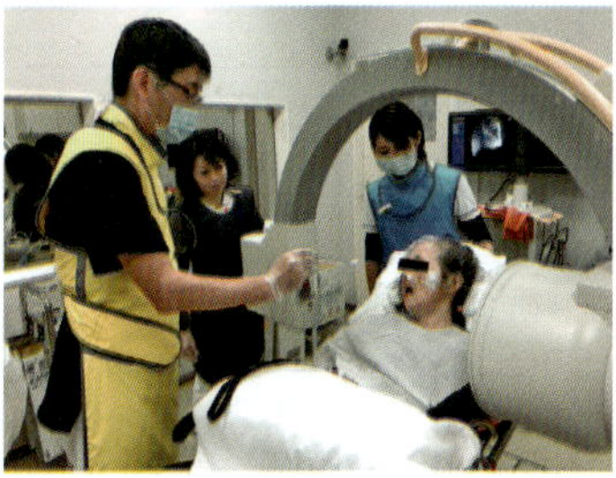

그림 3-3 필자의 병원에서 시행하는 비디오투시연하검사 장치

이상이 의심되는 환자는 구강기부터 인두기, 식도기까지 일련의 평가가 가능한 VFS를 실시한다.

3. 장치

VFS에 특화된 장치는 없기 때문에 범용으로 사용하는 투시장비를 이용하여 VFS가 가능하도록 시스템을 구축할 필요가 있다. VFS에 필요한 대표적 장치로는 X선 투시장치, 비디오 기록장치, 검사용 의자가 있다 [Note 3-3]. 투시 장치로는 구강, 인두, 후두가 같이 촬영되도록 촬영 범위가 비교적 넓은 장치가 좋다. 또 다양한 자세, 방향으로 촬영할 수 있어야 한다. 일반적으로는 소화관 조영에서 사용하는 X선 투시기를 사용하는 시설이 많다. 또, 촬영한 화상을 음성까지 포함하여 동영상으로 기록해야 하는데, 투시 장치에 녹화기능이 기본으로 탑재된 장치는 드물다. 투시 장치에 출력단자가 있는지 확인하고, 있다면 시판하는 HDD레코더 등의 녹화 장치를 연결한다. 또 검사 중에는 측면상과 전후면상을 촬영하기도 하고 뒤로 기댄(리클라이닝, reclining) 자세나 고개 돌리고 삼키기 등의 자세를 조정할 수 있는 것이 바람직하다. 투시장치에 연결되어 있는 촬영대만으로는 이렇게 자세를 조정하기 어려운 경우가 많다. 가능하다면 투시 장치 안에서 촬영할 수 있는 리클라이닝 기능을 갖춘 의자를 검사용으로 갖추어 두는 것이 좋다. 필자의 병원에서는 비디오투시연하검사 전용 촬영실이

Note 3-3 VFS검사용 의자[3)]

> VFS를 시행할 때 흔히 검사용 의자가 사용된다. 시판되고 있는 VFS용 의자로는 다음과 같은 것들이 있다.
> - 컴퍼VFX®(타카노주식회사. http://www.takano-hw.com/heartworks/products/stretcher/convfx./)
> - VF검사용의자 VF-IG-3®(토메이브레이스주식회사. http://www.tomeibrace.co.jp)
> - VF 체어 TK-6®(토모미공방. http://tomomi-k.com/index.php?page_id=22)
>
> 의자로서는 리클라이닝 기능이 있는 등받이, 길이와 각도를 조절할 수 있는 다리받침, 방향전환 기능을 갖춘 의자가 바람직하며, 승차감이 좋은 간병용 리클라이닝 휠체어가 사용되기도 한다. 그러나 VFS용 의자를 선택하는 것은 X선 투시장치의 기능에 의해서 좌우되며, 피사체와 X선관의 위치조정을 고려할 필요가 있다. (후지시마 이치로)

있으며, X선 투시장치로는 외과용 C-arm을 사용하고 있다 [그림 3-3]. C-arm의 장점은 별도의 촬영대가 없어서 투시 장치 사이가 비어 있기 때문에 검사용 의자와 조합하여 자세를 변경하거나 X선 사진 촬영 각도 등을 조정하는데 좀 더 자유롭다. 또 전자차트를 도입할 때 의료용 영상 지원시스템 OPELIO를 도입하여 원내 네트워크의 모든 단말기에서 검사영상을 열람할 수 있으며, 컨퍼런스는 물론 환자 및 가족에게 결과를 설명하거나 교육할 때에도 활용하고 있다.

4. 방법

검사전 준비

최대한 빨리 유용한 정보를 얻기 위해서는 사전 준비가 필수적이다.

1) 검사식

조영제는 본 병원에서는 황산바륨을 사용하고 있다(비이온계 수용성 조영제는 비싸고 보험적용이 되지 않아서 사용하지 않음). 검사식으로는 젤라틴 젤리, 한천 젤리(으깨어서 사용, 쌀밥에 대응하는 모의식품), 걸쭉한 물(4단계 : 퓨레상, 일본연하장애학회 분류 2013 : 진한 걸쭉함, 중간 걸쭉함, 묽은 걸쭉함), 쿠키, 찐빵(저작, 음식덩이 형성을 평가), 40% 희석 황산바

3) 국내에서는 아직 시판중인 VFS 전용의자가 없다(역주).

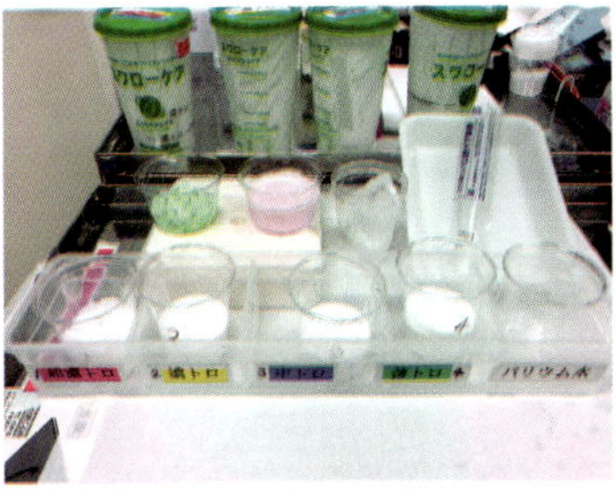

그림 3-4 필자의 병원에서 사용하는 검사식

륨액 등을 검사시 언제든 사용할 수 있도록 준비해 둔다 [그림 3-4].

2) 물품

비닐장갑, 숟가락, 흡인기, 산소포화도 측정기, 구급카트 등. 그 외 빨대, 청진기, 벌룬카테터(12~18r), 경비위관(8~10r), 주석산 네블라이저 등을 적절히 준비한다.

3) 의식상태, 전신상태의 관찰

검사가 원활할 수 있도록 의식장애, 수면 경향, 발열 등의 전신상태가 불량할 때는 검사 하지 않는다.

4) 구강케어

구강 및 인두가 건조하거나 오염된 상태에서는 좋은 검사결과를 얻을 수 없을 뿐 아니라 흡인이 될 경우 폐렴의 위험으로 이어지기 때문에 가능한 한 검사 전에 구강케어를 실시한다. 검사 전에 연하내시경 검사 등으로 인두 내의 상황도 관찰하는 것이 바람직하다.

5) 경비위관

굵은 지름의 경비위관(12Fr이상)이 삽입되어 있으면 연하기능에 영향을 미치므로 가능하면 약 8Fr정도로 지름이 가는 튜브로 변경하거나, 검사 때는 튜브를 빼고 시행하는 것도 고려한다.

6) 기관 캐뉼러

커프가 있는 기관 캐뉼러를 장착한 환자는 커프의 압력이 연하기능에 영향을 미칠 가능성이 있어서 커프의 공기를 빼고 스피치 밸브를 장착하거나 리테이너 캐뉼러로 변경하여 검사하는 것을 고려한다.

7) 의치

의치를 사용하는 환자는 사전에 장착상태 및 적합한지 여부를 관찰하고, 장착할 경우에는 사전에 적합하도록 조정을 해야 하는지를 검토한다.

8) 설명과 동의

검사를 하기 전에 환자 및 가족에게 검사목적, 방법, 위험성 등을 설명하고 동의를 얻는다.

구체적인 방법

1회 검사시간은 환자의 피로감과 피폭량 등을 고려하여 짧은 시간(준비단계를 포함하여 전체 30분)에 끝낼 수 있도록 노력한다. 산소포화도 측정기 등으로 호흡상태를 모니터하면서 실시한다.

1) 촬영법

측면상(lateral view)부터 시작하여 인두잔류, 후두침입, 흡인 유무를 관찰하고, 전후면상(anteroposterior view)으로는 인두통과측, 식도기를 관찰한다.

2) 자세조절

삼키기 쉬운(난이도가 낮은) 자세부터 시작한다. 경구섭취를 손으로 하고 있는 경우에는 식사하는 자세로 검사를 한다. 장기간 경구섭취를 하지 않은 경우는 똑바로 누운 상태(앙와위)에서 30° 머리쪽을 높이고 목을 앞으로 굴곡한 자세부터 시작한다. 검사결과에 따라 단계적으로 30° → 45° → 60° → 90° 순으로 몸통의 각도를 높여본다. 등받이가 뒤로 젖혀질 경우, 베개 등을 이용하여 목부분이 뒤로 젖혀지지(신전되지) 않도록 조정한다.

3) 검사식

흡인의 위험이 낮은 순서대로 검사를 실시한다. 본원에서는 냉각

마사지 후 침삼키기(공연하), ① 젤라틴 슬라이스 통째 삼키기, ② 매우 진하게 걸쭉한 점도(퓨레모양), ③ 진한 점도, ④ 중간 정도의 점도, ⑤ 연한 점도, ⑥ 한천젤리를 으깬 것, ⑦ 쿠키 및 찐빵, ⑧ 물의 순서로 실시한다. 또한 필요에 따라 실제로 먹는 식품(연한 채소 등)에 바륨파우더를 섞어서 사용한다.

4) 재활 치료

흡인 및 후두 침입이나 인두 잔류가 확인된 경우에는 훈련법(제 6장 참조)에 기재되어 있는 재활 방법의 효과 유무를 검토한다.

(1) 흡인, 후두 침입을 줄이는 방법

- 체간, 턱 당기기의 각도 조정, 고개 돌리기 등의 자세조정
- 숨 참고 삼킴
- 음식 형태, 한입량의 조절

(2) 인두 잔류를 줄이거나 제거하는 방법

- 여러 차례 삼킴
- 번갈아 삼키기 또는 교호연하(交互嚥下)
- 턱 당기기, 고개 돌리기

5) 검사중지 기준

다음 중 하나에 해당하는 경우에는 검사를 멈춘다.

- 다량의 흡인
- 기침으로 객출이 안 될 때
- 활력징후나 호흡상태가 변화될 때
- 말초혈중 산소포화도(SpO_2)가 평균 90% 이하로 떨어지거나, 검사 전에 비해서 3% 이상 낮은 상태가 지속될 경우

관찰항목과 치료방침의 결정

평가항목을 [표 3-9]에 나타내었다. 필자의 병원에서 검사는 간호사, 언어치료사 등이 적절히 함께 참석하여 best swallow, worst swallow를 찾고 있으며, 좀 더 안전하게 음식을 섭취할 방법을 결정한다. 검

사 결과나 임상 경과에 근거하여 치료방침과 목표를 설정한다. 이것을 치료팀 안에서 공유하고, 검사를 의뢰한 의사나 가정에서 환자를 돌보는 관련자에게 피드백을 주고, 필요할 때는 다음 번 검사가 필요한 시점 등도 결정한다. (시게마츠 다카시)

표 3-9 비디오투시연하검사의 관찰항목(일본섭식연하재활학회 의료검사위원회, 2014)

검사식의 움직임	해부학적 구조의 이상 및 움직임
입술로부터 새어나옴 저작 상태 식괴(음식덩이) 형성 구강 잔류(전정부, 구강저부, 설배부) 인두로 보내기	형태학적 이상(구강) 입술의 여닫음 아래턱의 움직임 혀의 움직임 설구개폐쇄(lingua-palatal closure)
조기 인두 유입 인두통과 흡인, 후두침입 및 그 양 구강으로 역류 비인강으로 역류 인두잔류*(후두개곡, 조롱박오목) 식도 입구부 통과 * 인두체류 : 연하반사가 일어나지 않고 그대로 남은 경우는 '체류' 또는 '저류'라고 표현한다.	형태적 이상(인두) 설근부의 움직임 비인강 폐쇄 설골의 움직임 후두 거상 후두개의 움직임 후두 폐쇄 인두벽 수축 식도 입구부의 개대
식도잔류 식도내 역류 위식도 역류	형태학적 이상(식도의 구불구불한 사행, 외부로부터의 압박 등) 식도 연동운동 하식도괄약근의 열림

참고문헌

- 日本摂食嚥下リハビリテーション学会医療検討委員会 : 嚥下造影の検査法(詳細版)日本摂食嚥下リハビリテーション学会医療検討委員会2014年度版. 2014.

Note 3-4 VFS용 즉석 젤리

큐피에서 판매하고 있는 '간단젤리재료®'를 사용하면 삼키기에 적합한 젤리를 그 자리에서 만들 수 있다. 원료인 팩틴은 삼키기에 적합한 성질을 가지고 있으며, 미리 조영제가 들어간 젤리를 만들 수 없는 시설에서 VFS를 할 때 도움이 된다.

또 닛신오일리오에서 판매하고 있는 '순식간에 젤리®'는 성분이 덱스트린과 겔화제이며, 필자의 병원에서 사용하고 있는 바리트겐 HD(후시미제약)와 섞으면 간단하게 젤리가 된다. 다른 바륨제품과 섞을 때는 젤리가 잘 형성되지 않을 수도 있다고 하니 시험해 보고 사용하기 바란다.

덧붙여서 탄산수는 젤리로 형성이 되지만 무엇 때문인지 맥주는 젤리가 되지 않는다. 하지만 걸쭉한 맥주는 만들 수 있다(페트병에 넣고 흔들어 섞어서 탄산이 날아가지 않게 하는 것이 요령이다). (후지시마 이치로)

Note 3-5 바륨볼

알긴산칼슘(calcium alginate)을 사용하면 바륨을 작은 알모양으로 만들 수 있다. 아주 작은 인공연어알을 상상하면 비슷하다. 이것을 죽이나 연한 채소 등에 묻히는 것으로 VFS에서 식괴의 움직임을 평가할 수 있다. 필자의 병원에서는 바륨파우더를 음식에 직접 섞는 방법과 함께 사용하고 있다. (후지시마 이치로)

참고문헌

• 木佐俊郎, 岡野一亮, 岩成正恵・他 : 胃排泄試験用「バリウムボール」の改良. 島根医学. 2010, 30(2) : 38-42.

Note 3-6 기침을 유발하는 네블라이저

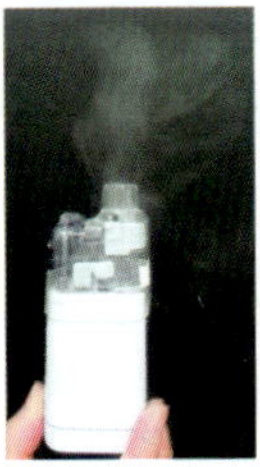

VFS하며 흡인이 관찰되었음에도 불구하고 사레들어 기침을 하지도 않고(silent aspiration), 의도적으로도 기침을 하지 못하는 경우가 있다. 그럴 때 우리 병원에서는 10%의 주석산(tartaric acid) 네블라이저를 사용하여 기침을 유발하도록 하고 있다. 고농도를 이용하여 기침을 유발시키는 것으로 구연산이나 캡사이신도 괜찮다.

2017년 2~4월에 이루어진 176건의 VFS중 무증상흡인이 발생한 67건(38.1%)에 사용되었으며 38건에서 기침을 유도했고 30건(71.4%)에서 흡인물을 효과적으로 각출할 수 있었다. VFS 이외에도 훈련현장에서 사용하여 효과를 거두고 있다.

(후지시마 이치로, 다나카 나오미)

참고문헌

• 藤島一郎, 谷口洋 : 脳卒中の摂食嚥下障害第3版.医歯薬出版, 2017, pp191, 312.

Ⅳ. 연하내시경 검사

연하내시경검사는 비인후경(nasopharyngolaryngoscope)을 사용해서 연하와 관련된 여러 조직 및 식괴의 움직임 등을 관찰하는 방법이다. 비디오테이프에 기록하는 경우에는 비디오내시경검사(vidioendoscopic examination of swallowing : VES)라 부른다. 또한 미국에서는 fiberoscopic endoscopic evaluation of swallowing(FEES)라는 명칭으로 등록되어 있다. 일본에서는 2010년의 진료수가 개정 이후에 '내시경하연하기능검사'라는 명칭으로 정식 보험청구가 가능해졌다.[4] VFS보다 좀 더 간편하고 더 널리 사용된다. 기존의 연하내시경은 주로 인두기연하평가에 한정되었으나, 최근 소화기용 경비 내시경과 하인두 식도내시경을 이용하여 식도기연하장애를 평가하는 방법(transnasal esophagoscopy : TNE)도 보급되고 있다. TNE는 FEES에 비해 지름이 약간 굵고 침습성이 높기 때문에 필요할 경우에만 사용되고 있다.

1. 특징, 목적, 의의

특징

장점 : ① 방사선 피폭이 없고, ② 휴대성이 우수해 병상이나 집에서 검사가 가능하며, ③ 검사식을 준비할 필요가 없어 실제 섭식현장에서 검사할 수 있고, ④ 점막, 타액의 상태를 직접 보면서 관찰이 가능하다는 점 등을 들 수 있다.

단점 : ① 비인두에 이물질(즉 내시경)이 들어간 상태에서 평가하는 것이며, 어느 정도 침습성이 있는 검사, ② 인두기연하가 일어나는 순간은 관찰할 수 없음, ③ 구강기의 평가는 구강처리 후의 식괴를 통해서 유추해야만 하는 제한점이 있음, ④ 식도기에 대한 평가는 TNE가 아니면 할 수 없다는 점 등을 들 수 있다.

---

4) 국내에서도 "내시경적 연하검사"라는 명칭으로 후두경검사 수가와 함께 검사식이를 별도 산정하도록 되어 있다(역주).

표 3-10 VFS, FEES, TNE의 비교(후지시마, 1998 일부개정)

	VFS	FEES	TNE
저작, 음식덩이 형성	◎	△	△
혀 안쪽으로 음식덩이 이송	◎	X	X
연구개의 비인강폐쇄기능	△	○	○
인두거상(위로 올림)	◎	X	X
인두 수축	○	△	△
후두개 접힘	○	X	X
성대운동, 성문 폐쇄	△	◎	◎
연하 반사의 지연	○	○	○
흡인	◎	△	△
인두잔류	○	◎	◎
음식덩이 통과시간	◎	X	X
감각	△	○	△
윤상인두근 기능부전	◎	X	△
인두, 후두점막의 상태	X	◎	◎
구조	○	○	○
식도	○	△	◎
피폭	+	−	−
환자의 고통	+	+	++
손쉬움	X	◎	△
섭식시의 평가	X	◎	△
침상(bedside)에서 평가	X	◎	△
바이오피드백	○	○	○

◎ : 최적의 평가법, ○ : 평가가능, △ : 일부평가가능,
X : 평가안됨, + : 있음, − : 없음

VFS검사, FEES검사, TNE검사의 특징을 비교하여 [표 3-10]에 정리하였다. (후지시마, 1998)

침습성이 있는 검사이므로 통증이나 불편감 때문에 환자의 자세가 변화할 수 있어서 1회의 FEES로 연하기능을 완전히 평가할 수 있다고 단언하기 어려운 경우가 있다. 다른 검사법뿐만 아니라 식사장면을 관찰하는 임상평가 등 지속적인 평가를 거듭하는 것이 가장 중요하다.

목적과 의의

종양, 궤양, 염증 등의 기질적 이상의 진단, 기능적 이상(기관의 감

각이나 운동장애 등)의 진단, 연하장애에 대한 보상적 방법을 찾아내고, 재활치료의 효과를 확인 영상을 녹화해서, 환자 가족이나 스탭의 교육/지도에 활용하는 것 등이 있다.

FEES는 연하장애의 선별검사인 음식물 검사를 할 때나, VFS검사를 시행하기 전에 인두의 깨끗한 정도나 잔여물 제거여부를 확인할 때, 또는 식사를 할 때 등에 시행하여 효과를 보고 있다. VFS검사와 마찬가지로 검사의 목적을 사전에 명확하게 결정한 뒤에 실시한다.

2. 검사절차(순서), 평가

필자 등은 비인후경으로 PENTAX FB-10RBS(끝부분의 외경 3.4mm, 배터리를 이용한 LED광원을 내장하고 있어 휴대성이 우수함), PENTAX FNL-7RPS(끝부분 외경이 2.4mm로 가늘고 부드러움), OLYMPUS ENF type P3, P4(끝부분 외경 3.4mm)를 주로 사용하고 있다. 석션기능이 장착된 비인후경은 지름이 굵고 환자의 부담이 크기 때문에 사용하지 않는다. 석션이 필요할 때는 일반적인 석션카테터를 별도로 준비해서 보조 검사자에게 지시한다. 석션장면도 녹화를 해 두면 환자나 가족, 의료진 등에게 석션방법을 지도하고 교육하는 데 도움이 된다.

검사결과를 녹화하는 것은 환자에게 설명하거나 지도하기 위해, 다직종간공유(컨퍼런스), 재활치료 효과를 비교 검토하기 위해 필수불가결하다. 이전에는 CCD카메라를 내시경에 접속하여 화면에 비추고 HD비디오데크로 기록하는 방법을 주로 사용했으나 최근에는 방법이 다양해졌다. CCD카메라와 Wi-Fi를 이용한 무선송신기가 일체화된 에어스코프(리브트주식회사)는 ASREC2라는 무료 아이패드앱(ASREC2)을 통해서 영상을 보내어 간편하게 관리할 수 있는 파일링시스템을 구축할 수 있다. PENTAXS181P나 스코프큐브(리브트주식회사)는 CCD카메라에서 USB로 PC에 접속하여, 전자의무기록(EMR) 시스템에 기록하고 결과를 전송하기 편하게 되어있다. 그밖에 캠코더나 스마트폰을 직접 연결하는 어댑터를 사용하여 각 단말기의 기능을 이용하여 기록하는 방법도 있다.

식도 입구부에서 식도까지를 관찰할 필요가 있는 경우에는 PENTAX 비디오 하인두경인 EH-1990 STK를 이용한다. 비인후경 앞쪽 끝에 후드(외투)가 있어서 하인두~식도에 삽입할 때 점막과 카메라가 닿지 않은 상태에서 관찰할 수 있다. 환자가 고통스러워하기 때문에 일반적으로 인두마취를 하고 음식을 사용한 검사와는 별도로 시행한다.

FEES 순서

① 피검자를 뒤로 기댈 수 있는 리크라이닝 휠체어 또는 머리쪽을 세울 수 있는 침대에 앉히고 머리를 가볍게 고정한다. 고개는 약간 앞으로 내민 자세(sniffing position)로 한다.

② 통증이 심한 경우에만 8% Xylocaine 스프레이로 비강을 표면을 마취한다(필자는 원칙적으로 마취를 하지 않는다).

③ 비인후경을 삽입하여 상인두에서 일단 멈추고, 중인두(연구개의 거상, 비인강폐쇄기능)를 관찰한다. 동시에 발성(파파파, 마마마 등)을 하게 하거나 침을 삼키도록 하면서 관찰한다.

④ 중인두까지 비인후경을 진행시켜, 인두부 점막의 상태, 분비물, 타액, 음식덩이의 잔류상태, 구조의 상태 등을 관찰한다. 발성(성대 관찰시에는 “이” 또는 “에”를 높은 성조의 목소리로 발성하면 인두가 넓어져 관찰하기 쉬움), 안정시 호흡, 심호흡, 숨참기 등을 시행하며 관찰하는 것이 좋다. 앞쪽에서 거즈 등을 이용하여 혀를 잡은 상태로 “에－”를 발성하면 후두개곡이 넓어져 관찰하기가 쉬워진다.

⑤ 비인후경을 후두개보다 아래로 진행시켜 피열부, 후두실, 성대, 성문하, 조롱박오목을 관찰한다. 발성(성대관찰시에는 “이” 또는 “에”를 높은 성조의 목소리로 발성하면 인두가 넓어져 관찰하기 쉬움), 심호흡, 숨참기 등을 시행해 관찰하는 것이 좋다. 앞쪽에서 거즈 등을 이용하여 혀를 잡은 상태로 “에”하고 발성하면 후두개곡이 넓어져 관찰하기가 쉬워진다.

⑥ 중인두에서 하인두까지 시야에 포함시킨 상태로 삼키는 장면을 평가한다. 연하직후의 인두의 상태, 잔류물의 상태, 보상적 방법, 재

표 3-11 연하내시경검사의 평가항목

- 인두, 후두의 기질적 이상의 유무
- 연구개의 불수의적 운동(근간대 : myoclonus 등) 유무
- 비인강폐쇄기능(발성시, 연하시)
- 인두, 후두의 불수의적 운동 유무
- 성대의 운동
- 인두, 후두의 감각장애의 유무
- 인두, 후두의 점막, 분비물, 타액의 상태
- 연하반사의 지연 유무
- 수의적 연하(침 삼키기, 음식 삼키기)
  - 비인강으로 역류하는지 여부
  - 음식덩이 형성의 정도
  - 인두로 내려보내기
  - 인두벽의 움직임 불량, 연하압의 저하
  - 연하전후의 흡인의 유무
  - 연하직후의 성문, 성문하의 관찰
  - 인두의 클리어런스(반복 연하시 잔여물 정도)
- 흡인시 기침에 의한 가래 배출
- 보상적 방법, 재활의학적 수기의 효과 확인

활의학적 수기의 효과 등을 평가 한다.

⑦ 비인후경 끝을 후두개 후두면에 접촉시키면서 감각의 정도를 평가한다. 정상이라면 회피반사를 보이거나 연하반사, 기침 등이 관찰된다. 그 이외의 반응을 보이는 경우는 감각저하가 의심된다.

[표 3-11]는 연하내시경검사의 평가항목을 나타낸 것이다.

효오도 등(2010)은, 연하내시경검사의 점수평가 기준(효오도점수)을 제창했다. 이것은 연하장애를 전문으로 하지 않는 일반 이비인후과 의사도 연하장애의 병태를 객관적으로 평가할 수 있고 외래 진료에서 사용할 수 있는 간편한 연하기능 평가법이 필요하다는 생각에서 개발된 것이다. 삼키지 않을 때 관찰해야 할 항목으로서 '후두개곡이나 조롱박오목에 침이 고여 있는 정도' 및 '성문폐쇄반사 및 기침반사를 야기할 수 있는지'를 먼저 관찰한다. 다음으로는 연하가 일어날 때 관찰해야 할 항목으로서 앉은 자세로 액체(색소를 첨가한물) 3ml를 섭취하고, '연하반사가 일어나는지' 및 '연하 후인두의 잔류여부'를 관찰하

되 각각 0(정상), 1(경도장애), 2(중등도장애), 3(고도장애)의 4단계로 평가했다. 이 평가 기준에 따라 연하장애 환자들 대상으로 점수를 평가하면, '연하장애 전문가'와 '일반 이비인후과의사' 또는 '언어치료사' 사이에 유의한 상관관계가 있으며, 연하장애 진료를 전문으로 하는 이비인후과 의사가 아니라도 연하장애의 병태를 객관적으로 평가할 수 있는 것으로 나타났다. 점수의 합계점이 4～5점 이하이면 하기도 감염을 초래하지 않고 경구로만으로도 필요량의 식사섭취가 가능하며, 한편 9～10점 이상이면(현상태로는) 경구섭취는 어렵다고 판단할 수 있다고 주장한다. 한편, 이것은 어디까지나 간이 평가이므로 효오도 점수만으로 경구섭취가 가능한지 여부를 판단하거나 입으로 음식을 먹고 싶다는 환자의 희망을 쉽게 단념시켜선 안 될 것이다. 효오도 점수가 높은 환자들은 연하재활을 실시할 수 있는 전문팀에 소개하는 등, 환자의 경구섭취 가능성을 조금이라도 높이려는 노력이 필요하다.

3. 합병증, 문제점

코피(비출혈), 후두경련(laryngospasm), 미주신경반사에 의한 서맥 등이 보고되고 있으나, 신중하게 검사에 임한다면 심각한 합병증은 아니다(코구치 등, 2000). 원칙적으로는 마취 없이 실시하지만, 필요가 있어서 표면마취를 할 경우에는 마취제가 인후두의 감각 저하까지 초래하지 않도록 유의한다. 비인후경을 삽입한 것이 연하기능에 악영향을 미칠 가능성이 있는지 등을 고려하면서 검사를 실시할 필요가 있다.

(카나자와 히데아끼)

참고문헌

- 小口和代, 才藤栄一, 馬場　尊・他 : 機能的嚥下障害スクリーニングテスト「反復唾液嚥下テスト」(the Repetitive Saliva Swallowing Test : RSST)の検討(2)妥当性の検討. リハ医学. 2000, 37 : 383-388.
- 日本摂食嚥下リハビリテーション学会医療検討委員会 : 嚥下内視鏡の標準的手順. 日摂食嚥下リハ会誌. 2005, 9(3) : 183-199.
- 兵頭政光, 西窪加緒里, 弘瀬かほり : 嚥下内視鏡検査におけるスコア評価基準(試案)の作成とその臨床的意義. 日耳鼻. 2010, 113 : 670-678.
- 藤島一郎 : 目でみる嚥下障害―嚥下内視鏡・嚥下造影の所見を中心として. 2006,

医歯薬出版.
• 藤島一郎 : 脳卒中の摂食·嚥下障害 第2 版. 1998, 医歯薬出版, pp62-73, 74-79, 177-178, p85.
• Langmore SE : Endoscopic Evaluation and Treatment of Swallowing Disorders. 2001, Thieme[藤島一郎(監訳) : 嚥下障害の内視鏡検査と治療. 2002, 医歯薬出版.]
• Nishiwaki K, Tsuji T, Liu M, et al : Identification of a simple screening tool for dysphagia in patients with stroke using factor analysis of multiple dysphagia variables. *J Rehabil Med*. 2005, 37(4) : 247-251.

Ⅴ. 기능진단과 원인질환

지금까지 서술한 임상소견과 검사결과를 종합해서 최종적인 기능평가를 내린다. 기능평가에서는 우선 연하장애의 원인이 중추신경인지 말초신경인지 효과기인지, 그리고 기능적 장애인가 기질적 장애인가 의원성(医原性)인가(제 2장 참조)를 판별할 필요가 있다.

기능적 장애는 신경제어, 근육의 활동, 감각의 장애 등으로 인해 연하운동이 정상으로 작동하지 않는 것이다. 연하반사에 주목해 보면, 중추성 장애에는 연수의 연하중추에 이상이 없으면 연하반사는 항상 일정한 유형으로 일어난다. 이 때문에 인두의 연하반사가 일정한 유형으로 유발되는 가성구마비유형과 연하반사시에 조직의 움직임이 정상적인 패턴에서 벗어나는 구마비 유형으로 나눌 수 있다(제 2장 참조).

말초신경장애나 근육의 염증 등에는 각 조직의 움직임에 개별적으로 장애가 생길 수 있다는 점에서, 구마비 유형에 가깝다고 볼 수 있다. 또한 이비인후과 영역에서는 후두의 운동장애를 후두마비 또는 되돌이후두신경마비라고 부르고 있다.

기질적 장애는 조직이나 구조의 문제이다. 종양이나 외부로부터의 압박 등으로 인해 연하의 경로에 물리적 장애가 발생한 경우와 수술 등으로 연하와 관련된 조직의 결손이 발생하는 경우가 있다.

연하장애의 원인으로는 심리적인 부분도 중요하다. 연하기능은 기능장애의 패턴을 보인다. 또한 사용하고 있는 약제에도 충분한 주의가 필요하다.

Note 3-7 발화명료도(5단계 평가)

가성구마비(제2장 참조)에서는 연하장애와 함께 구음장애도 문제다. 모든 환자에 대해 언어치료사가 상세한 평가를 할 수 있다면 좋겠지만 그것이 어렵다면 임상상황에서는 5단계의 발화명료도 평가를 간편하게 적용할 수 있다. 이 질문은 간단한 질문(이름, 나이, 가족구성, 병원까지의 교통수단 등)을 하여, 환자가 답하는 내용을 어느 정도 이해할 수 있었는지 듣는 사람이 평가하는 것이다. 누구나 평가가 가능하다.

[평가기준]
1 : 잘 이해된다
2 : 가끔 못 알아듣는 말이 있다
3 : 듣는 사람이 이야기의 주제를 알고 있으면 어느 정도 알 수 있다
4 : 가끔 알아들을 수 있는 말이있다
5 : 전혀 모르겠다

연하장애 훈련을 통해 스스로 먹을 수 있게 되면 구음장애도 개선되고 발화명료도가 좋아지기도 한다. (후지시마 이치로)

덧붙이자면, VFS나 FEES로 상세히 기능을 평가하더라도, 검사에서는 흡인이 관찰됨에도 불구하고 식사는 순조롭고 문제가 없는 경우가 있는 반면에, 검사에서는 흡인이 없는데도 불구하고 실제 상황에서는 사례가 심하게 들거나 폐렴이 반복되는 경우도 있다. 이와 같이 실제의 섭식장면이나 임상증상과 검사결과가 괴리를 보이는 경우가 있으므로 주의가 필요하다. 이러한 괴리가 발생하는 원인으로서는 ① 부적절한 검사방법, ② 검사상황과 실제의 섭식상황에서 환자의 상태가 다른 경우, ③ 기타 원인 등을 생각할 수 있다.

Ⅵ. 종합평가

기능평가 결과와 원인질환, 환자의 일반상태 등을 고려해서 연하기능에 관한 최종종합평가로서의 섭식수준을 결정한다. 필자 등은 '섭식연하 능력 등급', '섭식연하장애 수준 판단기준"(p.353~355 참조)을 사

용하여 현재의 섭식능력을 평가하고, 섭식능력의 목표를 설정하는 것에도 이용하고 있다. 치료방침, 재활치료 계획, 목표설정에 관해서는 4장에서 기술하겠다.

Ⅶ. 섭식연하장애 환자의 섭식상황의 평가

재활의학에서 일상생활동작(ADL) 중 잠재력("할 수 있는 것")과 실제 수준("현재 수행하고 있는 것")을 구별해서 사용하는데, 그 개념에 따르면 정도 또는 등급(grade)이란 것은 "할 수 있는" 능력 수준을 나타내는 기준이다. 연하장애에 있어서 잠재력("할 수 있다") 즉 "먹을 수 있는지"를 결정하기 위해서는 VFS나 FEES가 필요한데, 실제 현장에서는 VFS 또는 FEES같은 검사를 항상 할 수 있는 것은 아니다. 따라서 환자가 먹고 있는 상태를 그대로 나타내는 새로운 평가가 필요하다. 세레이미카타하라병원의 연하팀에서는 이전부터 연하능력의 등급을 잠재력("할 수 있는 것")과 실제 수준("하고 있는 것")을 구분하여 사용하고 있다. 그러나 혼동을 피하기 위해서 "섭식연하장애환자의 섭식상황 수준(FILS)"을 만들었다. FILS는 타당도와 신뢰도가 입증된 도구로서 실제 섭식수준을 평가하여 결정한다 [그림 3-5].

이것을 사용하면 검사가 불가능한 시설에서도 섭식연하장애환자의 섭식상황을 정확히 기재하여 공통의 언어를 사용하여 평가하고 목표를 설정하는 것이 가능하다. 또한 능력 등급(grade)과 실제 섭식 수준(level)을 나누어 사용할 수 있다. 예를 들어 능력은 4등급(즐거움을 느끼기 위해 소량 먹을 수 있는 수준)이지만, 실제 섭식 수준은 1단계 즉, '아무것도 먹지 않는다'일 수 있고, 반대로 능력은 7등급(연하식을 먹을 수 있다)이지만 섭식 수준은 9단계(사레가 들지만 무엇이든 다 먹고 있다)라는 식으로 사용할 수 있다. 전자는 삶의 질이 현저히 떨어진 상태이고 후자의 경우는 질식이나 흡인성 폐렴의 위험이 높은 상태이다.

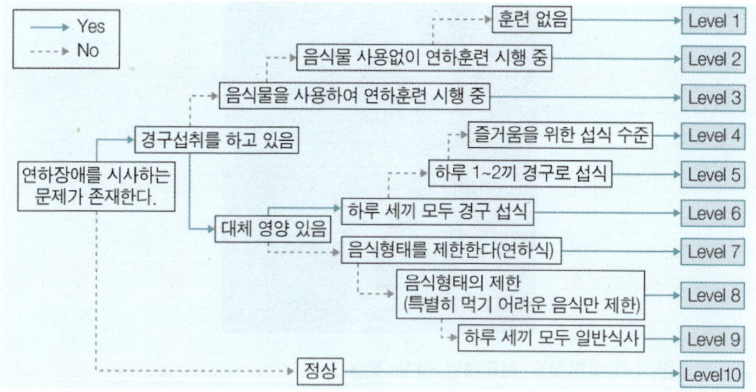

그림 3-5 **섭식연하장애환자의 섭식상황 수준**

Ⅷ. 고해상도 식도내압검사

연하장애진료에 연하기능에 대한 상세한 평가방법으로는 VFS나 FEES가 널리 시행되고 있는데, 최근 고해상도 식도내압검사(high resolution manometry, HRM)를 사용한 연하압력검사가 연하기능의 새로운 평가방법의 하나로 주목받고 있다.

연하압력검사는 식도입구부의 평소압력의 변화나 인두수축력을 압력의 변화를 측정하여 파악할 수 있기 때문에 연하장애의 병태생리를 파악하는데 유용하다. 기존의 연하압측정장치는 센서의 수가 적었고, 카테터를 일단 식도 내에 삽입하여 특정한 위치에서의 연하압을 측정한 뒤 카테터를 일정한 간격으로 빼내면서 압력을 기록하는 방법이 사용되었다(station pull-through법). 따라서 연하압을 측정하기 위해서는 여러 번 반복해서 삼킬 때의 결과들을 합성할 필요가 있어, 1회로는 연하운동의 압력 생성 양상을 정확하게 측정하여 평가할 수가 없었다. 또한 센서의 압력감지부위가 한 방향이어서 빼낼 때마다 감지부위의 방향이 바뀔 가능성이 있어서, X선 검사를 통해서 압력감지부위의 위치를 확인할 필요가 있었다.

이와는 달리 HRM은 1cm 간격으로 36cm에 걸쳐서 36개의 센서가

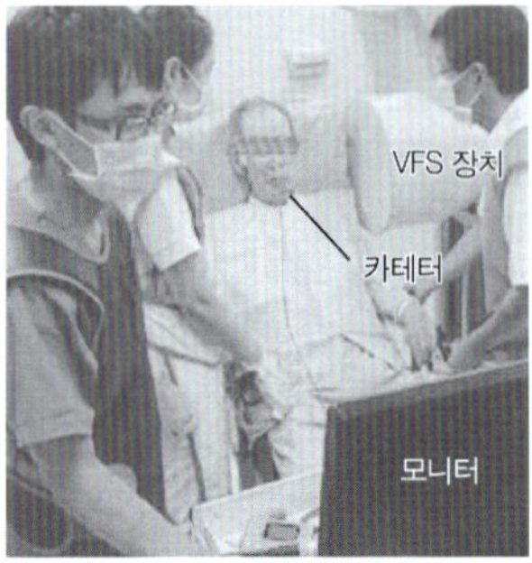

그림 3-6 고해상도 식도내압 검사 장면
필자의 병원에서는 VFS와 HRM을 동시에 실시하고 있다. VFS와 함께 연하압력을 분석함으로써 보다 상세하게 연하기능을 평가할 수 있다.

완전히 둘레를 감싸는 형태로 위치하고 있기 때문에 압력감지부위의 방향을 확인할 필요가 없고, 1회의 연하로 연구개부에서 경부식도까지를 동시에 평가할 수 있다. [그림 3-6]은 고해상도 식도내압검사의 검사 장면을 보여준다. 기록 보존된 데이터는 전용 해석 소프트웨어를 사용하여 압력지형도(pressure topography, [그림 3-7, 8])나 연하압파형으로서 그려낼 수 있다. 압력지형도는 세로축이 콧구멍에서의 거리를 뜻하며, 가로축이 시간이고 색의 변화로 압력이 표현된다. 또한 압력지형도 위에서 영역을 지정하면 그 영역의 압력(최대압력, 최소압력, 평균압력값)이나 수축의 전달속도 등 여러 가지 매개변수가 자동으로 계산된다.

연하의 구동력이 되는 압력경사(기울기)를 시간적, 정량적으로 측정하는 것이 연하 움직임이나 연하장애의 병태생리를 파악하는데 중요하다. 구동력이 되는 연하압력과 그 결과로서의 식괴의 움직임을 평가하는 VFS, 이 두 가지의 정보는 상호보완적인데, 필자가 일하는 병원에서는 HRM과 VFS를 동시에 시행하고 있다 [그림 3-6]. [그림 3-9, 10]은 필자의 병원에서 경험한 증례의 압력지형도이다.

앞으로 HRM을 통해서 재활치료의 이론적 근거를 명확하게 하거나, 뇌졸중이나 진행성 질환 등 각 질환에 있어서 연하기능이 시간에 따라서 변화되는 정도를 평가하고, 재활치료를 통해서 호전되는지를 기록하는 등 임상에서의 응용이 기대된다. (쿠니에다 겐지로)

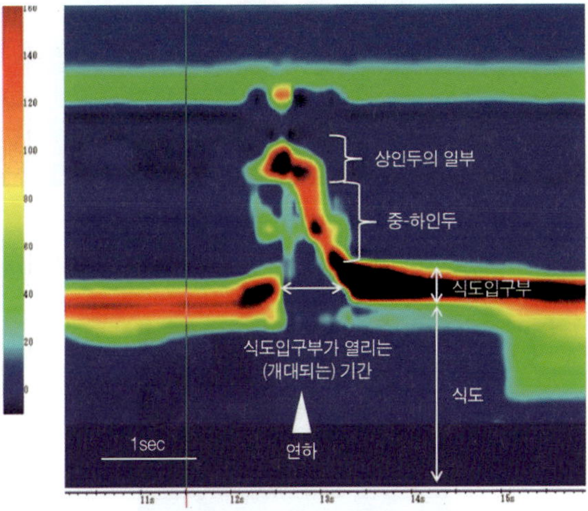

그림 3-7 HRM을 통해 분석한 인두의 압력지형도

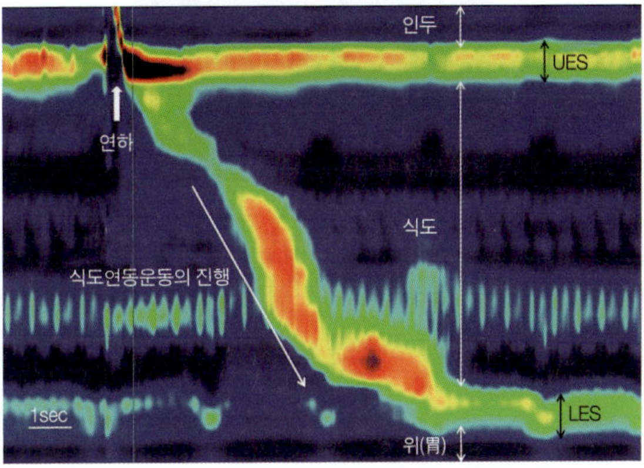

그림 3-8 HRM을 통해 분석한 식도의 압력지형도

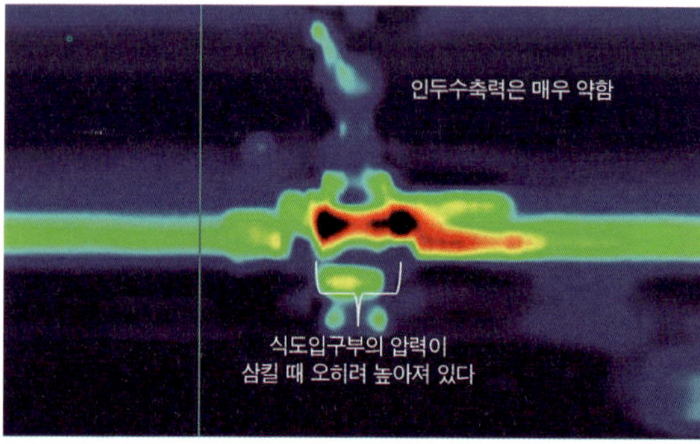

그림 3-9 **50대 남성. 뇌간부의 해면상 혈관종 수술 후 구마비**
연하시에 식도입구부위의 압력이 높아지고 있다(incoordination). 인두수축력도 약하고 식괴의 식도 입구부 통과가 잘 되지 않는다.

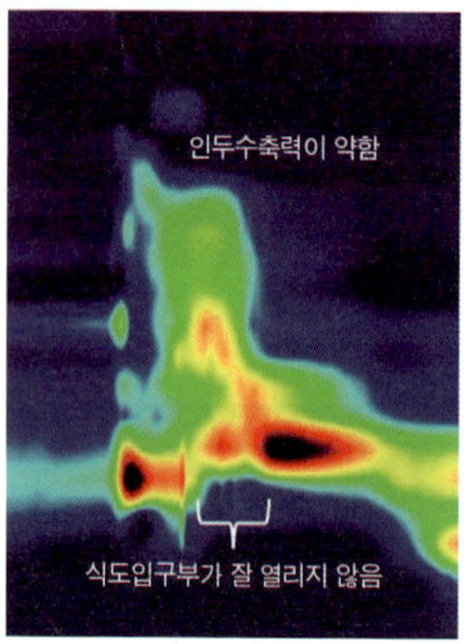

그림 3-10 **80대 남성, 장요근농양, 흡인성 폐렴, BMI 13.6**
인두수축력은 감소하여 식도 입구부의 개대가 불량하다. 체형도 매우 마른 상태로, 근감소증(sarcopenia)으로 인한 연하장애로 생각되는 증례

참고문헌

- 湯本英二 : 嚥下圧検査法. 日気食会報. 1999, 50 : 313-314.
- 肥後隆三郎 : 嚥下圧測定. 耳鼻臨. 2011, 104 : 668-669.
- 日本摂食嚥下リハビリテーション学会医療検討委員会 : 訓練法のまとめ(2014 版). 日摂食嚥下リハ会誌. 2014, 18(1) : 55-89.

4

재활의학적 접근과 치료

Ⅰ. 장애의 계층구조와 재활의학

재활의학은 '장애'를 다루는 의학이다. '장애를 어떻게 파악하고 평가하여 대처하는가'가 매우 중요하다. 이것은 섭식연하장애에 관해서도 마찬가지다. 먼저 장애를 평가하고 파악하는 단계를 소홀히 하면, 무엇을 하고 있는지 모르게 될 뿐 아니라 도저히 치료의 목표를 성취할 수가 없다. 재활의학에 관해 기술하기 전에 먼저 장애가 무엇인지에 대해서 설명하겠다.

1. 장애의 개념과 ICF에 관해서 (上田, 2005)

1980년의 WHO국제장애분류(International Classification of Impairment, Disabilities and Handicaps, 이하 ICIDH)에서는 장애를 기능형태장애, 능력장애, 사회적 불이익라고 하는 3층의 계층구조로 파악하였고, 이와 같은 개념은 국내외 재활의학 분야에 이미 잘 알려져 있다. 그러나 그 후 2001년

Note 4-1 장해(障害)와 장애(障碍)[1]

> '장해'에서 '해칠 해(害)'라는 글자가 좋지 않다고 해서 '해'를 한자로 쓰지 않고 '장해(障がい)'로 쓰거나 막을 애(碍) 자를 사용한 '장애(障碍)' 등의 표현을 사용하는 경우가 많아지고 있다. 그러나 이 책은 의학 서적이므로 예전처럼 '장해(障害)'라는 표현을 사용했다. (후지시마 이치로)

1) 일본어에서는 장해(障害)와 장애(障碍) 두 단어의 발음이 '쇼－가이'로서 동일하다. '해할 해(害)'자는 일본어 상용한자에 포함되나 '막을 애(碍)'자는 포함되지 않는다. 우리나라에서는 신체구조 및 기능의 문제(impairment)는 '장해'로, 기능장애(disability)는 '장애'로 구별하여 표현하고 있다. 법령에서는 아직 '장해'라는 용어가 남아있지만, 그 외에는 의학서적을 포함한 대부분의 문헌에서 '장애'라는 용어를 사용하고 있다. 본서에서도 대부분 '장애'로 표현했다(역주).

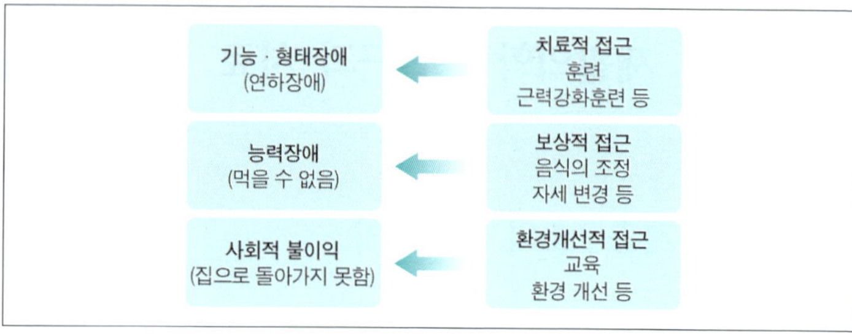

그림 4-1 **재활의학에 있어서 장애의 평가와 접근법**(ICIDH기준)

5월에 WHO에서는 국제장애분류의 개정판인 '기능, 장애, 건강의 국제분류(International Classification of Functioning, Disability and Health, 이하 ICF)'를 채용하면서 새로운 개념이 등장했다. ICF가 이전의 ICIDH 분류와 결정적으로 차이가 나는 점은 이전에는 부정적으로 인식하던 장애의 개념을 아래와 같이 긍정적이고 중립적으로 인식한다는 점에 있다.

- 기능·형태장애 또는 장해(impairment) → 신체의 기능과 구조(body function and structure)
- 능력장애 또는 장애(disability) → 활동(activity)
- 사회적 불이익(handicap) → 참가(participation)

또한 환경적인 요인과 개인적인 인자를 중요시하며 인간을 생존하는 존재로서 포괄적으로 파악하려는 연구가 이루어지고 있다 [그림 4-1].

여기에는 장애를 의료분야에 국한하지 않고, 간병을 포함한 넓은 분야로 확장하여 공통의 언어와 개념으로 장애를 가진 사람들과 접촉해 나가자는 의미가 포함되어 있다. 이전의 ICIDH와 비교하면 아래와 같이 표현할 수 있어서 거부감이 적다.

- 기능 형태 장애 또는 장애(impairment)=신체기능 및 구조(body function)의 장애
- 능력장애(disability)=활동(activity)의 제한
- 사회적 불이익(handicap)=참여(participation)의 제약

의료현장에서는 부정적인 면(장애)를 치료하여 낫게 한다는 개념을 중요하게 생각한다. 그러나 재활의학에서는 장애가 없는 건강한 부분을 부각시켜서 건강한 면을 최대한 활용함으로써 장애가 있는 부분을 포함하여 어떻게 하면 잘 생활하게 할 것인가를 큰 목표로 삼는다. 긍정적인 측면을 잊지 않도록 하는 ICF의 사고방식은 재활의학의 원칙과 거의 동일하다.

Ⅱ. 재활의학(Rehabilitation)의 이념(上田, 2005)

재활의학이라는 말은 널리 알려져 있지만 그 내용을 정확하게 이해하지 못하는 경우가 많다. 재활의학이란 결코 단순한 훈련이 아니고, '장애 때문에 인간다운 삶을 살 수 없게 된 사람이 다시 인간다운 삶을 살게 되는 것'으로 이해할 수 있다.

재활의학의 이념은 장애를 가진 사람이 가능한 한 자립을 하고(independent living) 사회가 그것을 받아들여 같이 사는 것이며, 이를 위해서 모든 수단을 강구하는 것이다. 재활의학은 단지 장애를 경감하는 것(마이너스를 줄이는 것)만이 아니고, 건강한 기능과 능력을 개발하고 키워나가는 것(플러스를 증가시키는 것)이 중요하다. 그 결과로 장애인의 "삶의 질(Quality of Life; QOL)"과 주위의 사람들의 삶의 질이 향상된다. 단지 장애를 갖기 이전의 상태로 복귀하는 것만이 목표가 아니라 새로운 삶을 창조하는 것으로 이어진다. 이것은 초고령사회를 맞는 인류에 있어서 사회 전체의 이념에 부합하는 면이 있다고 생각된다.

Ⅲ. ICF에 따른 재활의학적 접근법 [그림 4-2, 3]

1. 신체 기능과 구조(body function & structure) 및 그 장애에 대한 치료적 접근

질병 때문에 발생하는 연하 관련 근육이나 신경계의 장애, 즉 연하반사가 없어지거나 연하에 관계하는 근육군의 근력이 저하되거나 부드럽

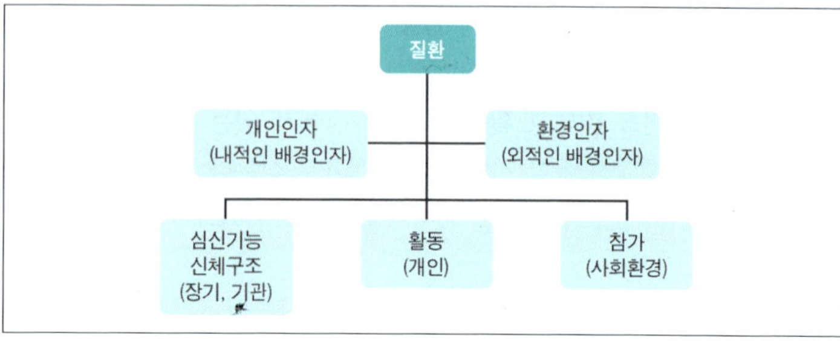

그림 4-2 국제생활기능분류(ICF)의 개념

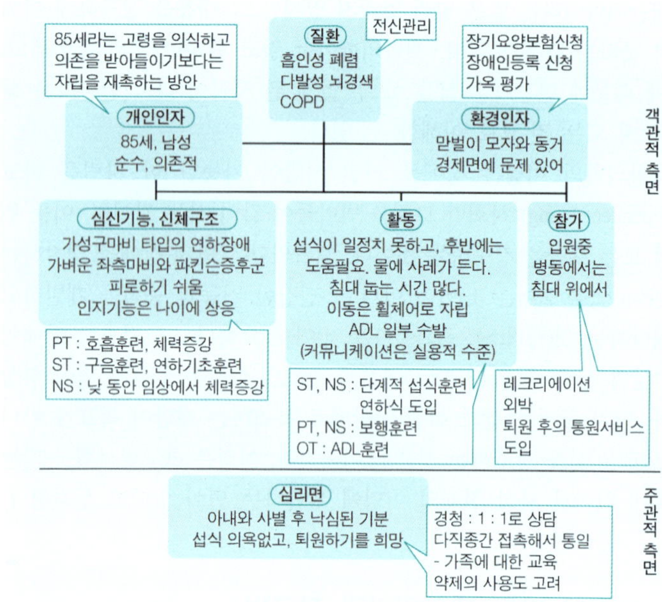

그림 4-3 장애(그림 4-2에서 제시된 개념)에 대한 구체적인 치료방법

게 작용하지 않게 되거나 하는 문제에 대해서 훈련하는 것이다. 이것으로 완치된다면 다음에 기술할 활동(activity)의 제한이나 참여(participation) 제약의 주된 원인이 되는 장애(증상)도 없어지겠지만, 많은 경우에 그렇

지가 않다. 남아있는 기능과 구조, 예를 들어 음성/언어/인지기능이나 사지의 움직임 기능 등 섭식연하장애와 관련된 영역 중에서 어떤 기능이 건강하게 유지되어 있는지도 함께 파악하고 대응해야 한다.

2. 활동(Activity)과 그 제한에 대한 보상적 접근법

앞서 설명한 신체기능 및 구조에 존재하는 장애 때문에 일상생활에서 발생하는 제약에 대한 치료다. 연하장애가 있기 때문에 실제로 음식물을 먹지 못하거나 흡인이 발생할 경우에 연하식을 먹게 하거나 몸통의 기울임 각도를 조정해서 섭식을 하게 한다. 생물학적인 수준(개인활동 수준)에서 생각하는 지극히 재활의학적인 대응이다. 기능이 잘 보존되어 있는 부분, 예를 들어 의사소통 기능이나 식기를 다루는 기능 등 섭식연하장애와 관련된 기능 영역 중에서 건강하게 기능이 남아있는 것들도 함께 파악해야 한다.

3. 참여(participation)의 제약과 환경개선적 접근법

신체의 기능 및 구조의 장애나 활동의 제한 때문에 실제 사회생활에 불이익이 발생하는 경우에 대한 직접적 접근법이다. 예컨데 섭식연하장애가 있어서 먹을 수 없기 때문에 집으로 퇴원하지 못하거나, 영양섭취가 충분히 되지 않기 때문에 체력이 저하되어 직장에 복직하지 못하는 경우가 있다. 또는, 코에 꽂아 둔 튜브 때문에 주위의 시선이 신경쓰여 외출을 할 수 없는 제약이 있을 수 있다. 이와 같이 사회참여가 위축된 경우에는 연하식을 제공할 수 있는 환경을 만들어 주거나 간병을 할 수 있는 인력을 양성하여 대응할 수가 있다. 이것은 사람을 사회적인 수준에서 파악하고 그 필요에 맞추어 대응하는 것이다. 이를 극복하는 것이 재활의학의 본래 목적이다. ICF의 개념을 따른다면 긍정적인 면을 파악하는 것도 중요하다. 예를 들어 치료에 협조적인 가족이 있어서 외출을 할 수 있거나, 연하식을 집에서 만들어 먹을 수 있다면 큰 장점이 된다.

4. 개인적 요인과 환경인자

현대의료는 표준화를 목표로 해서 가능한 한 개인적 요인(personal factor)과 환경인자(environmental factor)를 배제하는 방향으로 발전해 왔다. 재활의학에 있어서도 운동이나 기능훈련 등의 측면에서 본다면 이와 다르지 않다. 그러나 재활의학이 삶을 회복하고 지원한다는 점에서 본다면 개인 및 환경적 요인은 매우 중요하다. 개인적 요인들로는 나이, 성별, 성격, 생활력, 가치관 등 생활의 회복을 지원하는 데에 있어서 빠질 수 없는 것들이다. 환경인자에는 집이나 도로, 자연 등의 물리적 환경뿐만 아니라 가족이나 친구, 간병인 등 인적(人的) 환경, 그리고 복지나 의료서비스, 교통기관 등의 사회적 환경이 포함된다. 이것들은 재활의학에 있어서 강점으로 작용할 수도 있지만 약점이 될 수도 있다. 즉, 같은 정도의 섭식연하장애를 갖고 있어도 생활이 가능한 경우와 가능하지 않는 경우가 있을 수 있다.

5. 객관적 장애와 주관적 장애

개인과 환경을 생각할 때, 객관적인 질환이나 장애가 개인이나 그가 놓인 환경 속에서 주관적으로 대단히 큰 문제로 인식되는 경우가 있는가 하면, 반대로 그다지 큰 타격을 주지 않는 경우도 있다. 사람은 마음을 가진 섬세한 존재다. 마음으로, 즉 주관적으로 장애를 극복하고 계속 앞으로 나아가야 한다. 이와 마찬가지로, 재활의학과 관련된 모든 직종이 장애를 받아들이는 데 있어서 이와 같은 심리적 접근을 하는 것이 중요하다.

Ⅳ. 환경, 활동, 기능, 구조와 신경계재활(Neurorehabilitation)

[그림 4-4]

치료적 접근법, 보상적 접근법, 환경개선적 접근법, 게다가 ICF로 추가된 개인 및 환경적 요인, 이에 더해서 객관적 장애와 주관적 장애에 대해서 기술하였다. 보상적 접근법에 관해서는 '장해가 개선되지 않는 것'을 거의 전제로 하고 있다. 하지만 최근 보상법을 보다 이른 시기부터 활용하여 적극적으로 활동을 하는 것이 지극히 중요하다는 것을 알게 되었다.

즉 '활동' 자체가 재활의학에 있어서 열쇠가 되는 것이다. 운동에는 과제특이성이 있다. 구체적으로, 연하기능은 연하동작을 통해서 가장 잘 훈련할 수 있다. 즉, 연하에 관련하는 근육강화나 움직임을 각각 훈련을 하는 것은 효과가 적고, 실제로 삼키는 동작 또는 활동 자체를 훈련하는 것이 가장 효과적이다. 연하 이외에 보행이나 옷을 갈아 입는 동작 등의 일상생활동작 뿐 아니라 스포츠나 음악 등 모든 기능에 있어서 '활동' 자체가 중요하다.

활동을 함으로써 구조가 변화한다. 운동을 하면 근육이 발달되고, 이에 상응하는 뇌의 구조가 바뀐다. 옛날에는 나이를 먹으면 뇌세포가 분열하지 않는다고 말해왔다. 그러나 최근 신경계 재활치료의 연구에서는 뇌를 사용하는 것만으로도 그 부분의 뇌세포가 증식한다는 것이 증명되고 있다. 좋은 환경이 제공되어서 활동이 활발해지면 이에 동반하여 신체의 기능이 향상되고 구조도 변화하는 것이다.

그러나 필자는 '환경'이 가장 중요하다고 생각한다. '지구라고 하는 환경이 있어서 인류가 생활하고 있다', '일본이 있어서 일본인이 있

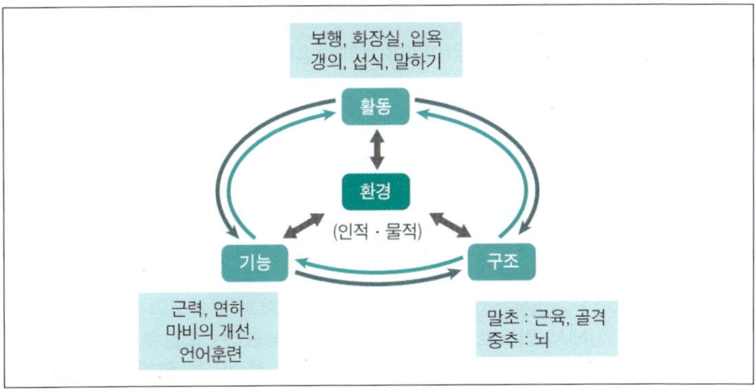

그림 4-4 환경 – 활동 – 기능 – 구조

다', '가정이 있어서 아이가 양육된다', '자리가 사람을 만든다' 등 예를 들면 끝이 없을 정도로 사람은 환경에 의존해서 생활하고 자신의 능력이나 기능을 발휘하고 있다. 좋은 '환경'이 있기 때문에 '활동'을 시작할 수 있고, 이에 동반하여 기능이 개선된다. ICIDH의 환경개선적 접근법에 있어서도 장애를 갖고 생활하는 것을 전제로 하고 있는데, 이런 치료법에서는 기능이나 활동이 전혀 개선되지 않는다는 전제가 있는 것 같은 착각에 빠진다. 그러나 그렇지 않다. 활동할 수 있는 환경이 제공될 때, 이 모든 것이 시작된다고 해도 과언이 아니다.

Ⅴ. 훈련과 운동학습

앞서 '활동'을 중심으로 한 재활의학의 핵심 개념을 이야기했다. 실제로 섭식연하훈련은 VFS나 FEES 또는 임상평가로 얻은 정보로부터 최적의 삼킴법(best swallow)을 찾아서, 흡인이 일어나지 않고 인두잔류가 없도록 철저하게 안전한 삼킴(safe swallow)으로 실패 없는 훈련(errorless training)을 반복하는 것이 기본이다. 흡인해서 사레가 들거나 폐렴이 걸리면 훈련이 늦어지고 체력은 소모되어 자신감마저 상실하게 된다. 특히 심한 연하장애 환자에서는 서두르거나 허둥대지 않고 안전한 연하를 반복해서 실행하는 것이 성공의 열쇠이다.

재활훈련에서는 운동학습(motor learning)에 대해 이해해야 한다. 운

Note 4-2 근력강화

지금까지는 재활의학(rehabilitation)이라고 하면 근력강화 훈련의 이미지를 먼저 떠올렸다. 연하장애 재활에서는 Shaker 훈련이나 설근부 근력강화 훈련 등이 잘 알려져 있고, 확실한 근거도 있으며 적절한 증례를 선택하면 효과도 거둘 수 있다. 그러나 이것들은 간접훈련(기초훈련)이기 때문에 과제특이성이 떨어진다. 정상인이나 가벼운 연하장애 환자들에 있어서는 효과적인 방법일 수 있지만, 장애가 심해서 입으로 먹을 수 없는 환자들에게는 충분한 훈련이 되지 않는다. 이러한 점에 유념하여 이것들이 보조적인 훈련임을 이해해야 한다.

(후지시마 이치로)

표 4-1 운동학습의 주안점

- 동기부여 : 적절한 목표 설정
- 달성 가능하고 조금 어려운 과제를 거듭 진행
- 스킬정착 후 진행 : 물과 삶은 달걀
- 위험한 과제 : 보조 및 중지
- 의식적 운동에서 자동운동으로

동학습에 있어서는 스킬(skill)의 이해가 필요하다. 여기서는 연하에 관하여 이야기하겠지만, 운동학습의 기본이 되는 스킬의 개념에 관하여 정리하겠다. 먼저 스킬의 정의는, '최고의 정확성으로, 최소의 시간과 에너지(물리적, 심리적)를 사용하여, 특정한 결과가 생기도록, 학습된 능력(기능)'이다(슈미츠, 1994). 이것을 연하에 적용해 보면, 연하의 스킬은 '흡인이나 잔류가 없이(정확성), 일정한 시간에 지치지 않고(최소시간과 에너지), 삼키고 먹도록(특정한 결과) 학습된 능력(섭식연하능력)'이라고 생각할 수 있다.

운동학습을 진행하기 위한 주안점을 [표 4-1]에 표시하였다. 운동학습에 있어서는 동기부여를 하는 방법을 고려해야 한다. 환자의 능력보다도 조금 높은 목표를 설정하여 적당한 정도의 노력으로 달성 가능하도록 설정하는 것이 좋다. 운동학습을 진행하면서 반드시 기억해야 할 것은 특정 운동이 잘 정착된 후에 다음 운동과제로 나아가는 것이다. '운동이 정착된다'는 개념을 이해하기 위해서 쉽게 비유를 하자면, 물과 계란에 열을 가한 경우의 차이를 생각해 볼 수 있다. 둘 다 열을 가하면 온도가 올라가지만 물은 시간이 지나면 식어버린다. 한편 계란은 단백질이 변성되어 삶은 계란이 되고 온도가 식어도 형태가 변하지 않는다. 삶은 계란의 상태에 들어가야 비로소 운동이 학습되었다고 보아야 마땅하다. 운동의 양과 질도 중요한 관점인데, 진보가 보이는 운동을 적절한 시간동안 하고 절대 지치지 않도록 배려해야 한다. 또한 위험한 과제를 어떻게 수행할 것인가 하는 문제도 있다. 체조 선수가 뜀틀 위에서 공중제비를 연습하는 장면을 생각해 보자. 뜀틀 위 공중제비는 갑자기 성공하는 것이 아니라, 처음은 코치가 보조해서 연습을 하고 위험한 경우에는 중지하고 다른 과제부터 연습하는 등의 배려가 필요한 것이다. 그러나 실제로 뜀틀 위 공중제비를 해보지 않고서는 언제까지나 성공하지 못한다. 안전을 어느 정도 확보한 뒤에 모험을 하듯이 한걸음 나아가는 것이다. 연하에 있어서도 흡인의 위험이 큰 경우에는 섭식훈련을 중지하고 기초훈련만 할 수밖에 없는 경우도 있지만, VFS등으로 최선의 삼킴(best swallow)을 관찰했다면 용기를 가지고 섭식훈련을 할 수도 한다. 그 과정 중에는 위험을 냉정히 판단하여 어쩔 수 없이 중단을 해야 할 때도 있다.

연하훈련에 즈음해서 이따금 사용하는 방법으로 '연하의 의식화(think swallow)' (Larsen, 1973)가 있다. 이것은 운동학습의 초기에 대단히 효과적이지만, 언제나 삼키는 동작을 의식적으로 생각한다는 것은 현실적으로 불가능하다. 문제는 이것이 자동적으로 일어나도록 훈련하는 과정에 있다. 우리는 다음과 같은 프로그램으로 이것을 달성하기 위해 노력하고 있다.

먼저, 특정한 자극이 항상 같은 반응을 일으키도록 계획한다(예측 가능한 환경에서 예를 들면, 슬라이스 형 젤리를 의식적으로 통째로 삼킨다).

다음에 자극을 조작하여 예측되지 않은 환경에서도 자동화되도록 훈련한다.

즉 단계적으로 식사의 형태나 음식을 먹을 때의 자세를 변화시키고, 처음에는 삼키는 것을 의식하면서 연하를 훈련하지만 점차 의식하지 않고도 삼킬 수 있도록 훈련한다.

의식적 운동은 속도가 느리고 의도적으로 일련의 순차적인 움직임을 수행해야 하지만, 자동화되면 속도가 높아져 병렬적으로 처리가능하게 되어 무의식적인 운동을 할 수 있게 된다. 건강한 사람의 섭식연하는 고도로 자동화되어 있으나, 연하장애환자는 훈련을 해도 이 수준에 도달할 정도로 개선된다고는 할 수 없다. 의식하지 않으면 사레가 들거나 앞으로 흘리는 수준에 머무는 경우도 있다는 것을 잊어서는 안 된다.

Note 4-3 음식을 먹을 때 흡인을 어디까지 허용합니까?

식사할 때 흡인을 평가하는 것은 매우 어렵다. VFS에서는 흡인이 없어도 임상적으로는 흡인이 있다고 간주해야 하는 경우도 있고, VFS에서 흡인이 있어도 경구 섭취가 가능한 경우도 있다. 무증상 흡인(silent aspiration)의 문제도 있다. VFS나 FEES 검사결과가 실제 섭식장면과 항상 일치하는 것은 아니다. 검사결과보다 임상적인 평가가 더 중요하다는 것을 잊어서는 안 된다.

명백한 흡인이 있고 그에 따라 임상 양상이 악화된다면 섭식은 중지해야 한다. 그러나 주치의의 판단(흡인에 대한 환자의 저항력과 객출력, 전신체력과 면역력 등을 고려한 판단)으로 경구섭취를 진행하는 경우도 있다. 흡인이 곧 폐렴이 되는 것은 아니다. 항상 임상적으로 실제 섭식장면을 관찰하고 염증소견(CRP, 백혈구수), 발열, 폐잡음, 흉부 X선 사진을 주의 깊게 보고 환자의 안전을 확인하면서 섭식이나 훈련을 진행해야만 한다. 흡인은 위험하지만, 섭식훈련을 진행시킴으로써 연하기능이 개선되면서 타액이나 인두에 고여 있던 분비액도 적어지고 호흡기 합병증을 예방할 수 있었던 증례도 있다.

(후지시마 이치로)

Ⅵ. 팀의료

여기까지 서술한 것을 달성하기 위해서는 팀의료가 반드시 있어야 한다. 본서의 주제인 섭식연하를 예로 들면 ① 1일 3회의 식사, ② 흡인의 위험관리, ③ 수분과 영양 및 전신상태의 관리, ④ 섭식연하장애 이외의 ADL 장애 및 심리적 측면에 대한 대응, ⑤ 검사나 수술, ⑥ 약제의 관리 등 해야 할 일이 산더미 같다. 각 직종이 컨퍼런스 등을 통해서 긴밀히 의사소통하고, 공동의 목표를 향해서 재활치료를 진행하지 않으면 효과적인 치료가 불가능하다. 팀구성원의 역할을 [표 4-2]에 정리하였다.

Ⅶ. 평가와 목표의 설정

재활의학에서는 목표의 설정이 매우 중요하다. 환자의 훈련프로그램을 기획하고서 단기적으로 무엇을 목표로 삼고 최종적으로는 무엇을 성취할 것인지 확실한 목표를 생각하면서 접근해야 한다.

표 4-2 연하팀의 주된 멤버와 그 역할[1)]

의사	전신관리, 위험관리, 검사, 훈련지시, 목표, 치료방침의 최종결정, 병태생리나 치료방침을 설명하고 동의를 취득
언어재활사	구강기능, 기초훈련, 섭식훈련, 구음훈련, 고차뇌기능 평가와 치료
물리치료사	경부체간훈련, 체력향상, 일반운동치료, 폐물리치료
작업치료사	식기고안, 자립을 위한 도구 사용 훈련
간호사	활력징후, 증상관찰, 흡인 등 호흡관리, 약의 투여, 정맥주사, 경관영양, 기관절개관 관리, 구강케어, 섭식수발, 섭식연하훈련, 정신적 지지, 가족지도
간호조무사	구강케어, 섭식수발
간병인(가족)	구강케어, 섭식수발, 정신적지지
영양사, 관리영양사	연하식 공급, 칼로리 수분 등 영양관리, 연하식 만드는 방법지도 소개
약사	조제, 연하하기 쉬운 약제로 조정, 약효에 대한 설명
치과의사	충치, 치주병 등 구강의 질환, 의치의 조정 등
치과위생사	구강케어, 구강위생관리
방사선사	비디오투시연하검사
사회복지사	환경 개선, 관계조정, 사회적 자원소개

1. 평가와 목표 [그림 4-5]

훈련은 ① 먼저 '무엇이 문제인가'를 평가하고, ② 목표로 설정하여, ③ 훈련 프로그램을 실행하는 과정이다. 환자와 가족, 모든 치료진이 목표를 꼼꼼하게 이해하여 훈련에 임해야만 한다. 그렇게 하지 않으면 효율적이지 않을 뿐만 아니라 혼란을 초래하여 치료진 사이의 협력이나 환자의 협력을 얻지 못하여 훈련이 제대로 진행되지 않는다.

2. 주요목표와 하위목표

목표는 주요목표(main goal)와 하위목표(sub goal)로 나누어 생각할

---

2) p.212 각주 참조

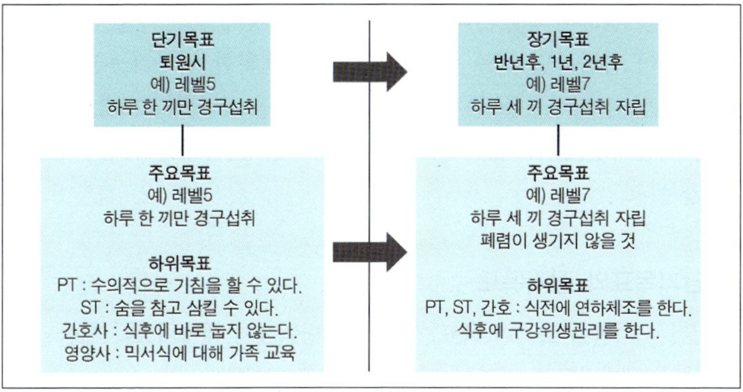

그림 4-5 **목표**

수 있다. 주요목표는 팀이 공유하는 큰 목표로, 섭식연하장애에 있어서는 어느 정도까지 경구섭취가 가능한가에 초점이 맞추어져 있다. 이와 같은 목표는 섭식연하수준 Food Intake Level Scale(FILS) (Kunieda 등, 2013)을 이용하는 것이 좋다. 예를 들면 '하루 세 끼 연하식의 경구섭취 자립(7단계)' 또는 '즐거움을 위한 섭식(3단계)' 등으로 표현된다. 이에 반해서 하위목표는 각 직종이 주요목표 달성을 위해 세우는 개별목표라고 할 수 있다. 간호사는 '제한된 시간 내에 남기지 않고 먹는다', '사레가 들면 잠깐 쉬었다가 먹을 수 있다', '사레가 들면 간호사에게 연락한다', '식사 전후에 환자의 호흡 상태를 파악한다' 등 환자에 따라 다양한 하위목표를 세울 수 있다. 치위생사(없으면 간호사가 할 수도 있음)가 있으면 '먹기 전에 구강위생관리를 확실히 할 수 있다'는 목표도 있고, 영양사는 '집에 돌아가서 연하식을 준비할 수 있도록 가족을 교육한다' 등도 생각할 수 있다. 언어치료사는 '몇 술마다(고형식과 액체를) 번갈아 삼킨다', '때때로 의도적으로 기침을 한다', '섭식조건을 지키면서 먹는다' 등이 있을 것이다.

팀에서 목표를 공유해 두는 것은 대단히 중요하다. 임상현장에서 문제되는 상황을 예로 든다면, 의사는 '폐렴의 치료와 재발예방'이라는 목표를 설정해 놓았는데 치료실에서는 환자에게 음식을 먹이고 싶은 마음이 강하다면 서로 상충할 수 있다. 정확한 연하기능평가에 근거하여 팀 컨퍼런스를 통해서 서로의 의견을 교환하고, 병태생리에 대해 의논하면서 목표를 일치시키지 않으면 연하재활치료는 성립되지 않는다.

3. 단기목표와 장기목표

이것은 기간을 고려한 목표 개념이다. 병원에서 재활치료는 제한된 기간 동안 시행되므로 당연히 퇴원시의 목표(단기목표 : short-term goal)를 상정한다. 그러나 환자의 삶은 장애를 입은 이후에도 계속되며 기능은 퇴원한 후에도 변한다. 그래서 반년 후, 1년 후, 또한 생애에 걸친 목표가 필요하다. 이와 같은 맥락에서 장기목표(long-term goal)가 필요하다.

단기목표는 보다 세분화하여 2주 후의 목표, 4주 후의 목표 정도로 세워도 좋다. 또한 목표는 수정할 수 있으며, 치료경과를 보면서 적절한 목표를 설정할 필요가 있다. 장기목표도 수시로 기간이나 목표를 수정할 수 있다고 유연하게 생각해야 한다. 중요한 것은 넓은 시야에서 환자의 장단기 목표를 입체적으로 바라보는 것이다. 병원 퇴원까지의 단기목표(주요목표 및 하위목표)를 수립할 때, 퇴원 후의 생활까지 고려한 장기목표(주요목표와 하위목표)와 함께 생각하면 쉽게 정리할 수 있을 것이다. 환자의 장기목표는 '안전하게 경구섭취를 계속한다'로 세우는 경우가 많으리라 생각되지만, 위루관을 가진 환자에서는 '즐거움을 느낄 수 있을 수준의 경구섭취를 계속한다'로 세우는 경우도 있을 것이다. 어디까지나 질환의 예후와 기능의 예후를 감안하여 목표를 설정하고 그것을 팀에서 공유하여 환자의 가족에게 납득될 때까지 설명하는 노력이 필요하다.

평가는 신체의 기능 및 구조의 장애, 활동의 제한, 사회참여의 제약, 심리적인 문제의 각각에 대해 실시하고, 목표(하위목표)도 각각에 대해 설정되어야 한다.

Ⅷ. 치료방침(후지시마 등, 2017)

우리는 환자의 호소와 증상에서 섭식연하장애를 의심하고, 이어서 진찰 및 검사를 진행한다. 얻어진 정보를 종합해서 섭식연하장애가 있는지 여부를 판정한 후에 장애 정도를 평가하고 치료의 목표를 설정하여 재활치료 프로그램을 계획한다. 이 때 ① 신체 기능 및 구조의 장애, ② 활동의 제한, ③ 참가의 제약, ④ 심리적 문제라는, 네 가지 수준에서 장애를 포착하고 평가하여, 가장 중요한 문제에 초점을 맞추고 환경을 조성하여 활동을 중심으로 치료를 진행한다.

문제는 시시각각으로 변화한다. 급성기는 리스크 관리와 수분 영양을 포함한 전신 관리에 중점을 두며, 회복기에서 만성기에는 생활을 염두해 둔 활동을 높이고, 기능회복의 예후 예측에 근거하여 기능훈련, 보상적 기법, 환경개선 등을 염두에 두고 재활치료를 시행한다. 목표는 환자마다 다르다. 다차원적인 장애를 정확히 평가하고 이에 맞추어 구체적인 목표를 설정하여 치료해 나가는 것이 중요하다. 각각의 장애에 대하여 목표를 설정하는데, 최종적인 주요목표는 어느 정도까지 경구섭취가 가능한가에 초점이 맞추어져 있다.

(후지시마 이치로)

Note 4-4 재활치료의 한계와 수술적 치료의 적응증

적절한 재활치료는 매우 효과적이지만 한계도 있다. 특히 아무리 노력해도 경구섭취가 안되거나 흡인을 막을 수 없을 때에는 수술적 치료를 고려해야 한다. 재활치료로 도저히 좋아지지 않을 때에는 수술적 치료라는 수단이 있다는 점을 잊어서는 안 된다. 그러나 어떤 경우에 수술적 치료를 할 것인지에 대하여 명확한 기준은 없다고 생각한다. 병원의 특성과 이비인후과 의사와의 협력진료체제, 환자의 상태에 따라 판단기준은 달라질 것이다. 윤리적 측면까지 충분히 고려하면서 환자 본인과 가족들이 충분히 정보를 공유하고 결정을 내려야 할 것이다(제 13, 14장 참조). (후지시마 이치로)

Note 4-5 **경구섭취가 충분하지 못할 때 영양보조는 어떻게 하는가?**

필자는 연하훈련 중에 경구섭취가 부족한 경우에 보조영양법으로 간헐적구강식도경관영양법(intermittent oro-esophageal tube feeding, 이하 OE법)을 고려한다. 튜브를 간헐적으로 넣고 빼는 것 자체가 삼키는 훈련이 된다는 부차적 효과도 있다. 단기간의 보조 영양으로서도 매우 적합하다. 정맥영양(수액요법)도 환자의 일시적인 전신상태를 개선시키는 데에는 큰 효과가 있다. 본인이 한 번만 경험해 보면, 코를 통해 삽입하는 경관영양튜브가 얼마나 괴롭고 불쾌하며 삼키는 데 불리한지를 체험할 수 있다. 또한 삽입된 튜브의 주위에 이물질이 붙어서 불결해지기 때문에 이것이 흡인성 폐렴의 유발인자가 되기도 된다. 위루술은 내시경을 통해서 시행할 수 있으므로 예전보다는 간편해졌다고 할 수 있지만, 역시 시술을 시행하는 것에는 신중할 수밖에 없다. 그러나 장기간의 경관영양이 필요하다고 판단될 경우에 위루술은 매우 장점이 많은 보조영양 방법이라고 생각한다. 최근에 '위루술(뱃줄)은 나쁘다'는 식으로 경솔하게 반대하는 의견을 듣기도 하지만, 위루를 보조적으로 사용하면서 '먹는 것을 즐기는' 삶을 실현하여 멋진 인생을 살고 있는 사람들도 있다. (후지시마 이치로)

참고문헌

- 上田　敏 : ICF の理解と活用. 2005, 萌文社.
- 上田　敏 : リハビリテーションを考える　第1 版. 1983, 青木書店.
- 藤島一郎, 谷口　洋 : 脳卒中の摂食嚥下障害　第3 版. 2017, 医歯薬出版.
- リチャード·A·シュミット(著), 調枝孝治(監訳) : 運動学習とパフォーマンス. 1994, 大館書店, pp1-12.
- Kunieda K, Ohno T, Fujishima I, et al : Reliability and validity of a tool to measure the severity of dysphagia : the Food Intake LEVEL Scale. J Pain Symptom Manage. 2013, 46 : 201-206.
- Larsen GL : Conservative management for incomplete dysphagia paralytica. Arch Phys Med Rehabil. 1973, 54 : 180-185.

5

위험(RISK) 관리

연하장애환자에 있어서 '흡인'과 '영양장애'는 대표적인 2대 위험(risk)이라고 한다. 저영양 상태는 연하장애를 악화시켜 면역력이 저하되기 때문에 흡인성 폐렴이 쉽게 일어난다. 한편 폐렴에 감염되면 영양결핍도 악화되는 악순환에 빠진다. 연하재활치료의 임상진료 현장에서 흡인이나 영양장애에 대한 위험관리는 대단히 중요하다. 또한 경비경관 영양튜브(비위관)에 의해 연하운동이 방해를 받거나 약제가 연하에 악영향을 끼치는 경우도 있어서 주의가 필요하다. 여기서는 연하재활치료를 수행할 때의 위험관리에 대해서 기술하겠다.

Ⅰ. 흡인과 질식

흡인(또는 오연, 誤嚥)[1)]이란 음식물이나 타액 등이 성문을 지나 기도(기관내)로 유입되는 상태로, 흡인성 폐렴이나 질식의 원인이 된다. 흡인성 폐렴의 발병에는 음식물의 흡인뿐만 아니라 야간이나 취침 중의 타액이나 위식도 역류물의 흡인(microaspiration)도 원인이 되지만, 흡인이라고 해서 모두 흡인성 폐렴으로 이어지는 것은 아니다. 폐렴의 발병에는 흡인물의 질과 양, 구강 내의 오염상태, 영양상태, 체력 및 면역력, 흡인물의 객출력 등 여러 가지 요인이 관련되어 있다. 폐렴이 발병하면 연하기능이나 영양상태 모두 악화되고, 그 후에 반복적으로 폐렴이 발생하는 경우도 종종 경험한다. 흡인의 예방, 흡인물의 객출, 흡인이 되더라도 폐렴이 발생하지 않게 하기 위한 대응, 흡인성 폐렴의 조기발견, 조기 치료, 재발예방이 중요하다 [그림 5-1].

---

1) p.10 각주 참조

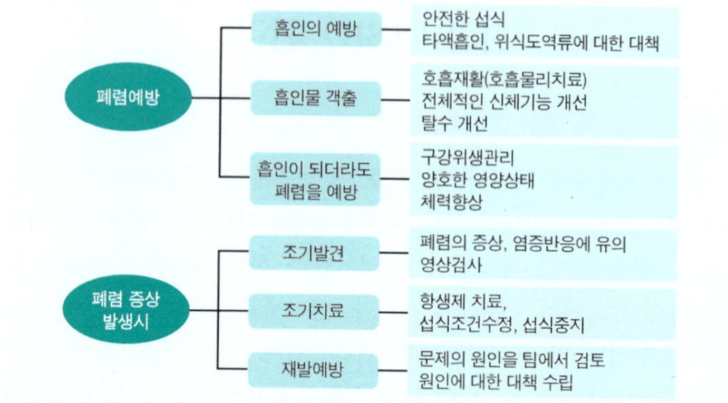

그림 5-1 흡인에 대한 대응

질식은 인두나 기도의 입구가 음식물, 특히 떡, 빵, 고기 등으로 막혀버린 상태이다. 일본에 있어서는 설날에 먹는 찰떡(모찌)이 제일 흔한 원인이다. 고령자들은 평상시 무엇이든 먹을 수 있다고 생각하지만, 삼키는 기능이 떨어져 있어서 질식의 위험이 있다고 보아야 한다.

1. 연하장애와 관련된 폐질환

일본에서 폐렴으로 인한 사망자의 95% 이상은 65세 이상의 노인인데, 2011년에는 폐렴이 일본인 사망원인의 제3위로서 뇌혈관질환을 추월했다. 고령화에 따라 섭식연하장애 환자는 확실히 증가할 것으로 예상되며 일본의 의료인 및 간병인들에게 있어서 흡인 및 흡인성 폐렴의 예방은 큰 숙제이다. [표 5-1]에 흡인과 관련된 호흡기 질환을 요약하였다.

표 5-1 흡인과 관련되는 호흡기 질환

• 흡인성 폐렴(연하성 폐렴) • 미만성 연하성 세기관지염(diffuse aspiration bronchitis : DAB) • 멘델슨 증후군 • 인공호흡기 관련 폐렴(ventilator associated pneumonia : VAP)

Note 5-1 의료행위관련폐렴

폐렴은 발병 장소나 병태의 관점에서 지역사회획득폐렴(community-acquired pneumonia : CAP), 원내폐렴(hospital-acquired pneumonia : HAP)으로 분류해 왔다. 그러나 고령자에게서 최근 증가하고 있는, 예후가 불량한 폐렴이나 의료행위와 관련한 내성균 위험도가 높은 폐렴은 종래의 CAP 또는 HAP 분류로는 파악하기 어려운 임상적 특징을 갖고 있어서, 의료행위 관련 폐렴(nursing and healthcare-associated pneumonia : NHCAP)로 정의하게 되었다.

표 NHCAP의 정의

1. 장기요양병원 혹은 간호시설에 입소해 있다
2. 최근 90일 이내에 병원을 퇴원했다
3. 돌봄을 필요로 하는 고령자, 신체장애인
4. 통원하면서 계속적으로 혈관내 치료(투석, 항균제, 화학요법, 면역억제제 등을 사용한 치료)를 받고 있다

NHCAP는 CAP와 HAP의 중간적인 위치에 있으나, 명확히 분류되지 않는 경우도 있다(그림). NHCAP의 주된 증상발생 원인은 ① 흡인성 폐렴 ② 인플루엔자 후의 2차성 세균성 폐렴 ③ 투석 등의 혈관내 치료에 관련된 내성균성 폐렴(MRSA폐렴 등) ④ 면역억제제나 항암제 등에 의한 치료 중에 증상이 나타난 기회감염 폐렴 등이 있는데, 가장 많은 경우는 고령자의 흡인성 폐렴이라 할 수 있다. 예후가 좋지 않은 임종기 폐렴 증상을 나타내는 경우나 노쇠의 경과에 따라 발병하는 사례도 많다. 일본에서는 고령자나 병상에 누워있는 환자가 간호시설 및 요양병상에 많으며, 이곳에서 발병한 폐렴은 내성균이 원인인 경우가 많고 사망율도 높다. NHCAP는 난치화되거나 재발하기 쉬우므로 폐렴의 예방이 특히 중요하다. NHCAP 대응의 중요항목에는 연하재활치료, 구강위생관리, 영양상태의 개선, 의식 수준을 높이는 노력(수면제나 진정제의 감량 및 중지 등), 연하장애의 원인이 되는 약제의 감량 및 중지, 연하기능을 개선하는 약물치료(ACE-I, cilostazol 등), 예방접종 등이 있다. 치료방침의 결정에 있어서 환자 개인이나 가족의 의사를 존중하여 삶의 질을 우선하는 생명윤리적 측면도 고려해야 한다.

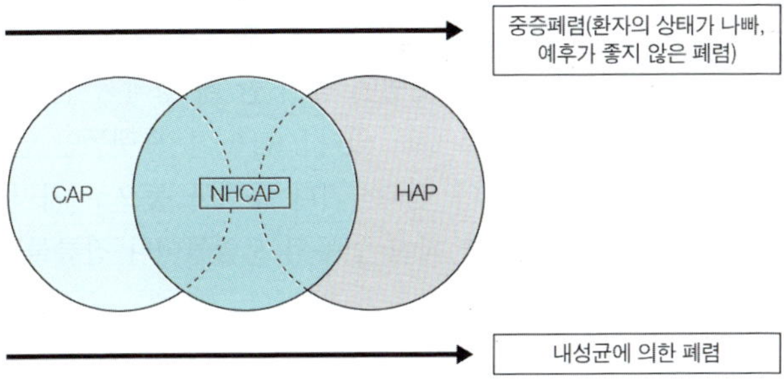

그림 일본 내 CAP, NHCAP, HAP의 자리매김

(쿠니에다 겐지로)

참고문헌 : 日本呼吸器学会成人肺炎診療ガイドライン2017 作成委員会 : 成人肺炎診療ガイドライン2017. 日本呼吸器学会, 2017.

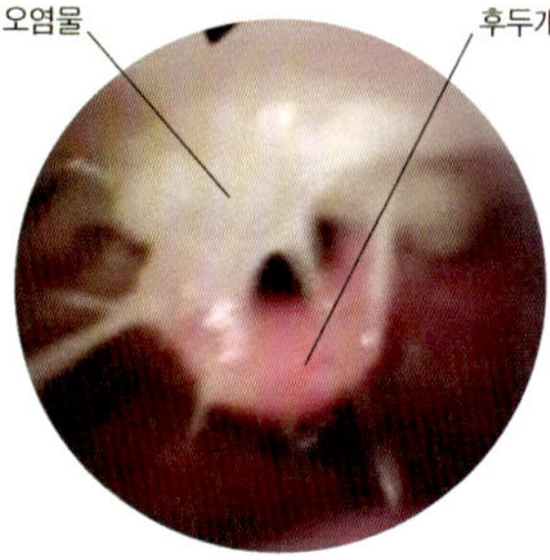

그림 5-2 오염이 심한 인두
객담이나 타액으로 오염된 인두. 연하는 커녕 오염물에 의한 흡인이나 질식의 위험도 있다. 섭식훈련이나 연하기능평가 전에는 반드시 석션을 통해서 흡인물을 제거해 둔다.

2. 흡인의 예방

음식물의 흡인, 타액 및 위식도역류물의 흡인에 대응한다.

음식물 흡인에 대한 대책

• 섭식을 시작할 때의 조건

의식수준은 완전한 각성상태가 되어야 섭식을 시작할 수 있다. 구강건조나 오염이 있는 환자는 인두 오염도 심한 경우가 많고, 객담이나 탈락상피, 비출혈(코피) 후의 핏덩이 등이 한 데 엉켜서 인두에 남는 경우에는 질식의 원인이 될 수도 있다[그림 5-2]. 오랫동안 입으로 음식을 먹지 않아서 구강 안이 건조하거나 음식물 등으로 지저분한 환자는 충분한 구강위생관리를 하고 인두의 오염물이나 잔류물을 흡인한 후에 섭식을 시작해야 한다.

• 안전한 섭식

FEES나 VFS등 연하기능검사에서 최선의 섭식조건(best swallow)을 파악했다면, 흡인이나 인두잔류가 없도록 안전하게 섭식할 수 있는 조건을 결정한다. 연하장애를 조기에 발견하기 위해서 다양한 선별검사 및 검사방법이 개발되었지만, 가장 중요한 것은 식사하는 장면을 임상적으로 관찰하는 것이다. 연하기능검사에서는 안전하다고 생각되었던 섭식조건에서도 실제 식사 현장에서는 문제가 발견되는 경우가 종종 있다. 식사중의 사레나 그르렁거리는 쉰 목소리 등의 문제가 나타나는 경우에는 섭식조건을 수정한다. 연하장애 환자는 식사 후반에 사레나 흡인이 발생하기 쉽고 식사시간도 길어지는 경향이 있다. 피로감은 식사시간 및 영양장애와 관련이 있다는 보고가 있으므로(사토오 2017), 식사시간이 필요이상으로 길어지지 않도록 식사시간을 제한하거나 보조영양식이나 간식을 이용할지에 대해서도 검토한다.

원질환의 경과, 약제, 전해질 이상, 탈수 등에 의해 의식상태나 전신상태가 악화되기 쉽다. 진행성 질환이나 신경근 질환 등에서는 원질환의 변화가 연하기능에 직접 영향을 미친다. 의식장애나 전신상태의 악화, 원질환의 진행에 따른 연하기능의 악화 등을 보일 때는 섭식조건을 수정하여 문제가 발생하지 않도록 예방하여 대처한다.

3. 흡인물의 객출

흡인이 되어도 객출할 수 있도록 기침 및 "하-" 불기(huffing) 훈련, 호기근강화훈련, ACBT(active cycle of breathing training) 등을 통해 기도방어를 높이는 훈련이 중요하다. 필자가 일하는 병원의 연하팀에서는 검사나 식사 중에 다량의 흡인이 발생한 경우에는 즉시 호흡물리치료를 실시할 수 있는 체제를 갖추고 있다.

4. 흡인되어도 폐렴을 일으키지 않기

구강위생관리(구강케어)

구강케어는 모든 연하장애환자에 적용된다. 구강내 세균수의 감소 등, 구강환경을 개선함으로써 폐렴 발생률을 절반 정도로 감소시키고 (Yoshino 등 2001), 연하반사나 기침반사를 개선한다. 구강 안이 지저

분할 경우에는 세균이 음식물이나 타액 등 흡인물에 혼재되어 흡인성 폐렴을 일으키기 쉽다. 또한 안정을 취할 때나 수면 중에 타액 흡인으로 폐렴을 초래하는 경우도 많아 무증상 흡인의 원인이 되기도 한다. 구강위생관리를 철저히 하고 구강 안의 환경을 청결하고 습윤한 상태로 유지하는 것이 중요하다.

영양상태 및 체력의 유지와 개선

저영양상태로는 연하기능을 악화시켜 감염도 쉽게 초래되기 때문에 영양관리를 충실히 해야한다(제 5장, 'Ⅱ. 영양의 사정(assessment)과 관리' 참조, p.105~110). 연하재활치료 뿐만 아니라 신체기능에 대한 재활치료도 중요한데, 이를 통해 체력을 유지하고 개선할 수 있다.

5. 흡인성 폐렴의 조기발견과 조기치료 및 재발예방

흡인성 폐렴의 조기발견

[표 5-2]와 같은 폐렴의 징후에 항상 유의해야 한다.

증상 및 신체검사

폐렴의 호흡기 증상으로서 기침, 객담, 호흡곤란, 흉통이 있고 전신증상으로서 발열, 권태감, 식욕부진, 의식장애 등이 관찰된다. 진찰소

표 5-2 폐렴의 증상, 검사소견

항목	소견
임상증상	호흡기증상 : 기침, 객담, 호흡곤란, 흉통 전신증상 : 발열, 권태감, 식욕부진, 의식장애
진찰소견	흉부청진에서 수포음(crackle) 청취 경피적 동맥혈산소포화도(SpO_2)의 저하
활력징후	발열, 빈맥, 빈호흡
검사소견	백혈구 수 증가(호중구 우위), 염증반응(CRP, ESR, prcalcitonin의 상승)
영상소견	흉부X선, 흉부CT

견에서는 흉부청진으로 수포음(crackle)을 확인한다.

전형적인 증상으로는 발열, 기침, 객담을 들 수 있다. 객담으로는 양의 증가나 성상의 변화(점성의 증가, 색의 변화 등)에 주의한다. 단, 고령자의 폐렴에서는 식사를 잘 하지 않거나, 실금이 나타나거나, 일상 활동이 저하되는 등 전형적인 호흡기 증상을 나타내지 않는 경우가 있다는 점을 주의해야 한다. 따라서 진찰을 통해 호흡수의 증가나 말초동맥혈 산소포화도(SpO_2)의 저하 등의 소견이 없는지 주의 깊게 관찰해야 한다.

검사소견

호중구 우위의 백혈구 증가, CRP 상승 등 염증반응의 유무를 확인한다. 단, 염증수치의 상승 등 검사결과에 과도하게 의존하지 말고 임상증상이나 진찰소견, 활력징후를 주의 깊게 확인하는 일이 중요하다. 탈수상태일 때는 기도상피를 덮는 피복액이 감소하기 때문에 섬모의 움직임이 저하되어 감염을 조장하게 된다. 따라서, BUN이나 크레아티닌의 상승 등 탈수를 시사하는 소견에는 주의가 필요하다.

영상검사 결과

흉부 단순 사진에서 새롭게 나타났거나 이전에 비해서 증대된 침윤음영이 보이는 경우에 폐렴을 의심할 수 있다. 단순흉부방사선 사진으로 폐렴여부을 확인하기 어려운 경우에는 흉부CT에서 확인할 수도 있다. 흉부CT에서는 좌우중하폐야 배측을 중심으로 음영이 발생하며, 기관지의 주행방향 때문에 오른쪽에 발생하는 경우가 많다. 중심부의 기관지벽 비후가 관찰되는 경우도 많다 [그림 5-3].

흡인성 폐렴의 치료, 재발예방

흡인성 폐렴의 항균제치료에 관해서는 흡인위험이 없는 환자에 비해 구강내 상재균이나 혐기성균이 크게 관여하기 때문에 이를 목표로 하는 약제를 우선 선택한다. 항생제 선택에는 객담의 그람염색, 객담배양 등 원인균을 특정(identify)하도록 노력하여 가장 효과적인 약제

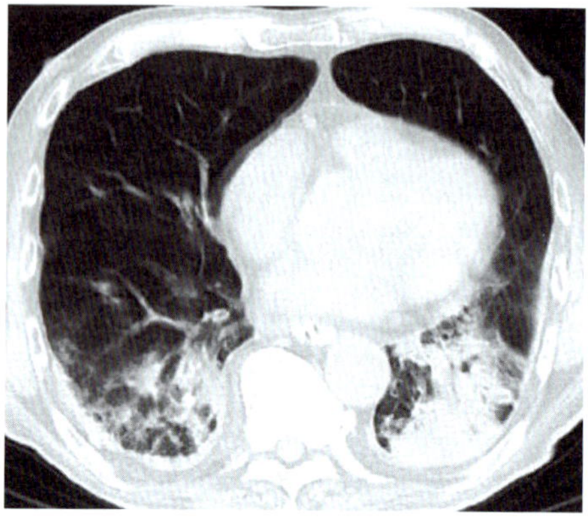

그림 5-3 흡인성폐렴의 흉부CT 소견

를 선택한다. 가래배출을 촉진하기 위해 호흡물리치료도 병행해서 시행한다. 폐렴 증상이 발생할 때에는 상태에 따라 경구섭취를 일시적으로 중단하거나 섭식조건을 수정하는 것도 검토하는데, 폐렴 발생시 조기에 경구섭취를 개시하는 것이 경구섭취 회복과 퇴원이 빠르다는 보고도 있다. 필요 이상의 금식은 피해야 한다. 흡인성 폐렴이 발생한 원인을 팀에서 검토하여 그 이후의 폐렴이 재발하는 것을 예방하는 대책을 마련하는 것이 중요하다.

백신접종

고령자의 폐렴 예방에 있어서 인플루엔자 백신과 폐렴구균 백신(PPSV23)은 단독 또는 병용하면 폐렴 발병 또는 사망 억제 효과를 기대할 수 있기 때문에 양쪽 백신의 접종이 권장된다(일본호흡기학회 성인폐렴진료 가이드라인 2017 작성위원회, 2017). NHCAP 중 흡인성 폐렴의 예방 있어서 PPSV23 접종이 유효성을 나타냈다는 일본의 보고(Maruyama 등, 2010)도 있으며, 65세 이상의 성인을 대상으로 PPSV23을 접종하고 있다. 폐렴구균 백신에는 뉴모박스(PPSV23, 5년마다 접종)와 프리베나(PCV13, 평생면역으로 한번만 접종)의 2종류가 있다.

공격인자

1. LES압력 저하 : 위내용물의 역류
   (lower esophageal sphincter)
   TLESR : transient lower esophageal sphincter relaxation
   (일과성 LES 이완)
2. 위산, 펩신
3. 위배출지연(위내압의 상승)
4. 담즙산, 담즙
5. 단백분해효소(췌장분비액)

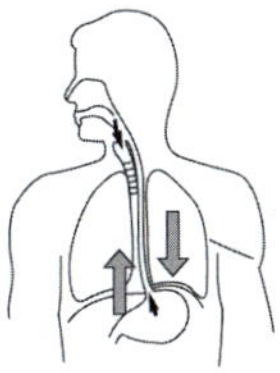

방어인자

1. 연하 : 인후두식도의 클리어런스 기능
2. 타액(침) : 침샘, HCO_3^-에 의한 중화
3. 점액 : 식도샘, HCO_3^-에 의한 중화
4. LES압력 : 위내용물의 역류방지
5. 식도연동운동
6. 중력
7. 점액의 저항성

그림 5-4 LPRD, GERD의 공격인자와 방어인자(사토오 등, 2016)

6. 위식도역류, 타액흡인 등

안정시, 취침 중의 타액이나, 식도 및 위의 내용물이 역류하는 위식도역류증(gastro-esophageal reflux disease : GERD)에 대해서도 주의가 필요하다. 하부식도괄약근(lower esophageal sphincter : LES)의 폐쇄가 불완전하면 위액, 소화액, 세균을 포함한 음식물이 인두로 역류해서(인후두역류증 : laryngopharyngeal reflux disease : LPRD) 흡인하면 폐렴의 원인이 된다. 또한 낮동안에는 타액의 연하에 의해 식도 내의 산은 중화되지만, 수면 중에는 타액의 분비가 저하되어 위산이 기도까지 역류되어 흡인이 되면 화학적 염증을 일으킬 수도 있다.

GERD에 대해서는 위산분비억제제 등 약물치료를 검토한다. 취침 중에는 머리쪽을 살짝 높이고, 식후에는 상체를 일으켜 세우는 자세를 취한다. 호흡에 문제가 없다면 안정시에도 턱 당기기 자세를 유지하여 타액의 흡인을 방지한다. 경관영양은 상체를 세워서 주입하고 경우에 따라서는 반고형화 영양제를 이용할지 여부도 검토한다. 항상 임상적으로 추측할 수 있는 위험인자들을 제거하는 것이 중요하다 [그림 5-4].

7. 질식에 대한 대응

일본에서 뜻하지 않은 사고 중 1위는 '질식'으로 교통사고보다도 많다. 질식은 저산소혈증에 의한 의식 소실, 호흡 정지에서 심장 정지

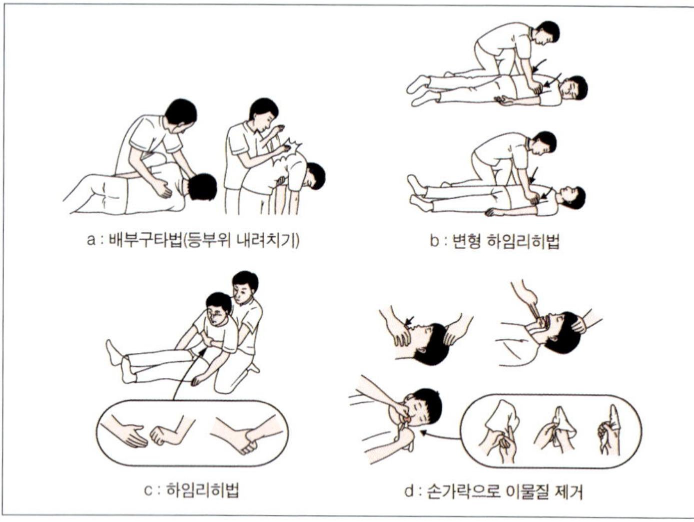

그림 5-5 **질식시의 대응**(후지시마, 2012)

에 이르는, 긴급도가 매우 높은 병태이다. 특히 고령자(80세 이상)에게는 예기치 못한 사고의 절반 이상이 질식이며, 연하장애 환자는 질식의 위험이 높다. 질식이 발생했을 경우는 즉시 흡입(석션), 배부구타법(등 부위를 내려치기), 복부압박법(하임리히법), 손가락으로 이물질을 제거하는 방법 등을 사용한다 [그림 5-5]. (쿠니에다 겐지로)

참고문헌

- 佐藤公則, 千年俊一, 梅野博仁・他 : 睡眠中の嚥下・呼吸・誤嚥. 嚥下医学. 2016, 5 : 57-67.
- 佐藤　舞 : 虚弱高齢者における疲労と嚥下機能. 嚥下医学. 2017, 6(1) : 29-33, 2017.
- 日本呼吸器学会成人肺炎診療ガイドライン2017 作成委員会 ; 成人肺炎診療ガイドライン2017. 2017, 日本呼吸器学会.
- 藤島一郎編 : よくわかる嚥下障害　第3 版. 永井書店, 2012, 245.
- Koyama T, Maeda K, Anzai H, et al : Early Commencement of Oral Intake and

Physical Function are Associated with Early Hospital Discharge with Oral Intake in Hospitalized Elderly Individuals with Pneumonia. J Am Geriatr Soc. 2015, 63 : 2183-2185.
- Maruyama T, Taguchi O, Niederman MS, et al : Efficacy of 23-valent pneumococcal vaccine in preventing pneumonia and improving survival in nursing home residents : double blind, randomised and placebo controlled trial. BMJ. 2010, 340 : c1104.
- Watando A, Ebihara T, Ebihara S, et al : Oral care and cough reflex sensitivity in elderly nursing home patients. Chest. 2004, 126 : 1066-1070.
- Yoshino A, Ebihara T, Ebihara S, et al : Daily oral care and risk factors for pneumonia among elderly nursing home patients. JAMA. 2001, 286(18) : 2235-2236.

Ⅱ. 영양의 사정(assessment)과 관리

1. 영양 사정(assessment)

영양사정의 목적은 조기에 영양장애, 특히 저영양상태를 판별하여 적절한 영양계획을 세운 후 영양치료를 실시하고, 시간흐름에 따라 변화를 관찰한 뒤 알맞게 수정하면서 영양측면에서 전신상태를 안정시키는 것이다.

영양선별검사

영양 선별검사(screening)로 널리 사용되고 있는 것으로는 주관적 포괄영양평가(subjective global assessment : SGA), MNA-SF(mini nutritional assessment-short form) 등이 있으며, 그 외에도 구미에서 널리 사용되고 있는 검사법이 있다 [표 5-3].

표 5-3 영양선별검사 도구

- SGA
- MNA-SF
- GNRI(geriatric nutritional risk index)
- MST(malnutrition screening tool)
- MUST(malnutrion universal screening tool)
- NRS-2002(nutritional risk screening-2002)

표 5-4 혈액생화학검사

지표	반감기	참고치(mg/dL)
albumin	17~23일	3600~4800
transferrin	7~10일	남성 : 190~300, 여성 : 200~340
Transthyretin(=prealbumin)	2~4일	남성 : 23~42, 여성 : 22~34
CRP	18시간	<1.0

골격근량

생체전기임피던스법(bio electrical impedance analysis : BIA), 이중에너지 X선 흡수측정법(dual energy X-ray absorptiometry : DXA), 상완근면적(상완둘레와 상완삼두근 피하지방후의 측정치에서 산출), 하퇴둘레 등을 사용해서 골격근량을 측정한다.

혈액 생화학 검사

영양상태는 알부민, 트랜스페린(transferrin), 트랜스사이레틴(transthyretin, 이전에는 prealbumin으로도 알려짐), CRP등으로 평가한다 [표 5-4]. 또한 알부민, 말초혈액림프구 수, 총 콜레스트롤치를 수치화 한 CONUT(controlling nutritional status)점수가 개발되어 있다. BUN/크레이티닌 비는 탈수의 평가에 유용한데 10 전후가 기준이다.

이상과 같은 항목을 비롯하여 체중의 추이를 참고해서 영양상태, 영양치료의 효과판정에 이용한다.

2. 에너지 필요량, 필요 수분량

총에너지소비량은 기초에너지소비량+식사유도성 체열생산(diet-induced thermogenesis)+신체활동에 수반된 에너지소비량으로 계산할 수 있다. 기초에너지소비량은 Harris-Benedict식 등을 이용하여 감염, 수술 등의 스트레스 인자나 활동량을 감안해서 총에너지소비량을 예측하여 산출한다 [표 5-5]. 또한 장기간 저영양상태인 환자의 근육량, 근력저하를

표 5-5 에너지소비량산출의 예

• 기초에너지소비량(BEE) : Harris-Benedict식 남성 : 66.47+13.75W+5.0H−6.75A 여성 : 655.1+9.56W+1.85H−4.68A W체중(kg), H신장(cm), A연령
• 총에너지소비량 기초에너지소비량×스트레스 계수×활동계수
• 스트레스 계수 외상 1.3~1.6 수술 1.1~1.6 감염증 1.2~1.8 열상 1.5~2.0
• 활동계수 자리보전(bedridden) 1.0, 침상내 활동 1.3, 훈련실에서의 재활 1.3~2.0

표 5-6 영양재개(Re-feeding)증후군의 고위험군 판정기준(NICE, 2006)

① BMI 16미만
② 지난 6개월 이내에 15%이상의 체중감소
③ 10일 이상의 식사량 저하
④ 저칼륨혈증, 저인혈증, 저마그네슘혈증
⑤ BMI 18.5 미만
⑥ 지난 6 개월 이내에 10%이상의 체중감소
⑦ 5일 이상의 식사량 저하
⑧ 알콜의존, 인슐린사용, 항암화학요법, 제산제, 이뇨제 사용의 병력

※ 고위험군 : ①~④ 중 하나이상 충족한 경우, 또는 ⑤~⑧을 2개 이상 충족한 경우

회복하기 위하여 열량을 추가한다. 에너지 필요량은 이것들의 합이다.

만성적인 저영양상태인 환자에게 급속하게 에너지를 투여하면 혈청 인, 칼륨, 마그네슘 농도가 저하되거나 고혈당에 의한 증상(영양재개 증후군, re-feeding syndrome)을 초래할 위험이 있기 때문에, 고위험군에게는 에너지 투여량을 천천히 증가시켜야 한다 [표 5-6]. 또한 과도한 에너지 투여에 의한 고혈당, 인슐린 과잉분비 등의 증상에 주의한다(과영양증후군).

Note 5-2 노쇠(frailty)

고령이나 만성질환의 영향으로 심신의 활력이 저하되어 생활기능에 장애가 발생하고 심신이 약해진 상태이다. 저영양상태, 근감소증이 깊이 관여하고 있다[표]. 노쇠는 고령자나 장기요양환자의 섭식연하장애의 원인이 되는데, 영양상태를 개선함에 따라 노쇠로부터 벗어나 연하기능이 개선되는 경우도 있다고 생각한다. (후지시마 이치로)

표 노쇠(frailty)의 기준(Fried 등, 2001)

① 체중감소
② 현저한 피로감의 자각
③ (악력 등의) 근력저하
④ 보행속도저하
⑤ 활동수준의저하

3개 이상이면 노쇠로 판단

단백질

전신상태가 안정적인 경우에는 체중당 0.8~1.0g/일을 기준으로 한다. 외상이나 수술, 욕창 등의 창상의 경우에는 1.0~2.0g/kg/일의 증량을 검토한다. 근력증강에 중점을 두는 경우에는 분지사슬아미노산(branched-chain amino acid : BCAA) 및 비타민D 등을 증량한다.

지방

총에너지투여량의 20~40%를 기준으로 한다. 정맥영양의 경우 원칙적으로 지질유제(fat emulsion 또는 lipid emulsion)를 투여한다.

탄수화물

총에너지투여량의 50~60%를 기준으로 한다.

미량영양소

비타민, 미네랄, 미량원소를 투여한다. 특히 정맥영양에는 꼭 부가해야 한다.

필요 수분량

체중당 30~40ml/kg을 기준으로 한다. 심부전 등의 질환이나 연령에 따라서 증감한다.

3. 영양관리의 실제

보다 이른 시기에 경장영양(enteral feeding)을 시작하는 것은 장관내막상피 및 파이엘판(Peyer's patch)의 위축에 의한 장관내 세균의 혈중이행(bacterial translocation)을 방지하고 면역계의 기능을 유지하는 것에 효과적이다. 경장영양제를 주입할 수 없는 경우에도 GFO(글루타민, 화이버, 올리고당)[2)]의 주입을 검토한다. 소화관 기능이 떨어진 경우나 소화관의 안정이 필요한 경우에는 정맥영양을 선택한다.

경구섭취

섭식연하장애가 있는 경우에도 안전하게 식사할 수 있는 조건이 결정되면 경구로 섭식한다. 연하장애식은 수분함유량이 많아 쉽게 배가 부르기 때문에 충분한 양을 섭취하지 못하는 경우가 있다. 연하기능이 호전되면 이에 맞추어서 음식의 형태도 변경하는 것을 검토한다.

경비위경관영양(nasogastric tube feeding)

경구섭취가 곤란한 경우에는 조기부터 비위관(nasogastric tube)를 이용하여 경관영양을 시작한다. 경장영양제를 많이 주입하면 구토할 수도 있다. 서서히 증량해서 익숙해지도록 하고, 설사에 주의하면서 용량당 에너지 함량이 높은 영양제를 사용하기도 한다. 또한 경구섭취량이 적은 경우 식후에 에너지 필요량의 부족분을 영양제 주입으로 보충한다.

위루, 장루

장기간 경장영양이 필요할 것으로 예상되는 경우에는 위루 또는 장루를 설치할지 여부를 검토한다. 경피내시경적 위루조설술(percutaneous endoscopic gastrostomy : PEG) 외에 경피경식도위관삽입술(percutaneous trans-esophageal gastro-tubing : PTEG)이 개발되어 있다.

---

2) GFO®는 일본 오츠카제약에서 개발한 분말형 제제의 상품명이며, 2021년 현재 국내에는 시판하지 않고 있다(역주).

말초정맥영양법(peripheral parenteral nutrition : PPN)

수분의 보충에 효과적이다. 고열량의 수액을 투여하기에는 적절하지 않고, PPN만으로 에너지 필요량을 모두 충족시키는 것은 어렵다.

총정맥영양법(total parentenal nutrition : TPN)

고칼로리 수액을 투여하는 경우에 선택한다. 카테터 유치에 따르는 감염의 위험에 주의해야 한다. 에너지 필요량이 많은 환자가 섭취량을 증가시키지 못하는 경우, 또는 경장영양으로 영양제를 증량하면 구토, 설사, 발열 등을 반복하는 경우에는 TPN병용을 검토할 수 있다. 말초삽입식 중심정맥카테터(peripherally inserted central catheter : PICC)는 시술에 따른 위험성이 비교적 적다. 정맥영양을 계속하는 경우에는 혈청전해질 농도의 변화 추이를 주의 깊게 관찰해야 한다.

(니시무라 리쯔)

참고문헌

- 鈴木隆雄(研究代表) : 厚生労働科学研究費補助金(長寿科学総合研究事業) 総括研究報告書. 後期高齢者の保健事業のあり方に関する研究. 2016.
- Fried LP, Tangen CM, Walston J, et al : Frailty in older adults : evidence for a phenotype. J Gerontol A Biol Sci Med Sci. 2001, 56(3) : M146-156.
- Ignacio de Ulíbarri J, González-Madroño A, de Villar NG, et al : CONUT : a tool for controlling nutritional status. First validation in a hospital population. Nutr Hosp. 2005, 20(1) : 38-45.
- National Institute for Health and Care Excellence(NICE) : Nutrition support in adults : oral nutrition support, enteral tube feeding and parenteral nutrition. NICE clinical guideline32, 2006.

Ⅲ. 기타 리스크 관리

1. 경비영양튜브 관리

경비영양튜브에 의해서 연하운동이 방해를 받을 수 있다. 딱딱하고 굵은 비위관이 삽입되어 있거나 인두를 교차하여 유치되어 있는 경우에는 비위관이 유치되어 있는 것 자체가 연하장애의 원인이 될 수 있다(오노 등, 2006). 특히 급성기에 구토예방을 위해 소화관의 내용물을 흡인(석션)하기 위해서 유치하는 경비튜브는 후두개를 강하게 압박해서 연하운동 자체가 불가능하게 되는 경우가 있다 [그림 5-6a]. 튜브를 유치한 채로 안이하게 연하기능을 평가하면 ① 연하가 안된다, ② 먹으면 흡인한다, ③ 먹으려 하지 않는다 등으로 잘못 판단할 가능성이 있다. 8Fr.정도의 가는 튜브를 가능한 한 비강과 같은 쪽 인두에 유치하고 똬리 튼 모양이 되지 않도록 삽입한다 [그림 5-6b]. 또한 이와 같은 문제를 피하기 위해 간헐적경관영양법을 선택할 수도 있다(OE법의 항 참조).

경비영양튜브는 식도입구부에 궤양을 형성하여, 같은 부위로부터의 감염이 앞쪽으로 진행되어 후륜상피열근 및 성대외전장애를 초래할 수 있다. 이와 같은 병태는 nasogastric tube syndrome (NTS)로 불리고 있다(Sofferman 등, 1990). 성대외전 장애에 의해 호흡장애를 초래하여 치사적인 경과에 도달하는 일도 있기 때문에 주의가 필요하다. Sofferman등은 NTS의 특징으로서 인후통, 경비위관의 존재, 그리고 양측성의 성대외전장애를 들고 있으나, 성대마비에 의한 쉰소리

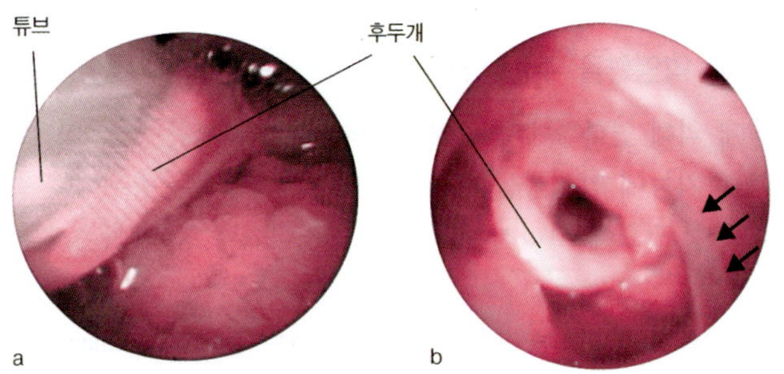

a. 굵은 튜브가 후두개를 압박하고 있다. 이러한 상태에서는 연하시 후두개의 접힘을 저해하여 연하운동이 되지 않는다.
b. 가는 직경의 비위관 튜브가 비강과 같은 쪽 인두에 유치되어 있다. 이런 경우에는 연하에 미치는 악영향은 적다.

그림 5-6 비위관 영양튜브

표 5-7 약제의 영향

진정제	기침-연하반사의 저하, 식욕저하, 구토, 변비, 구강내 건조, 추체외로 징후, 정신활동저하(졸음 등)
진토제, 제산제 (궤양 치료약제)	추체외로계의 부작용, 구강내 건조
항파킨슨병약제	입술 운동이상(dyskinesia), 구강내건조, 미각장애, 식욕저하
스테로이드	스테로이드 근병증, 감염에 대한 취약성
항콜린약	타액분비장애, 하부식도 내압의 저하
이뇨제	타액분비장애
진해제	기침의 억제
항경련제	수면 경향, 근력저하, 식욕저하
근이완제	과도한 근이완, 정신활동의 저하
항암제	구강내 건조, 미각장애, 식욕저하, 구토, 감염에 대한 취약성

등도 NTS를 의심케 하는 계기가 된다. NTS가 의심스런 경우에는 경비영양튜브를 제거하고 염기성균을 커버하는 항균약을 투여하는데, 경우에 따라서는 기관절개가 필요할 수 있다.

2. 연하에 악영향을 주는 약제

약제에 의해 연하장애 증상이 발생하거나 악화되는 경우가 있다 [표 5-7]. 연하기능에 악영향을 미치는 약제가 투여되는 경우에는 충분히 주의하면서, 필요에 따라서는 약제를 변경하거나 중지하는 것을 검토한다.

연하장애의 예방에는 여러 약을 함께 쓰는 것(polypharmacy)을 피하는 것이 좋다는 보고가 있다. 필자가 일하는 병원에서는 정형(typical) 항정신병약의 다제병용을 피하고 단일약제로 투여하는 것이 연하장애를 경감하고 실직적인 경구섭취로 이어진다고 보고하였다.

(나카무라 등, 2013)

3. 연하식의 품질 관리

부적절한 연하식이 제공되어 흡인이나 질식 등을 초래할 수 있다. 제공되는 있는 연하식 자체의 품질이 적절한지, 그리고 적절한 품질을 유지하고 있는가를 확인할 필요가 있다. 일본섭식연하장애학회에서 제시하는 '연하조정식학회분류 2013'을 참조하기 바란다. 연하식을 섭취하는 중에 문제가 발생했다면 재발방지를 위해 원인이 된 연하식의 형태나 품질에 관하여 검토한다. 때로는 치료팀 전체가 함께 연하식을 시식하면서 연하식의 품질 등을 확인해 보는 것도 좋은 방법이다. (쿠니에다 겐지로)

Note 5-3 피하수액

필자의 어린시절(1960년 무렵으로 기억함)에 음식을 잘 먹지 못하게 된 할머니를 왕진해 주신 개인병원 의사선생님께서 두꺼운 유리 주사기로 말라빠진 양측 대퇴부의 피하에 링거액을 주입하셨다. 대퇴부가 통나무처럼 부풀어 오를 때까지 주입하셨으니까 아마도 1,000ml 정도는 되지 않았을까 생각한다. 다음날 보니 대퇴부의 수액은 몸으로 흡수되어서 다시 가늘어져 있었다. 할머니는 아프다는 표정도 없고 연결된 관도 없었기 때문에 별다른 불편감도 없었고, 서서히 흡수되었기 때문에 호흡도 편해 보였다. 또한 우리집 고양이가 병이 생겼을 때에도 수의사 선생님께 복부에 피하수액을 받은 것으로 기억이 난다. 그런데 현대의료에 있어서는 수액은 본래 정맥 안으로 수액을 투여하는 것으로만 생각하고 있다. 그러나 이전에는 그렇지는 않았다. 현재도 정맥 주사를 할 수 없는 경우나 병원이나 요양시설, 재택의료나 호스피스 시설 등에서 수액제를 피하에 주입하는 피하수액주입법이 시행되고 있다. 이 선택지가 있다는 것을 잊어서는 안된다. (후지시마 이치로)

참고문헌

- 大野　綾, 藤島一郎, 大野友久·他 : 経鼻経管栄養チューブが嚥下障害患者の嚥下に与える影響. 日摂食嚥下リハ会誌. 2006, 10 : 125-135.
- 中村智之, 藤島一郎, 片桐伯真·他 : 精神疾患を持つ患者における向精神薬の内服種類数·総量と摂食·嚥下障害の帰結との関係―高齢者を主な対象とした事後的検証. Jpn J Rehabil Med. 2013, 50 : 743-750.
- 日本摂食嚥下リハビリテーション学会嚥下調整食学会分類2013. https://www.jsdr.or.jp/wp-content/uploads/file/doc/classification2013-manual.pdf
- Sofferman RA, Haisch CE, Kirchner JA, et al : The nasogastric tube syndrome. Laryngoscope. 1990, 100 : 962-968.

6

훈련법

6-1 섭식연하훈련의 실제

먼저, 필자의 병원에서 시행되고 있는 연하훈련의 흐름에 대하여 설명하겠다. 연하장애가 의심될 때 선별검사나 각종 검사를 통해 병태생리를 파악하여, 훈련을 시작할지 여부 및 방침을 결정한 후에 재활치료가 실시되는데, 그 전체의 흐름을 [그림 6-1]에 정리하였다.

폐렴이나 식사중의 사레 등으로 연하장애가 의심되면, 먼저 문진과 선별검사(screening test)를 실시한다. 선별검사에서 가벼운 것으로 판단된 경우에는 원질환의 금기사항이 아닌지 확인한 뒤에 간접훈련(기초훈련)과 함께 직접훈련(섭식훈련)을 실시한다.

흡인, 인두잔류 등이 의심스러운 경우는 비디오투시연하검사(VFS)

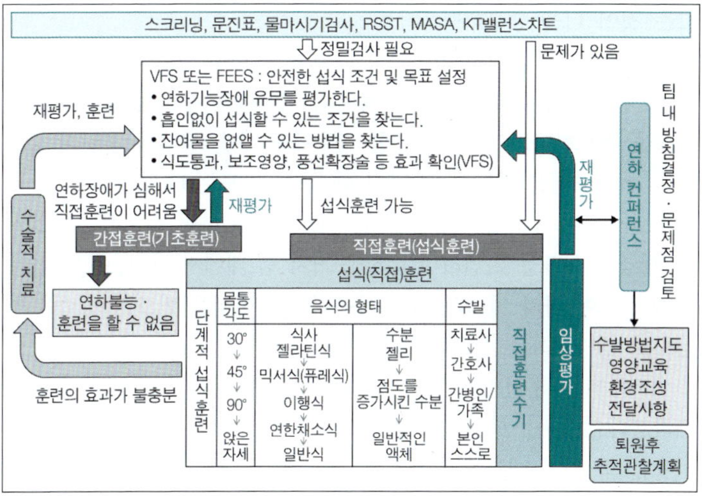

그림 6-1 연하훈련의 흐름

또는 연하내시경검사(FEES) 등의 검사를 실시한다(제 3장 참조). VFS, FEES 등은 연하장애의 증상과 병태생리의 관계를 명백히 밝히는 목적(진단적 검사) 이외에도, 몸의 자세, 한입에 넣는 음식량의 차이에 의한 변화, 음식물 형태, 섭식훈련법 등 흡인 없이 안전하게 섭식할 수 있는 조건을 결정하기도 하며, 잔여물 제거법 등의 효과에 대한 정보(치료적 목적의 검사)를 얻어, 치료방침을 결정하여 목표를 설정한다. 또한 VFS에서는 간헐적 구강식도 경관영양법(intermittent oro-esophageal tube feeding : OE법) 등의 보조영양수단을 확인한다. 식구입구부 통과장애가 있는 경우에는 병태를 고려하여 풍선확장법의 효과성을 평가하여 적용할지 판단한다.

VFS 또는 FEES로 섭식훈련이 가능한 조건을 결정할 수 없는 중증의 연하장애 환자에게는 섭식훈련을 시행하지 않고 기초훈련만 실시한다. 안전하게 입으로 섭식할 수 있는 조건이 결정되면, 그에 따라서 기초훈련 또는 단계적 섭식훈련을 실시한다. 무증상 흡인(silent aspiration)이 보이는 증례나 흡인의 위험이 높은 증례에서는 신중하게 조금씩 섭식조건을 변경하면서 임상적으로 안전성을 확인하며 진행하도록 한다. VFS 및 FEES 검사결과는 대략적으로 참고하되 임상에서 관찰하는 것이 더욱 중요하다.

만성적인 타액흡인이나 중증의 구마비 등 매우 심한 연하장애가 있는 환자 또는 훈련의 효과가 불충분한 경우에는 수술적인 치료의 필요성을 검토한다. 수술을 시행할 경우에도 수술 전후의 훈련이 중요하다. 섭식조건을 변경할 때 다시 한 번 VFS 또는 FEES를 실시할 수도 있다. 훈련과 병행해서 연하컨퍼런스를 개최하여 문제점을 검토하고, 방침과 목표를 확인하며 수정을 거쳐 팀 내에서 방침을 공유한다. 또한 필요에 따라 가족의 섭식 돌봄이나 연하식을 만드는 방법을 중심으로 영양교육을 실시한다.

이제부터는 훈련법에 관하여 기초훈련/섭식훈련으로 나누어서 소개하겠다 [표 6-1]. 다만 기초훈련에 분류되어 있는 것도 섭식훈련시 사용할 수 있기 때문에 구체적인 것은 설명부분을 참조하기 바란다.

(호죠 쿄코)

표 6-1 섭식연하훈련의 실제

간접훈련(기초훈련)		
	목안의 냉각 마사지 또는 아이스 마사지 / (호죠)	P.118
	연하반사 촉진수기 / (호죠)	P.121
	K-point 자극법 / (호죠)	P.121
	얼음을 사용한 연하훈련 / (오카모토)	P.123
	침 삼키기(빈연하, 공연하) / (모리와키)	P.124
	불기(blowing)훈련 / (오카모토)	P.124
	기침, "하-" 불기 또는 허핑(huffing) / (오카모토)	P.125
	밀기(pushing), 당기기(pulling) 훈련 / (오카모토)	P.126
	입술, 혀, 뺨 등의 마사지 / (오카모토)	P.127
	피부의 냉각 마사지 / (모리와키)	P.128
	연하체조 / (호죠)	P.128
	멘델슨 수기 / (호죠)	P.130
	풍선확장법 / (호죠)	P.131
	튜브 삼키는 훈련 / (호죠)	P.135
	머리 들어올리기 훈련 또는 두부거상 훈련 / (모리와키)	P.135
	혀 저항 운동 / (모리와키)	P.139
	혀 내밀어 고정하고 삼키기 훈련 / (모리와키)	P.140
	바이오피드백 / (호죠)	P.140
	경추부 관절가동훈련 / (모리와키)	P.140
	저작훈련 / (오카모토)	P.141
직접훈련(섭식훈련)		
자세 조정	뒤로 기대 앉은 몸통의 각도 조정 / (모리와키)	P.142
	경추부 굴곡 및 돌출자세 / (모리와키)	P.143
	고개 돌리기 / (모리와키)	P.144
	한쪽으로 삼키기(일측연하=측와위+고개 돌리기) / (모리와키)	P.146
	턱 괴고 삼키기 또는 흘겨보며 삼키기 / (오카모토)	P.149
	완전 측와위법 / (오카모토)	P.149
식품 형태	연하식 또는 연하조정식 / (호죠)	P.150
	알약을 복용하는 방법 / (오카모토)	P.153
섭식 방법	의식하며 삼키기 / (호죠)	P.155
	턱 내밀기 또는 경부돌출법 / (모리와키)	P.156
	저작연하 유발법 / (오카모토)	P.156
	여러 번 삼키기, 반복연하 / (모리와키)	P.157
	번갈아 삼키기(교호연하 또는 교대연하) / (모리와키)	P.158
	힘껏 삼키기 또는 노력연하 / (호죠)	P.158
	숨참기 연하, 상성문연하, 성문넘기연하법, 성문폐쇄연하법 / (호죠)	P.159
	코를 잡고 삼키기 / (오카모토)	P.161
	한입에 들어가는 음식의 양(일구량)의 조정 / (호죠)	P.161
	슬라이스형(덩어리 모양) 젤라틴 젤리, 통째 삼키는 법 / (호죠)	P.162
	드레싱 용기 이용법 / (모리와키)	P.166
	손으로 입술 폐쇄 / (호죠)	P.166
	소량씩 자주 식사 / (호죠, 모리와키)	P.166
	식사의 환경 조정 / (호죠)	P.167

*( ) 괄호 안은 집필 담당자 이름

컬럼 6-1 초창기 섭식연하 팀의 창단과 언어재활사의 역할[1)]

필자가 섭식연하를 시작한 계기는 뇌성마비 아동의 구강운동을 분석하면서 음식을 입에 넣고 나서 삼키기까지의 흐름을 평가한 것이었다. 그러던 중 후지시마 이치로 선생님께서 뇌졸중의 섭식연하치료를 시작하자고 제안해주셨다. "뇌졸중의 섭식연하장애 제3판"(의치약출판사)의 머리글에서 후지시마 선생님은 필자가 아이스 마사지법을 전한 것이 하나의 계기가 되었다고 쓰셨지만, 당시에는 식사 보조와 연하 훈련의 차이도 잘 구분하지 못하는 상태에서 당황스럽게 시작된 것이었다.

초창기에는 후지시마 선생님의 강력한 리더십 아래에서 VFS와 연하식을 시작하고, 다직종 치료팀을 구성하는 등 시스템을 구축하는 데 주력했다. 섭식연하장애에 관한 문헌도 드물었고 각각의 증례에 대한 평가분석과 적절한 치료를 결정하는 경험을 쌓아서 그 성과를 학회 등에서 발표해 왔다. 연하팀에서 언어재활사의 역할은 올바른 평가에 기초한 적절한 훈련을 시행하는 것이다. VFS에서 저작운동을 관찰하고 싶어서 조영제가 들어간 쿠키를 제안했다. 현재 레시피는 필자가 여러 번 시행착오를 거쳐 만든 것이다. 환자와의 만남을 통해서 새로운 치료법이 탄생하기도 했다. K-point자극법은 물기반사(교반사, biting reflex) 때문에 입을 벌리기 어려운 개구장애환자를 치료하면서 발견한 것으로, 그 후 연하반사유발법으로서의 의의를 포함하여 발표하였고 훈련법으로 널리 알려지게 되었다. K-method는 신중하게 단계적 섭식 훈련을 실시했음에도 불구하고 흡인이 계속 반복되어서 기도식도분리술을 시행하기로 결정된 한 환자에게서 목소리를 상실하는 것을 어떻게든 피하기 위해 필사적으로 고안한 방법이다. 그 환자는 일반식사를 먹을 수 있을 정도로 개선되고 있다. VFS에서는 언어치료사가 평가지에 기록하고 평가 결과에 따라 섭식 훈련 방침을 의사와 상의하여 결정하며, 연하 컨퍼런스 등에서 다른 진료부문과 공유하는 시스템을 만들었다.

이렇게 다시 초창기를 돌이켜보면 언어재활사는 연하장애 치료의 중심 멤버로서의 역할을 해 왔다고 생각한다. 필자의 병원에서 연하치료팀이 성공한 비결은 각 직종이 그 전문 영역에 책임을 지고 의견을 제안하는 것이 권장되고, 무엇보다 리더인 의사가 그것을 존중하여 좋은 제안을 적극적으로 채택하는 기풍에 있다. 팀이 시작된지 약 25년이 지난 현재, 섭식연하 영역은 크게 발전하여 일본 섭식연하재활학회 회원은 1만명이 넘고 학술대회 참가자는 7000명을 넘고 있다. 필자가 일하는 병원의 연하치료팀은 이러한 물결을 낳고 연하장애치료를 세상에 확산시키는데 큰 역할을 했다고 할 수 있다. (코지마 치에코)

Ⅰ. 기초훈련(기초적 연하훈련, 간접훈련)

1. 목안의 냉각 마사지 또는 아이스 마사지(Nakamura 등, 2011, 2012)

1) 의의 : 화학적 자극(물), 물리적 자극(압), 온도(냉)자극 등의 복합적

1) p.212 각주 참조

인 자극에 의해 연하반사를 유발하고 구강 안을 적셔준다. 구강위생관리(구강케어)로서의 의의도 있다.

2) 주된 대상 : 수의적 연하가 안되는 모든 환자, 기초훈련 및 섭식전의 준비운동, 섭식 중에 연하를 유발하고자 하는 경우에도 사용된다.
3) 방법 : 얼어 있는 면봉에 소량의 물을 적신 후, 전구개궁, 연구개, 설근부, 인두후벽 등의 연하반사유발 부위를 가볍게 누르거나 마사지하는 방식으로 자극을 주어 연하반사를 유발한다 [그림 6-2].
4) 주의사항 : 갑자기 목구멍을 자극하지 말고 입술, 혀, 입천장(구개)와 전방에서부터 점막을 적셔나가면서 가볍게 누르듯이 마사지한다. 구토반사(gag) [Note 3-2 참조]가 강한 경우에는 무리하게 실시하지 않는다. 구강에서 면봉을 뺄 때 환자가 물어버릴 경우에는 면이 봉에서 떨어져나가지 않도록 입열기를 유도하는 등 유의한다. 치매환자가 냉각마사지봉을 빼는 경우도 있지만 소량의 물로 연하반사가 야기되는 경우도 있다. 환자의 상태를 잘 보고, 물을 너무 많이 적셔서 흡인되지 않도록 주의한다.

냉각 마사지 봉에 관하여

시중의 구강케어 면봉(이하 면봉)을 사용하면 간편할뿐만 아니라 위생관리 측면에서도 장점이 있다. 필자의 병원에서도 한 상자씩 만들어서 냉동고에 보관하여 필요할 때 사용하고 있다. 퇴원 후에도 계속할 경우에는 비용을 고려하여 환자에게 나무젓가락과 탈지면을 사용

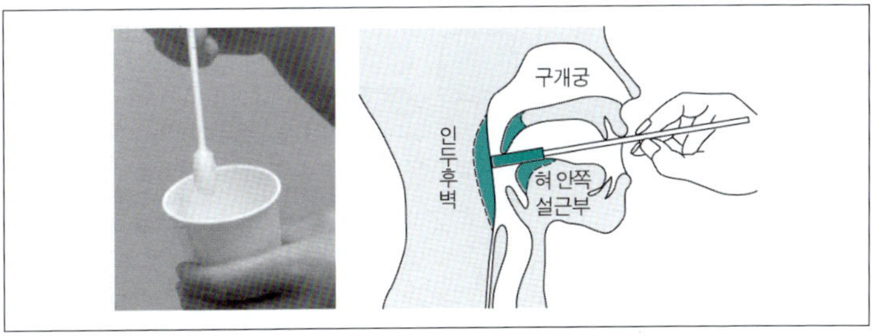

그림 6-2 목안의 냉각 마사지(아이스 마사지)(Nakamura 등, 2011, 2012)

하는 방법을 교육하고 있다.

냉각 마사지봉의 제작법 [그림 6-3]

나무젓가락 한 짝을 길게 반으로 나누고 한쪽 끝에 직경이 1cm 정도가 되도록 탈지면을 감는다. 물에 담갔다가 가볍게 짜서 얼린다. 사용할 때는 다시 표면을 물에 적셔서 가볍게 물을 짜내고 사용한다.

- 수십 개를 한꺼번에 트레이에 나란히 줄지워 놓는다. 봉 사이를 조금 두고 솜 부분을 엇갈리게 늘어놓으면 얼었을 때 서로 달라붙지 않는다.
- 솜은 막대기에 감았을 뿐이므로 녹으면 떨어져버리기 때문에 물에 담궈 놓지 않는다(환자가 솜을 삼키기 않도록 주의한다).

시판제품의 이용

구강케어 면봉을 사용하는 경우에는, 포장용 봉지의 끝을 자르고 일단 면봉을 물에 넣었다가 같은 봉지에 넣어 냉동한다. 임상검사용 스포이드를 사용하는 경우는 물을 빨아들인 후 입구를 접착제로 막고 얼리면 반복적으로 사용할 수 있는 장점이 있다. 금속으로 만들어진 간접후두경에 의한 방법(termal tactile stimulation) (Longemem, 1983)은

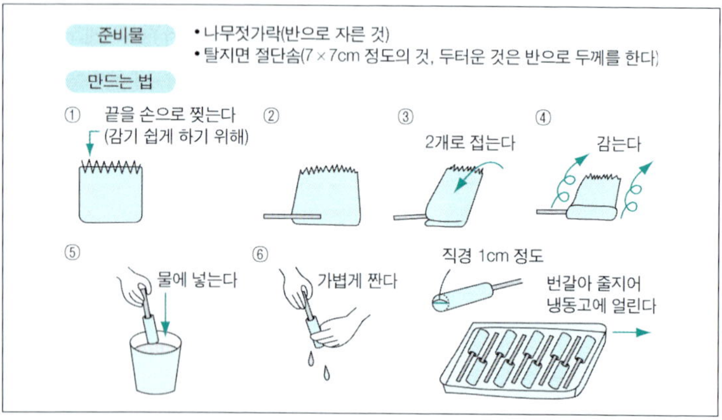

그림 6-3 냉각 마사지봉의 제작법

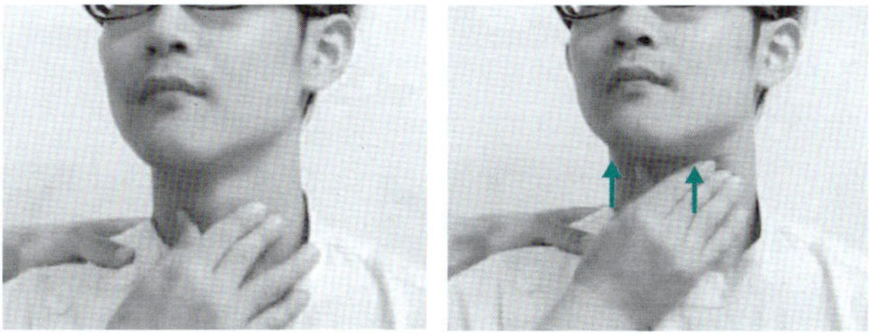

그림 6-4 연하반사 촉진수기

널리 알려져 있긴 하지만, 지시에 따라 입을 벌리는 환자가 아니면 실시할 수 없고 작용기전도 다르다.

2. 연하반사 촉진수기(목 앞쪽의 피부자극을 통한 연하반사 촉진수기) (Kojima, 1995)

1) 의의 : 연하근육군에 도수적으로 자극을 줌으로써 감각자극입력을 통해서 연하반사나 연하운동을 유발한다.
2) 주 대상 : 연하반사가 잘 일어나지 않거나 지연이 있는 환자. 치매나 연하실행증에 의해서 연하반사가 일어나기 어려운 환자
3) 방법 : 갑상연골에서 하악(아래턱)의 아래쪽에 손가락으로 피부를 수회 상하로 마찰하여 연하반사를 일으킨다 [그림 6-4].
4) 주의사항 : 갑상연골을 세게 누르지 말 것

3. K-point 자극법(Kojima 등, 2002)

1) 의의 : 감각입력을 통해 개구반사혀의 이송 운동 인두연하반사를 유발시킨다.
2) 주대상 : 가성구마비(연하가 잘 유발되지 않음), 개구장애(가성구마비에 의한), 치매환자(단, 구마비에는 효과가 없음)
3) 방법 : K-point는 후구치삼각(어금니 뒤쪽, retromolar trigone)의 조금 뒤쪽(상하의 치아가 씹을 때의 꼭지점)의 안쪽(융기부를 지나서 닿는

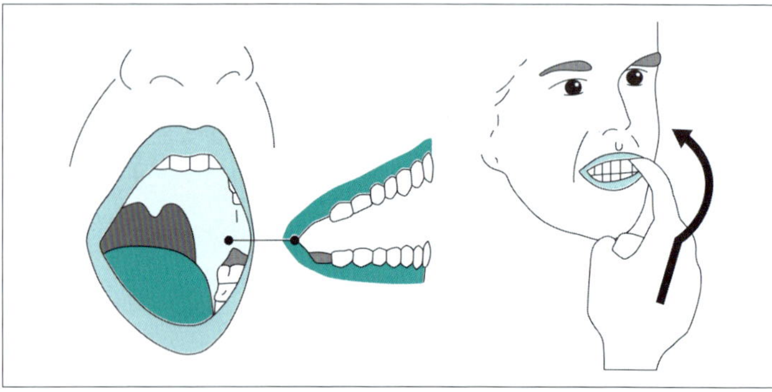

그림 6-5 K-point의 위치와 손을 사용한 방법(Kojima 등, 2002)

곳 즉, 후구치삼각 뒤쪽 끝의 높이에서 구개설궁의 옆쪽과 익돌하악봉선의 중앙부위)에 위치하고 있다 [그림 6-5].

상하의 치아를 닫고 있는 개구장애환자(하품할 때는 입이 열리고 악관절에 문제가 없는 경우)는 장갑을 낀 손가락이나 K-point 자극용 단자가 붙은 K-스푼을 이용해서 뺨 안쪽에서 치열에 따라 안쪽으로 들어가서 어금니 뒤쪽으로 치열내에 들어가 손톱이나 단자로 K-point를 자극하면 입을 벌리는 동작이 촉진된다. 입이 열릴 때 재빨리 음식물을 넣으면 씹는 것 같은 운동을 계속하다가 연하반사가 유발된다. K-point는 편마비 환자에서 상하지마비가 심한 쪽을 자극할 때 더 잘 반응한다고 한다. 자극하면서 입을 열게 할 수 있으므로 구강케어에도 이용된다. 입을 연 타이밍에 개구기(bite block)를 물게 하고 구강케어를 시행한다. Bite block을 뺄 때에는 반복해서 k-point를 자극해서 입을 열 때 빼는 것이 치아에 가해지는 부담이 적다. 연하반사 유발법으로서, 음식물을 입에 넣어도 좀처럼 연하반사가 일어나지 않는 경우에는 냉각마사지봉이나 숟가락 손잡이를 사용하여 K-point를 자극하면 씹는 모양 운동에 이어 연하반사가 유발된다. 이 방법은 음식물을 사용하지 않는 간접훈련에서도 사용할 수 있다.

4) 주의사항 : K-point를 자극할 때에는 점막에 가볍게 대는 정도로만 하고, 세게 압박하여 점막이 다치지 않도록 주의한다.

4. 얼음을 사용한 연하훈련(얼음 훈련)

1) 의의 : 목안의 냉각 마사지 같은 형태. 얼음의 냉자극에 의해 연하반사를 유발한다.
2) 주대상 : 연하반사 잘 야기되지 않는 환자나, 의도적으로 침 삼키기가 잘 되지 않는 환자
3) 방법 : 잘게 부순 얼음이나 아이스바와 같이 막대기에 붙인 얼음 등을 입에 넣어서 얼음이 녹은 물을 적절하게 연하한다.
4) 주의사항 : 얼음으로 흡인의 위험이 높은 환자라면, 점도를 높인 물을 얼려서 만든 것(증점 셔벗)을 사용해도 좋다.

증점셔벗(샤베트)(오카모토 등, 2017)

증점제를 추가한 물을 1cm^{3}의 아이스트레이 [그림 6-6]에 얼린 것이다. 증점 농도는 환자 상태에 따라서 조정할 수 있고, 녹더라도 점도가 높은 액체가 되는 것이 특징이다.

증점셔벗 만드는 법

1cm^{3}의 아이스트레이에 증점제를 추가한 물을 얼린다. 기본적으로 차(茶)나 물을 이용하지만 쥬스를 사용할 수도 있다. 단, 쥬스가 포함

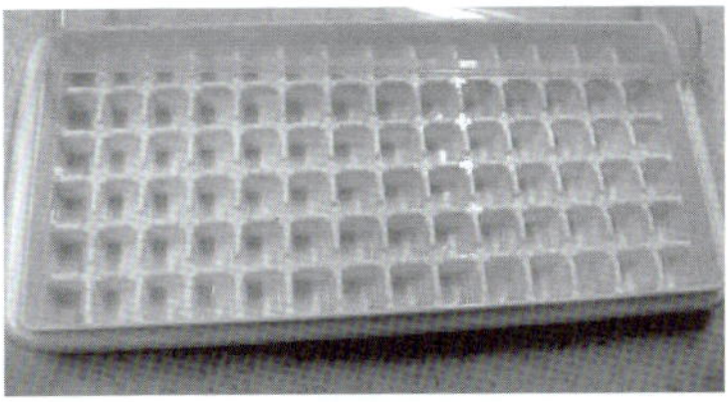

그림 6-6 증점한 물을 1cm^{3}의 아이스트레이에 얼려준다(증점셔벗)

하고 있는 당질 때문에 녹는 속도가 빠르고 식감도 부드러워진다는 것에 유의할 필요가 있다. 필자는 대부분 증점제를 추가한 차를 사용한다. 실리콘 재질의 아이스트레이를 사용하면 빼내기 쉽다.

5. 침 삼키기(빈연하, 공연하)

1) 의의 : 구강기에서 인두기, 식도기로 연결되는 연하패턴을 획득하는 것을 목적으로 하는 기초훈련이며, 섭식훈련에서는 잔류물을 제거하는 방법의 하나이기도 하다.
2) 주대상 : 연하반사가 잘 야기되지 않거나 인두수축이 저하된 환자
3) 방법 : 침(타액)을 수의적으로 삼킨다. 구강이나 인두에 음식물이 남은 것이 확인되면 식사중이나 식후에 적절하게 실시한다.
4) 주의사항 : 지시에 따라 연하하지 못하는 경우, 목안의 냉각마사지나 연하반사 촉진수기, K-point자극법 등을 함께 사용해도 좋다.

6. 불기(blowing) 훈련 [Note 6-11 참고]

1) 의의 : 입에서 숨을 강하게 부는 것으로 비인강폐쇄기능을 개선한다. 또한 폐에 양압이 걸려 폐포를 넓히는 효과도 있어서 호흡기능에도 좋은 영향을 미친다.
2) 주대상 : 비인강폐쇄부전 또는 호흡기능이 저하되어 있는 환자
3) 방법 : 제일 간단하게는 입을 모으고 호흡하는 방법이 있다. 페트병이나 컵에 물을 넣고 빨대로 가능한 한 길게 부는 방법(soft blowing)이 흔히 쓰인다. 난이도는 빨대의 길이나 두께, 물의 점도에 변화를 주어 조정할 수 있다. 페트병에 구멍을 내어 빨대를 꽂은 것을 [그림 6-7] 사용하면 뚜껑을 닫는 정도로 난이도를 조정할 수 있다. 치매 등으로 숨을 들이쉴 때에 물을 흡인할 가능성이 높은 경우에는 가늘게 자른 티슈를 불게 하면 좋다.
4) 주의사항 : 구순폐쇄부전(입술을 닫지 못함)이 있는 경우에는 내쉬는 숨이 새지 않게 손으로 입술을 폐쇄해야 한다. 강하게 불기(hard blowing) 방법은 비정상적인 호기운동이나 코를 통해 호기를 하게

될 가능성이 있기 때문에 훈련을 적용할 때 주의가 필요하다.

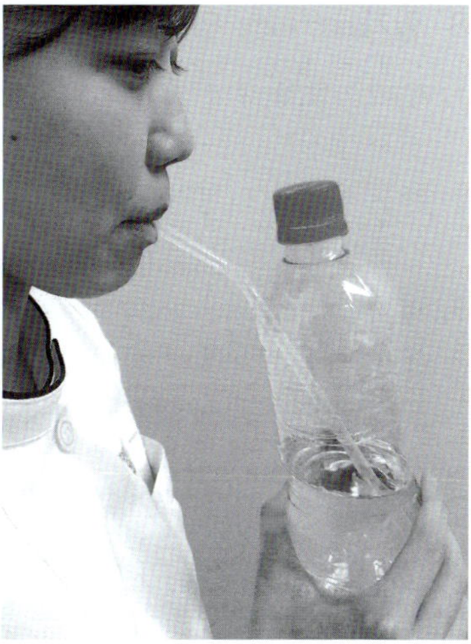

그림 6-7 페트병을 이용한 불기 훈련

7. 기침, "하-" 불기 또는 허핑(huffing)

1) 의의 : 간접훈련으로는 호흡기능과 객출력을 향상시키는 효과가 있다. 직접훈련에서는 기도에 들어간 음식 덩어리(식괴)를 객출하는 것이 가능하다.
2) 주대상 : 호흡근력이 저하된 환자, 객출력이 저하된 환자, 식사시 후두침입이나 흡인이 의심되는 환자
3) 방법
   ① 간접훈련 : 가능한 한 숨을 깊이 들이마신 후에 수의적인 강한 기침 또는 허핑을 한다. 허핑은 "하!"라고 세게 숨을 내쉬는 방법(가래 배출 목적)과 "하-"하면서 가능한 한 길게 내쉬는 방법(호흡기능 향상 목적)이 있다.
   ② 직접훈련 : 흡인위험이 큰 환자에게는 삼킨 후에 의도적으로 기침 혹은 짧은 허핑을 한다. 기침이나 허핑이 약한 경우에는 손을 사용하여 흉곽을 압박해서 강한 날숨이 나올 수 있도록 돕는 것이 좋다.
4) 주의사항 : 과도하게 시행하지 않도록 주의한다. 과도하면 과호흡이나 구역질을 유발할 수도 있고, 일시적으로 세게 성대를 닫음으로써 성대가 손상될 수 있다.

8. 밀기(pushing), 당기기(pulling) 훈련

1) 의의 : 팔에 강하게 힘을 주면서 연구개의 거상이나 성문폐쇄를 개선시킨다.
2) 주된 대상 : 뇌혈관장애나 말초성 되돌이후두신경마비, 삽관 뒤의 성문폐쇄부전이나 피열연골의 내전장애가 있는 환자
3) 방법
   ① 책상이나 벽을 강하게 민다. 서서 밀기가 어려운 경우에는 앉은 자세로 의자의 좌석을 강하게 민다. 혹은 당기는 동작을 취한다 * [그림 6-8]

   * 힘을 주는 것이 가능한지, 그리고 호흡과 타이밍이 잘 맞는지 확인하면서 실시하며, 성문폐쇄가 되어있는지 성질을 통해 평가하면 된다. 가능하면 내시경을 사용해서 시각적으로 확인한다.

   ② 힘을 주는 동작을 하면서 강하게 발성한다.
   ③ 강하게 발성하는 방법이 익숙해지면 천천히 민다. 당기는 동작은 적게 하도록 한다.
4) 주의사항 : 과도한 발성은 성대를 아프게 하거나 가성대발성을 초

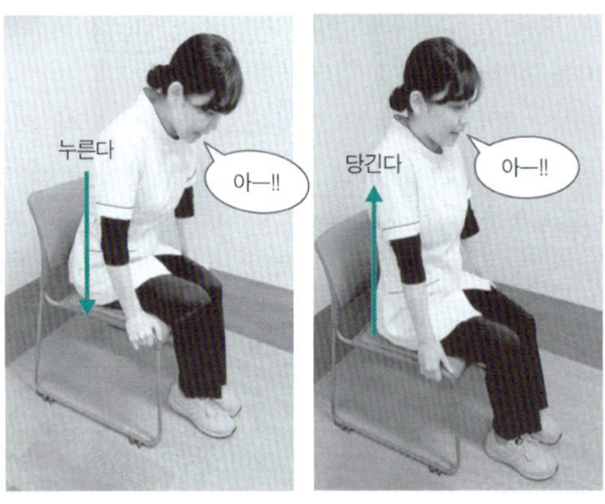

그림 6-8 앉은 자세에서의 밀기 훈련(왼쪽)과 당기기 훈련(오른쪽)

래할 가능성이 있으므로 주의한다. 혈압이나 호흡상태를 확인하여 무리하지 않도록 한다. 고혈압이나 순환기질환의 환자에게는 신중히 적용한다.

9. 입술, 혀, 뺨 등의 마사지

1) 의의 : 구강기관의 경직을 완화하고 이완시키는 효과가 있다
2) 주대상 : 구강기관에 마비나 위축이 있는 환자, 구강암수술 후의 환자
3) 방법
   ① 입술 : 위아래 입둘레근(구륜근)의 방향에 따라 엄지와 검지로 근육을 늘인다.
   ② 혀 : 거즈 등을 사용해서 혀를 길게 잡아당긴다. 늘리는 것이 어려운 경우에는 거즈를 감은 검지로 혀 안쪽에서 바깥쪽으로 천천히 앞쪽으로 당겨서 늘인다.
   ③ 뺨 : 뺨의 안쪽과 바깥쪽을 손가락 사이에 끼운다. 상하좌우로 늘인다.

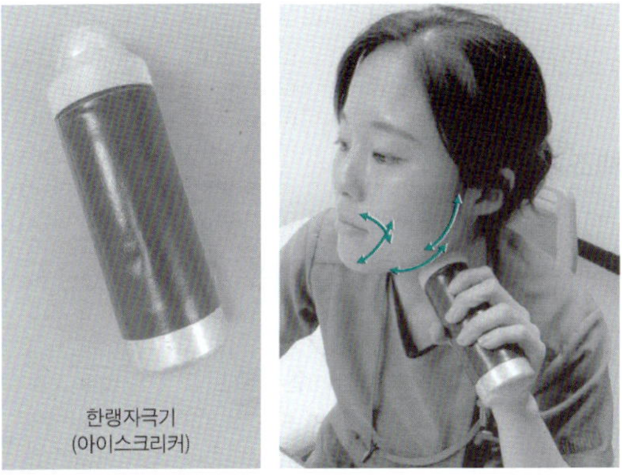

그림 6-9 피부 냉마사지

4) 주의사항 : 세게 하거나 과도하게 늘이려고 하면 환자가 방어적 반응(근 수축)이나 불쾌감을 나타내기 때문에 환자의 표정이나 반응을 확인하면서 천천히 시행해야 한다.

10. 피부의 냉각 마사지(木口, 2007)

1) 의의 : 침(타액)을 감소시킨다
2) 주대상 : 침흘림이 많은 환자. 입술의 닫힘이 완전하지 못한 환자
3) 방법 : 한냉자극기(아이스크리커®)에 물, 얼음을 넣는다. 한냉자극기가 없는 경우에는 비닐봉지나 뚜껑이 있는 커피캔 등에 얼음을 넣어 대신 사용할 수 있다. 하악(아래턱샘)이나 귀 밑(귀밑샘), 혀밑샘 등의 침샘 위의 피부를 마사지한다 [그림 6-9]. 피부가 조금 빨갛게 될 때가지 실시하고 너무 차가워서 환자가 견디지 못하는 경우에는 적당히 시간을 짧게 한다. 목표는 1회 5~10분 정도로 하고, 매 식전에 하면 좋다. 입술 주위를 수초간 마사지 한 뒤에 구음훈련 등의 구륜근 훈련을 하면 입술폐쇄가 향상되어 침흘림의 경감에 도움이 될 수 있다.
4) 주의사항 : 효과가 나타나기까지 2~3주 정도 걸릴 수 있으니 지속적으로 실시해야 한다. 동상에 걸릴 위험(특히 겨울)이 있으므로 장시간 같은 곳에 대고 있지 않도록 주의한다. 훈련 후에는 피부 상태를 관찰한다.

11. 연하체조

1) 의의 : 섭식 전에 준비운동으로 실시하는 것으로, 전신이나 목 주변 연하관련근육의 이완이나 각성을 유도한다.
2) 주대상 : 고령자 전반
3) 방법 : 다음 ①~⑩을 세트로 실시한다.
   ① 입 오므리고 심호흡
   ② 고개 돌리기 운동

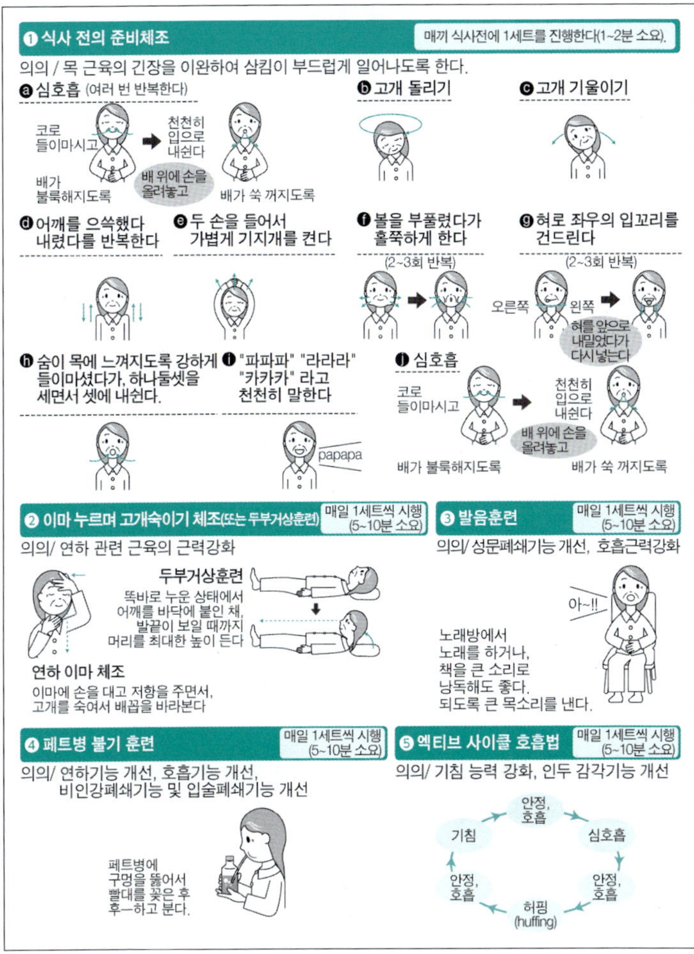

그림 6-10 **연하체조세트**

③ 어깨의 상하운동

④ 양손을 머리 뒤에 깍지 끼고 몸통을 좌우로 기울인다(흉곽운동).

⑤ 뺨을 밖으로 부풀리고, 안쪽으로 빨아들인다.

⑥ 혀를 내밀고 들어가게 한다("메롱").

⑦ 혀로 좌우의 입꼬리를 건드린다.

⑧ 세게 숨을 들여마신다(인후 후벽에 공기자극을 넣는다).

⑨ 파파파, 타타타, 카카카라고 발음연습을 한다.

⑩ 입 오므리고 심호흡

이 외에도 여러 동작을 조합하는 방법을 연구하여 시행중이다.

4) 주의사항 : 목디스크(경추증) 등 경추부 질환이 있는 경우에는 고개 돌리기 운동을 피하고 어지럼 등의 증상이 나타나는지 주의해야 한다. 또한 경추부가 많이 긴장된 환자에게는 체조 후에 목 앞쪽의 근육군이나 흉쇄유돌근, 승모근 등을 마사지하면 좋다.

연하체조세트

연하체조에, 이마를 밀며 고개 숙이기, 페트병 불기, 액티브사이클 호흡법 등을 더한 것을 "후지시마 연하체조세트"라고 부르며, 기초훈련이나 식전 준비체조로 사용하도록 교육하고 있다 [그림 6-10]*.

* 하마마츠시재활병원 '연하-음성센터' 홈페이지에 팜플렛이 게재되어 있다. 연하체조세트(short Ver.) 동영상은 하마마츠연하연구회 홈페이지에서 시청할 수 있다.

12. 멘델슨 수기(Mendelsohn 등, 1993)

1) 의의 : 후두와 설골을 위로 올린 채 유지함으로써 상부식도 괄약근(UES)이 열리게 한다. 후두를 위로 올리는 것(후두거상)을 강화하는 것에도 도움이 된다.

2) 주대상 : 구마비, 식도 입구부개대부전(잘 열리지 않음), 설골후두거상 부전, 인두 수축 부전 등으로 인두 잔류가 있어 흡인의 위험성이 있는 경우

3) 방법 : 설골과 후두의 거상과 인두수축이 절정에 달한 시점에서 연하를 일시정지 하도록 지시하고, 이 상태를 수초간 유지한 후, 힘을 빼고 연하전의 상태로 되돌리도록 지시한다. 이 방법을 교육할 때에는 손으로 결후(목 앞쪽의 갑상연골에서 튀어나온 융기)를 만지

고, 연하를 시작하고 결후가 가장 높은 위치로 올라올 때에 그대로 잠시 멈추도록 지시한다. 처음에는 시술자가 손을 대어 후두거상을 돕거나 표면근전도를 이용한 바이오파이드백을 이용할 수도 있다. 또한 인두잔류나 흡인을 줄일 목적의 섭식훈련으로도 이용 가능하다.

4) 주의사항 : 무리하게 후두 거상을 유지시키지 않는다. 호흡부전이 있는 증례는 적용하지 말고 환자에게 의의나 방법을 이해시키고 진행한다.

13. 풍선확장법(카도야, 1998; 호조, 1997; 호조, 2006)

1) 의의 : 식도입구부의 협착부위를 풍선(ballon) 카테터를 사용하여 기계적으로 확장한다. 풍선을 확장한 상태로 삼킴과 동시에 식도에서 당겨 뺌으로써 연하패턴을 습득한다.

2) 주대상 : 구마비, 윤상인두연하장애에 의해 식도입구부(상식도괄약근, upper esophageal sphincter : UES, 윤상인두근)의 열림이 불충분한 환자, 연하반사가 잘 유발되지 않는 환자, 구역반사가 심하지 않고 국소염증 소견이 없으며 종양 등 외부로부터의 압박소견이 없으며 전신상태가 양호하다는 것을 필요조건으로 한다. 또한, 이에 덧붙여 VFS 검사 결과 다음 ①~③을 충족시킬 것

   ① 처음 시행한 VFS에서 식도입구부의 통과장애가 확인될 것
   ② 다른 방법(몸통의 자세, 고개 돌리기, 고개 내밀기 등의 수기)으로도 식도입구부 통과가 충분히 되지 않을 것
   ③ 풍선확장법을 시행할 때 환자가 견뎌낼 수 있을 것 : 풍선을 삽입할 때 기침반사나 구역반사(gag-reflex)가 없거나 약하고, 통증을 호소하지 않을 것

3) 방법 : 공모양의 풍선(14~18Fr의 방광 유치 풍선), 원통모양풍선(14~19Fr 식도확장술용 풍선)을 조합해서 윤상인두근부를 늘리거나 연하와 동시에 당겨 뽑아낸다. 원통형 풍선은 고가이긴 하지만 원통 모양이기 때문에 윤상인두근부를 확실히 장시간 확장할 수 있

다. 하지만 원통 모양의 풍선은 단단하고 두껍기 때문에 삽입할 때 불편하고 통증을 호소할 수 있다. 의사가 있는 상태에서 모니터 하에 시행해야 한다. 기본적인 삽입 방법은 아래와 같다.

① 구강 내를 청결하게 한다. 가래나 타액이 구강 안에 고여 있으면 석션해 낸다.

② 대상자의 자세는 편하게 앉게 하거나, 반쯤 기대어 베개를 받쳐준다.

③ 카테터 끝을 물에 적셔 삽입시에 미끄럽게 하고, 환자도 쉽게 지각할 수 있다.

④ 카테터 앞 끝에서부터 10cm 남짓한 곳을 쥐고 삽입하는 입꼬리의 반대쪽의 인후측벽을 향해 카테터를 삽입한다. 오른쪽(왼쪽)의 인두에 삽입하고 싶은 경우는 고개를 왼쪽(오른쪽)으로 돌리고, 턱을 약간 내밀어 받치면 좋다.

⑤ 구강에서 삽입하고 식도입구부에서 저항(개인차는 있으나 대체로 카테터 앞끝에서 17~18cm 전후에서 걸린다)이 있으면 침을 꿀꺽 삼키게 한다. 구역반사(gag reflex) 때문에 구강에서 삽입하기 곤란한 때에는 경비(코를 통해)적으로 시행할 수 있다. 이 경우에는 가느다란 카테터(10~12 Fr)를 쓰고, 필요에 따라 국소마취제(xylocaine) 스프레이나 젤리(카테터의 앞 끝에 바른다)로 비강을 마취하고 나서 실시한다 [그림 6-11].

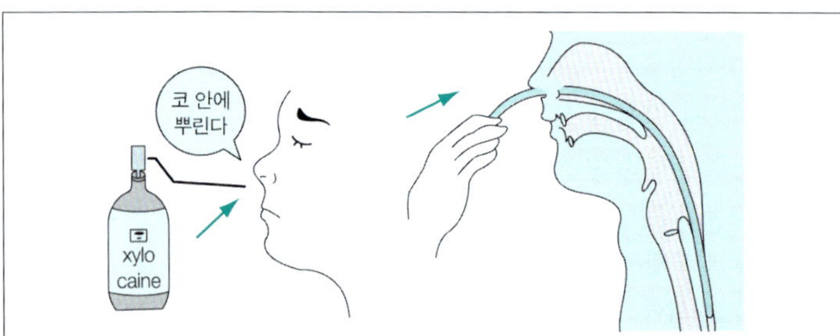

그림 6-11 **코를 통한 카테터의 삽입**

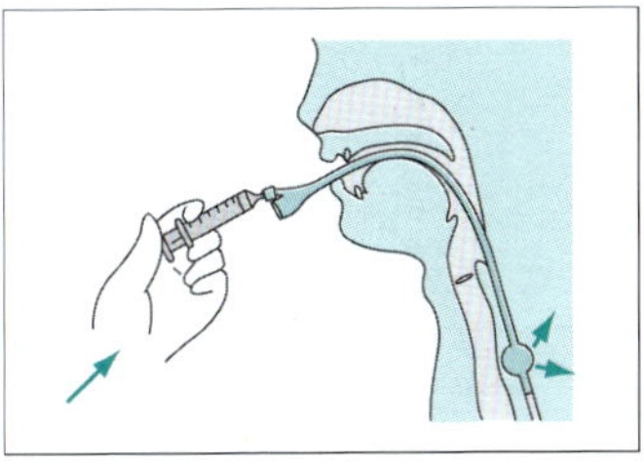

그림 6-12 간헐적 확장법

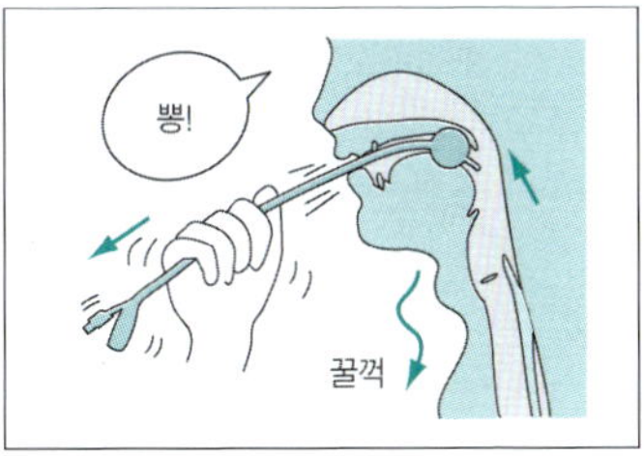

그림 6-13 연하시 발취법

13-1. 간헐적 확장법 [그림 6-12]

① 카테터 앞끝이 충분히 식도에 도달한 상태에서 4~6ml의 공기를 주사기로 주입하여 풍선을 확장한다.

② 그대로 천천히 당겨 빼면 풍선이 저항을 받으면서 더이상 당겨 빼기 힘든 곳이 있다. 이 위치가 윤상인두근의 아래쪽 끝이다.

③ 일단 풍선의 공기를 빼고 카테터를 약 2~3cm 당겨 빼고, 그 위치에서 다시 풍선을 확장시켜 10~20초 정도 멈춘 후 공기를 뺀다. 같은 장소에서 2~3회 반복한다. 이것을 풍선이 저항 없이 빠질 때까지 반복한다.

- 주의사항 : 협착부는 4~5cm 정도의 길이이다. 공모양의 풍선으로 골고루 확장하기 위해 풍선이 협착부에 있을 때 입꼬리에 위치하는 카테터 부분에 눈금을 표시하는 것이 좋다.

13-2. 연하시 발취법 [그림 6-13]

① 카테터가 식도에 도달하면 풍선을 4~6ml 확장한다.

② 가볍게 잡아당기면서 침을 꿀꺽 삼키도록 한다. 이때 카테터가 오른쪽 인두에 삽입되어 있으면 오른쪽 방향으로 잡아당긴다.

③ 연하반사와 함께 식도입구부가 열리면서 풍선이 빠진다.

④ 이것을 10회 반복한다. 이 방법은 간단해서 환자 스스로 하기에 가장 쉬운 방법이다.

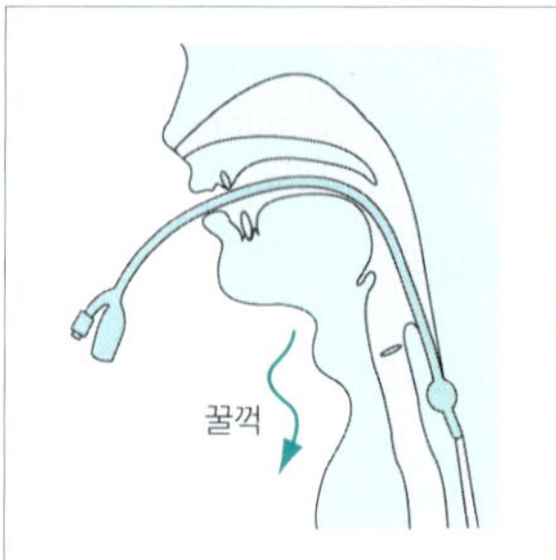

그림 6-14 풍선 연하법

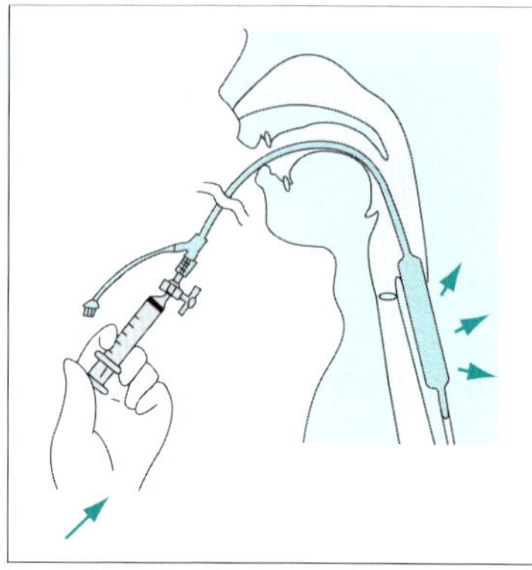

그림 6-15 지속적 확장법

13-3. 단순 발취법

① 카테터가 식도에 도달하면 풍선을 4~6ml 확장한다.

② 그대로 카테터를 빼낸다.

침도 삼킬 수가 없어서 연하와 동시에 발취하기 어려운 경우, 이 방법이 사용된다.

13-4. 풍선 연하법 [그림 6-14]

① 카테터를 경구 또는 비강으로 인두까지 삽입한다.

② 풍선을 3~4ml 확장한 상태에서 카테터를 삼키게 한다.

어느 정도 훈련이 진행되면 풍선을 6~7ml 확장하는 것이 가능해지면 시행한다. 흡인이 많아 직접 훈련(섭식훈련)을 할 수 없을 때 이 방법을 이용한다.

13-5. 지속적 확장법 [그림 6-15]

① 미리 VFS를 시행할 때 원통모양의 풍선이 UES에 위치할 때 입꼬리 부분에 닿는 카테터 부분에 표시를 해 둔다.

② 구강에서부터 카테터를 삽입하고 입꼬리에 표시된 부분이 닿도록 맞춘다.

③ 풍선을 충분히 확장시켜 삼방향 밸브(3 way valve)로 고정시켜 그대로 10~20분간 놓아둔다.

- 주의사항 : 원통형 풍선의 앞부분은 풍선이 확장되지 않은 상태에서도 비교적 굵고 삽입하기 어려운 경우가 있다. 따라서 공모양풍선을 사용한 간헐적 확장법을 먼저 시행한 후에 원통형 풍선으로 실시하는 것이 좋기 때문에, 반드시 두 가지 풍선을 사용한다.

14. 튜브 삼키는 훈련 (三枝 등, 1998)

1) 의의 : 튜브를 반복해서 삼킴으로써 연하반사를 일으키고 후두거상 개선을 도모하며, 혀로 보내기 및 연하운동의 협조성을 향상시킨다(후지타니 등, 2000).

2) 주대상 : 연하반사가 잘 일어나지 않고, 연하운동의 협조성이 낮으며, 흡인의 위험이 높아 직접훈련이 어려운 환자

3) 방법 : 차가운 물로 식힌 12~16Fr의 경관영양용튜브를 구강에서 삽입한다. 구역반사가 있는 경우는 비강을 통해 실시해도 좋다. 연하 반사를 촉발하는 훈련에서는 튜브의 끝이 조롱박오목에 도달하면 삼키도록 하고 튜브가 식도 입구부를 통과할 때까지 진행한다. 협조운동(coordination) 훈련을 하는 경우는 혀 위에 두고 내려보내면서 튜브 끝이 인두에 이르면 삼킨다.

4) 주의사항 : 필자는 거의 사용하지 않지만, 경비적으로 시행할 때는 가는 튜브를 사용하는 것이 좋다.

15. 머리 들어올리기 훈련 또는 두부거상 훈련 (Shaker 등, 1997) [그림 6-16]

(쉐이커 운동, 샤케어 운동, head raising exercise, head lift exercise)

1) 의의 : 위를 보고 바로 누운 자세에서 머리를 들어올림으로써 설골상근육군 등 후두 거상에 관련된 근력을 강화하여 후두의 전상방

Note 6-1 식도입구부 확장 전용 이중 풍선

2018년 1월에 식도 확장용 풍선 카테터(크리에이트메디쿠스 주식회사)가 발매되었다. 이중 풍선으로 위치를 결정하기 쉬운 제품이다[그림]. 사용법은, '카테터를 식도내까지 삽입하여 투시하에서 풍선의 위치를 확인한 후, 안쪽 풍선에 공기를 2~5ml 정도 주입하여 부풀려 협착부까지 끌어올린다. 풍선은 윤상 인두근 이완 부전에서는 같은 부위에 걸린다. 다음으로 바깥층풍선에 10~20ml의 공기를 주입하여 협착부를 확장한다'고 되어 있다. 환자의 부담이 상당히 커서 자율신경반사 등이 일어날 수 있으므로 충분한 의학적 관리 하에 실시되어야 한다(오노기 등, 2014)

(호조오 쿄코)

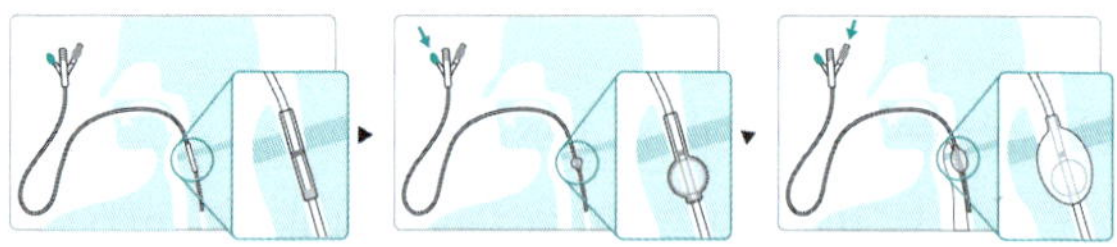

투시하에서 방사선 비투과성 링 표식이 식도 입구부(협착부) 사이로 지나가도록 카테터를 삽입한다.

화살표로 표시한 밸브에서 최대 5ml 정도의 공기를 주입하여 앞부분 풍선을 확장시킨 후 협착부까지 끌어올려 걸리게 한다.

화살표로 표시한 밸브에서 최대 20ml의 공기를 주입하여 바깥풍선을 확장시켜 협착부를 넓힌다.

그림 식도확장용 풍선 카테터(크리에이트메딕스 주식회사 홈페이지에서)

운동을 개선하는 것을 통해, 식도입구부를 크게 열리도록 하며 식괴통과를 촉진하여 인류잔류(특히 하인두잔류)를 감소시킬 수 있다.

2) 주대상 : 후두거상이 저하되고 식도 입구부를 여는 기능이 약화되어 있는 환자, 구마비, 일반 고령자

3) 방법 : 최초에 보고된 방법은 다음과 같다.

① 지속법 : 앙와위(똑바로 누운 자세)에서 어깨를 바닥에 댄 채 발끝이 보이도록 머리만 높이 든다. 1분간 머리를 든 상태를 유지한 후 1분간 쉬고, 이를 3회 반복한다.

② 반복법 : 마찬가지로 앙와위에서 머리를 들었다 내렸다(up and down)을 30회 연속으로 반복한다.

③ ①, ②를 1일 3회, 6주간 지속한다.

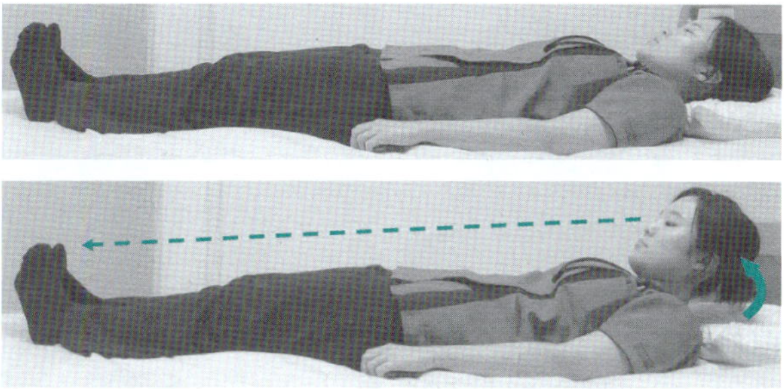

그림 6-16 머리 들어올리기 훈련

그러나, 일본에서는 원래의 방법대로 시행하기 어려운 사람이 많아서, 일반인도 프로그램을 완수하지 못하는 경우가 있다. 임상적으로 필자는 다음과 같은 프로토콜로 실시하고 있다.

15-1. 머리 들어올리기 테스트로 부하량을 결정하는 방법

(Maeda 등, 2013)

① 안정을 취하고 누워있는 자세로 활력징후(vital sign)을 측정한다.

② 지속법 : 머리를 들어올린 채 지속가능한 시간을 측정한다. 이때 본인의 최대 지속시간의 50% 정도를 지속 거상의 부하시간으로 한다. 50~60%부하로 훈련하고 직후에 활력징후을 측정하여 수축기 혈압이 안정시보다 20mmHg 이상 상승하지 않거나 180mmHg을 넘지 않으며, 맥박이 안정시보다 분당 20회 이상 증가하지 않거나 분당 120회 이하로 유지되는지 확인한다. 활력징후의 변동이 심할 때는 부하량을 더 줄인다.

③ 반복법 : 반복 가능한 회수를 미리 체크하고 최대 반복 회수의 50~60% 정도로 부하 회수를 결정한다. 활력징후는 위와 같다.

④ 적당한 때에(1~2주마다) 두부거상 테스트를 실시하고 부하량을 재검토한다. 단, 최초에 보고된 방법에서 제시한 1분간 지속, 30회 반복을 상한으로 한다.

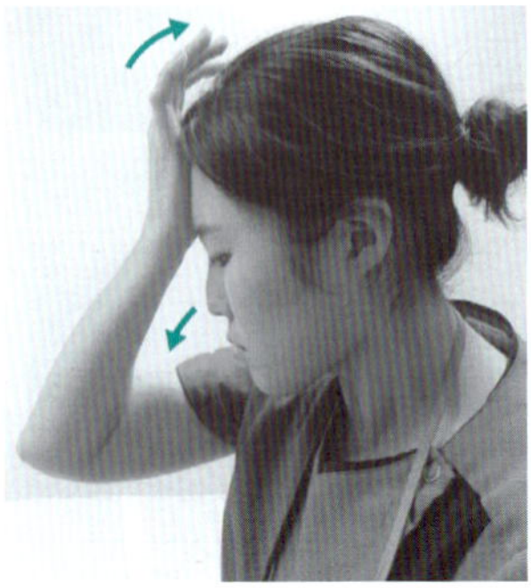

이마를 짚고 저항을 가하면서 배꼽을 바라보도록 고개에 힘을 준다.

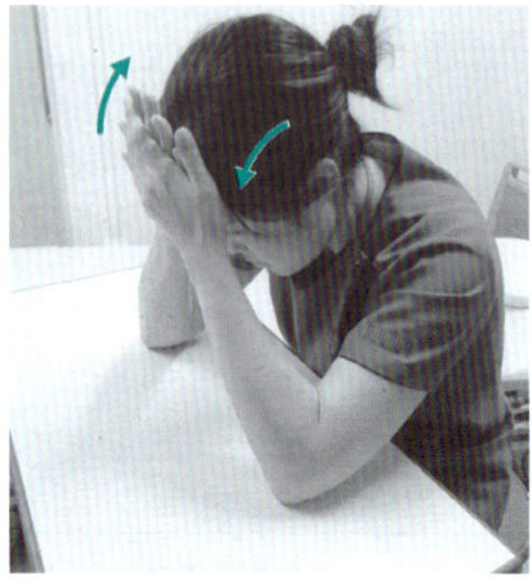

테이블 등에 팔꿈치를 괸 상태로 실시하면 더욱 안정되고 힘을 주기 쉽다.

그림 6-17 이마 누르며 고개 숙이기 체조

실시할 때의 요령은, 회수나 초수를 입으로 세면서 실시하는 것이다. 이렇게 하면 성문폐쇄 훈련도 더불어 할 수 있다. 또 실시할 때 혀를 입천장에 밀어붙이듯이 하면 후두거상근육군에 대한 부하도 증가하고 보다 효과적인 훈련이 된다. 또한 근력저하가 매우 심해서 자력으로 머리거상훈련을 실시할 수 없는 환자의 경우 뒤로 기댄 자세(리클라이닝 위)로 훈련하면, 보조자가 손으로 받쳐 도움을 주면서 할 수 있어서 좋다. 척추의 문제로 자리에 똑바로 누울 수 없으면 다음 방법이 효과적일 것이다.

15-2. 이마 누르며 고개 숙이기 체조 [그림 6-17]

경부 등척성 수축수기(이와타 등, 2010), 물리적 경부근력증강훈련(스기우라 등, 2008) 방법을 참고하여 어디에서나 간편하게 실시할 수 있는 방법으로 고안하였다. 이마를 손으로 짚어 저항을 가한 후 배꼽을 들여다 보듯이 강하게 아래를 향하게 한다. 테이블 등을 팔꿈치로 괴고 시행하는 방법도 좋다.

① 지속법 : 천천히 다섯까지 세면서 지속하여 수행한다.

② 반복법 : 천천히 소리내어 수를 세면서 그것에 맞춰 아래를 향하도록 힘을 준다. 즉시 효과가 있으므로 식전에 실시하는 것이 좋다. 또한 턱아래의 근육을 손가락으로 만져보면 근육수축이 나타난다.

16. 혀 저항 운동(Lingual exercise, tongue strengthening exercises)

(Robbins 등, 2005; Yoshida 등, 2007; Clark 등, 2009)

1) 의의 : 저항운동은 혀의 근력증강과 더불어 용적을 증대시킴으로써 식괴를 보내는 기능을 호전시키고, 구강 및 인두내압을 높이는 것을 목표로 하며, 설골상 근육군의 근력증강효과도 있고 두부거상훈련과 마찬가지로 후두거상 및 식도입구부의 확대효과도 기대할 수 있다.

2) 주대상 : 두부거상훈련과 동일. 단, 경추질환이 있는 경우는 이쪽을 추천한다. 혀의 운동장애, 근력저하환자, 근감소증 등 연하능력이 저하되는 환자 전반. 구마비.

3) 방법 : 구체적으로는 혀를 입천장에 밀어붙이거나, 설압자를 이용하여 혀에 부하를 주는 저항운동을 하거나 한다. 면봉의 솜 부분을 가볍게 적신 후에 앞혀나 혀 안쪽 등 혀의 단련하고 싶은 부분에 직접 대고 환자에게 이것을 눌러 찌그러뜨리도록 지시하는 방법도 있다. 이것은 환자 자신이 힘을 줄 곳을 적절히 이해하여 솜의 찌그러진 상태를 통해서 힘을 주는 방법을 시각적으로 피드백 할 수 있다는 점에서 유용하다. 최근에는 훈련용 기구로서 "페코반다"(주식회사 JMS)와 같은 상품도 발매되고 있다. 또한 설압측정장치(JMS사, 'JM-TMP' 등)를 이용해서 실제 근력을 측정하여 시간이 지남에 따라서 훈련효과가 나타나는 것을 보는 것도 중요하다.

4) 주의사항 : 솜 부분을 적셔 실시할 때 수분이 너무 많으면 흡인위험이 있으므로 여분의 수분을 제거한다.

17. 혀 내밀어 고정하고 삼키기 훈련(Masako법, tongue-hold swallow)

(Fujiu, 1995)

1) 의의 : 혀뿌리 부분(설근부)과 인두벽 사이의 접촉을 강화시켜 주고 인두 수축력을 증가시켜 주며 혀의 후퇴 운동도 할 수 있다.
2) 주대상 : 인두 수축력이 저하된 환자
3) 방법 : 혀를 내밀어 앞니로 가볍게 무는 것처럼 고정한다. 이 상태에서 침 삼키기를 한다. 혀를 내미는 정도를 조정하여 부하량을 조정한다. 혀를 더 많이 내밀수록 부하가 커진다. 한 세트에 6~8회 반복, 1일 3세트, 부하량을 조정하면서 6~12주간 지속한다.
4) 주의사항 : 기초 훈련 수기의 하나이며 섭식 훈련에는 사용하지 않는다.

18. 바이오피드백(Biofeedback)

1) 의의 : 자발적으로 제어할 수 없는 삼킴을, 공학기술을 통해서 지각할 수 있는 정보 또는 단서로 변환하고, 이를 이용하여 반복하여 훈련하는 방법. 연하 뿐 아니라 운동 학습에 널리 이용되고 있다.
2) 주대상 : 인지기능이 좋은 환자로서 침 삼키기나 재활훈련에 대한 학습이 필요한 증례. 가성구마비, 구마비, 수술 후
3) 방법 : 내시경으로 모니터하면서 삼킴 또는 숨참고 삼키는 방법(상성문연하)을 교육한다. 또한 표면근전도를 사용하여 설골상 근육군에 전극을 부착한 후에 삼키도록 한다. 이 때 근육 활동을 파형이나 소리를 이용하여 시각 및 청각으로 인지하고 후두거상을 강화한다. 또 압력센서를 이용하여 구강내압을 측정하고 시각화하여 혀의 근력훈련을 하는 방법 등이 있다(Gaziano, 2002; Grary, 2004; Bogaardt, 2009).

19. 경추부 관절가동훈련

1) 의의 : 경추부 관절 구축의 예방과 치료 및 목주변 근육의 이완
2) 주대상 : 뇌혈관 장애 환자, 파킨슨병 환자, 두경부암 수술 후 환자 등 경추부 관절가동범위의 제한을 보이는 환자, 고령자 전체

3) 방법 : 환자 자신이 스스로 움직이거나(능동운동) 간병인의 도움을 받아서(수동운동) 경부의 회전, 굴곡과 신전, 측굴 등을 각 10초간 실시한다. 수동적으로 움직이는 경우에는 가동 범위보다 범위가 약간 넓어질 정도로, 고통을 느끼지 않는 범위에서 실시한다. 또한 핫팩 등의 온열치료나 마사지와 병용하여 실시한다.
4) 주의사항 : 경추질환이나 척추동맥박리의 급성기에는 위험할 수 있으므로 주치의의 허락을 받은 후 시도해야 한다.

20. 저작훈련

1) 의의 : 저작력을 증가시키는 효과가 있고 씹는 동작에 필요한 턱, 볼, 혀의 협조 운동도 개선될 수 있다.
2) 주대상 : 저작근의 근력이 저하된 환자, 저작운동이 서투르고 식괴 형성이 부족한 환자
3) 방법
   ① 거즈 껌(시미즈, 2015) : 거즈로 알갱이 껌 등을 싸서 치실로 묶고 치실 끝을 손에 쥐고 씹는다 [그림 6-18].
   ② 말린 오징어 깨물기 : 말린 오징어를 찢어서 손에 들고 씹는 훈련을 하기 때문에 널리 사용된다.
   ③ 증점 셔벗 섭취(오카모토 등, 2017) : 증점 셔벗(샤베트, [그림 6-6])를 한 알 씩 구강 내에 넣고 음미한다. 씹을 만한 식감으로, 녹

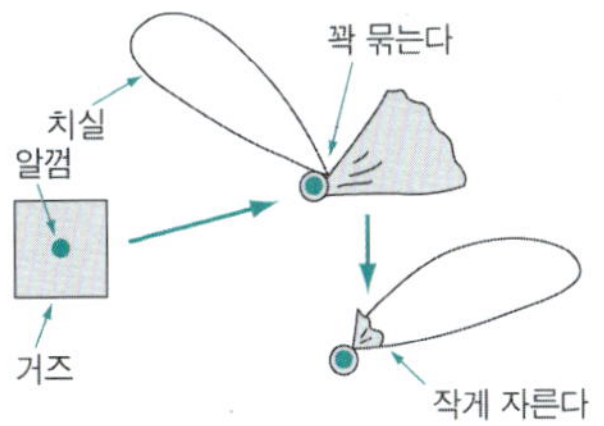

거즈껌 만드는 법
① 알껌을 거즈 중앙에 둔다.
② 거즈로 감싸서 치실로 힘껏 묶는다. 치실의 끝을 둥글게 하여 묶는다.
③ 거즈 끝을 작게 자른다.
④ 여기서 치실의 끝을 잡을 경우에는 굵은 실 등에 연결한다.

그림 6-18 **거즈 껌 만드는 법**(시미즈, 1999)

아도 걸쭉한 물이 되기 때문에 걸쭉한 물을 섭취할 수 있는 정도의 환자라면 비교적 안전하게 사용할 수 있다. 씹는 근력을 단련한다기 보다는, 씹는 것에서 삼키는 것까지 일련의 운동으로 연습하는 것에 의미가 있다.

4) 주의사항 : 중점 셔벗의 경우, Stage II transport(Palmer, 1997)에 의한 흡인 위험성에 충분히 주의한다.

Ⅱ. 섭식훈련(자세조정)

1. 뒤로 기대 앉은 몸통의 각도 조정 [그림 6-19]

1) 의의 : 뒤로 기대 앉은 몸통의 각도를 조정함으로써 다음과 같은 효과를 기대할 수 있다.

① 섭식시 : 중력을 이용하여 구강에서 인두로 음식을 이송하는 것을 촉진하며, 음식을 삼키는 중에 흡인과 인두잔류물의 흡인을 방지한다.

② 비섭식시 : 위식도 역류가 보이는 경우는 식도나 야간에도 몸통

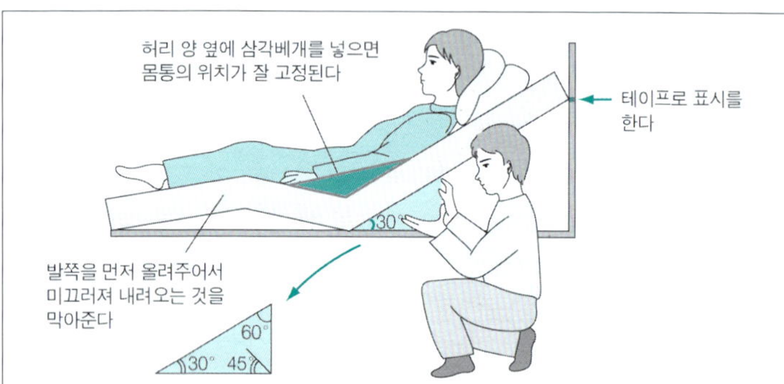

그림 6-19 30도 앙와위에서 고개를 숙인 자세

표 6-2 앉은 자세와 리클라이닝 자세의 비교

	90도 앉은 자세	리클라이닝 자세
장점	• 혼자서 섭식하기 쉽다 • 위식도 역류가 잘 일어나지 않는다	• 입술에서 흘러내리는 정도가 적다 • 구강 내 이송과 인두로의 내려보내기 유리하다 • 흡인과 인두잔여물 방지효과가 있다
단점	• 입술에서 흘러내리기 쉽다 • 구강내 이송, 인두로 내려보내기 불리하다 • 흡인, 잔류되기 쉽다	• 혼자서 섭취하기 어렵다

각도를 높여 역류성 흡인을 막는다.

2) 주대상 : 가성구마비, 구마비 등 구강기에서 인두기 장애가 있는 환자. 장기 금식 후나 섭식 훈련 초기. 위식도 역류, 식도 연동운동 부전을 보이는 환자.

3) 방법 : 연하장애의 중등도에 따라 각도를 개별적으로 결정한다. 장기간 금식을 한 이후나 급성기 환자가 구강기에서 인두기의 장애가 분명한 경우에는 바닥에서 30도 높인 각도로 시작하여 안전성을 확인하면서 45도, 60도, 앉은 자세로 단계적으로 각도를 높인다. 고개를 숙인 자세가 되도록 베개를 조정한다. 스스로 식사를 하는 경우는 45도 이상이어야 한다. 앉는 자세와 리클라이닝 자세의 장점 및 단점을 [표 6-2]에 비교하였다.

4) 주의사항 : 뒤로 기댄 자세(리클라이닝 자세)로 설정할 때는 몸통이 아래쪽으로 미끌어져 내려오지 않도록, 침대 위라면 다리 부분을 들고 양 허리에 삼각베개를 넣는 것이 좋다. 또한 리클라이닝 휠체어를 이용할 때는 엉덩이가 어긋나지 않도록 좌석면에 쿠션을 넣고 양다리를 발판이나 바닥에 붙이도록 조정하는 것이 좋다.

2. 경추부 굴곡 및 돌출자세 [그림 6-20]

1) 의의 : 경추부가 뒤쪽으로 신전(extension)되면 마치 기관삽관할 때

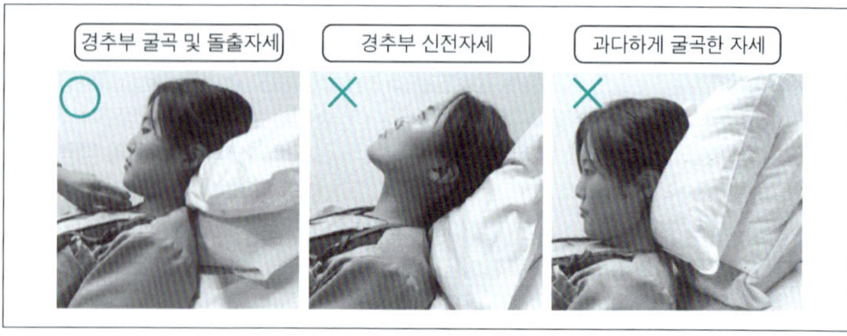

그림 6-20 **경추부 굴곡 자세**

와 마찬가지로 인두와 기도가 일직선에 놓이면서 기도가 열려 흡인이 되기 쉽다. 또한 목앞쪽의 근육군이 신장되어서 삼키기 어려워진다. 한편, 경추부를 앞으로 숙인 자세(돌출위)를 하면 인두와 기도에 각도가 생겨서 흡인을 방지하고 목 앞쪽의 근육들이 편안해져서 삼키는데에 유리하다. 리클라이닝자세에서 경부돌출위를 취하면 목구멍이 좁아지고, 연하운동이 일어나기 전에 음식이 인두로 흘러들어와 흡인되는 것을 예방하는 효과도 얻을 수 있다.

2) 주대상 : 리클라이닝 자세로 섭식하는 환자. 물에 사레드는 환자.
3) 방법 : 약간 앞으로 나오듯이 고개가 굴곡되도록 베개를 받친다. 턱밑과 흉골 사이에 대략 손가락이 나란히 3~4개 들어갈 정도면 적당하다.
4) 주의사항 : 목이 뒤쪽으로 젖혀지지(신전되지) 않아야 한다. 또한 앞으로 굽혀 턱을 너무 당기면 후두의 거상이나 후두개의 접힘이 방해를 받아 삼키기 어려워진다. 돌출위를 유지하기 위해 목 뒤에 베개를 제대로 받쳐야 한다.

3. 고개 돌리기(경추부 회전, Neck rotation, Head rotation)

1) 의의

① 한쪽 인두 통과의 향상 : 고개를 옆으로 돌리면 돌아가는 쪽의

조롱박오목이 좁아지기 때문에 음식의 잔류를 예방할 수 있다. 반대편 조롱박오목은 넓어지므로 식괴가 쉽게 그쪽으로 유도되고, 식도 입구부의괄약근 내압이 감소되어(楽衣 등, 2001) 식도 입구부가 쉽게 열려 인두 통과가 향상된다.

② 인두의 잔류물 제거 : 고개를 옆으로 돌리면 인두의 점막이나 근육의 긴장도가 높아져서 인두의 운동이 효율적으로 일어나며, 이를 통해서 삼킬 때 잔류물이 제거된다(Groher, 1997).

2) 주대상 : 한쪽 인두 통과가 좋지 않은 환자. 조롱박오목에 잔류물이 관찰되는 환자.

3) 방법

① 연하 전 고개돌리기 [그림 6-21] : VFS의 정면상에서 인두의 어느 한쪽이 통과하기 어려운 것으로 확인되면 연하 전에 통과가 좋지 않은 쪽으로 고개를 돌려 두면 통과하기 쉬운 쪽이 더욱 넓어지고, 음식은 잔류 없이 인두를 통과한다. 또한 미리 좌우 어느 쪽으로든 고개를 돌린 상태로 삼키면 후두개곡에 잔류를 방지하는 효과도 기대할 수 있다. 리클라이닝 자세에서 고개를 돌리면 고개를 돌린 쪽이 아래에 놓이기 때문에, 고개 돌리기의 본래 목적 즉, 반대편으로 식괴의 움직임을 유도하는 것이 어려워져서 오히려 삼킴에 불리하게 작용할 수 있다. 이 경우는 옆

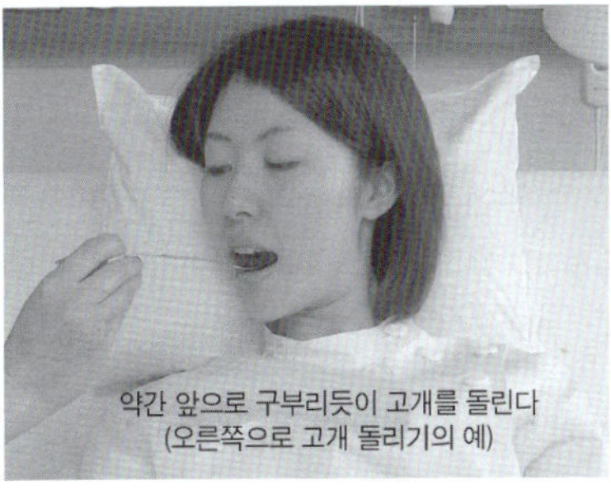

그림 6-21 삼킴 전 고개 돌리기 연하

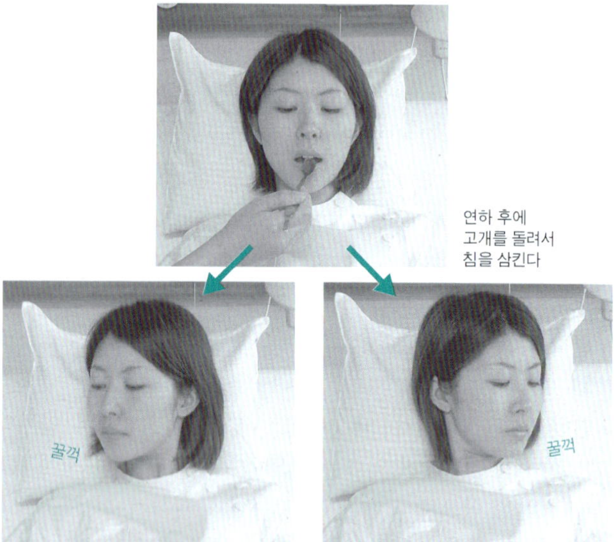

그림 6-22 삼킴 후 회전하는 연하법

으로 누운 자세(측와위)를 병용해서 한쪽으로 삼키는 연하(일측 연하)로 진행하는 것이 좋다.

② 연하 후 고개돌리기+침 삼키기 [그림 6-22] : 연하 후 오른쪽 아래, 왼쪽 아래 등을 향해 목부분을 회전시켜 삼키기를 하면 잔류물이 제거된다. 예를 들어 오른 쪽을 향해 삼키면 왼쪽에 잔류한 식괴가 제거된다.

1) 주의사항 : 과도한 근육 긴장이 연하에 악영향을 미칠 수 있으므로 무리하지 않는 범위에서 회전한다. 경추질환이나 척추동맥박리의 급성기에는 증상이 악화될 위험이 있으므로 실시할 때 주의가 필요한다.

4. 한쪽으로 삼키기 (일측연하=측와위+고개 돌리기) [그림 6-23]

1) 의의 : 식괴를 통과시키고 싶은 인두쪽을 아래로 향하게 옆으로 누

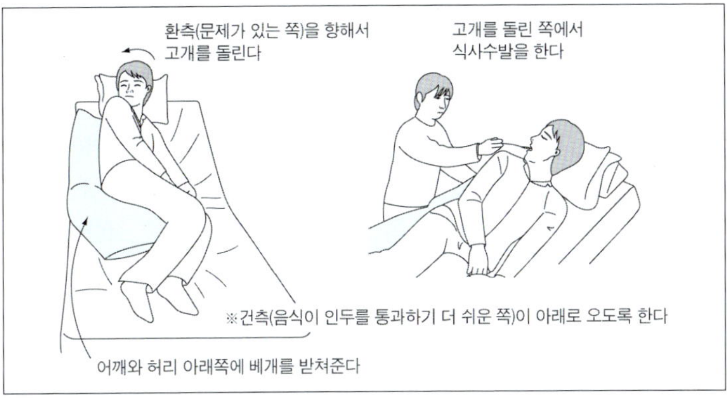

그림 6-23 **한쪽으로 삼키기(일측연하)**

운 채로 동시에 목을 반대쪽으로 돌리는 자세를 취하여, 식괴의 인두 통과 장애를 개선하는 방법이다. 중력을 이용해 식괴를 건강한 쪽으로 완전히 유도하여 목을 회전시킴으로써 장애가 있는 쪽의 조롱박오목를 좁혀 폐쇄하고, 건강한 쪽의 조롱박오목를 확대한다. 또한 후두개곡에 잔류물이 자주 관찰되는 환자나 경추증이 있거나 후두개 접힘이 잘 되지 않는 경우에도 인두 잔류물을 줄이고 흡인 방지에 효과적인 경우가 있다.

2) 주대상 : 구마비나 일측성 인두 및 후두마비 등 기능적 및 기질적인 연하장애로 인두 통과 장애가 있는 환자. 등이 굽어있어서 똑바로 누운 자세(앙와위)를 취하면 목 앞쪽이 뒤로 젖혀지는(경부신전위) 환자(척추변형만 있는 환자는 측와위에서 고개를 돌리지 않아도 되는 경우가 많다).
3) 방법 : FEES나 VFS로 식괴가 인두를 통과할 때 어느 쪽을 지나는지 평가하고, 통과 상태가 나은 쪽을 아래로 하여 옆으로 누운 자세(측와위)를 취한다. 이 때 비통과측 어깨와 허리 아래에 베개를 받치고, 경추부는 굴곡 상태에서 정중앙에서 약간 회전(비통과 쪽으로)한다. 측와위나 고개돌리기 정도는 증상에 따라 조정하는 것이 좋다. VFS 등을 할 수 없는 경우에도 인두마비가 명백한 경우

에는 같은 방법으로 실시한다.

4) 주의사항 : 장시간 섭식하는 동안에는 자세가 피로를 가중시킬 수 있으므로 휴식이 필요하다. 신체가 마비된 쪽과 인두의 통과 측은 반드시 일치하지는 않으며, 또한 구마비 등은 병기에 따라 통과하는 쪽이 바뀌는 경우도 있으므로, 시간이 지나면서 임상 소견이나 검사소견을 감안하여 어느 쪽을 아래로 두고 자세를 취할지 검토할 필요가 있다.

Note 6-2 편마비의 경우(특히 편측공간무시를 동반하는 경우)

병변이 대뇌반구에 있는 경우는 인두의 움직임에 좌우 차이는 없고 원칙적으로 음식은 양쪽으로 통과한다. 그러나 원래 건강한 사람이라도 인두 통과에 좌우 차이가 있기도 하며 단순하지 않다. 검사로 확인되면 가성구마비라도 한 쪽으로 삼키기(일측연하) 방법이 효과적인 경우가 있다. 또, 편마비(특히 왼쪽)와 편측무시(특히 왼쪽 편측무시가 흔하다)가 있어서 고개가 항상 오른쪽을 향하고 있는 경우라면 반대편(즉 왼쪽)을 아래로 한 체위를 취하는 것이 좋다. 식괴는 고개를 돌리는 쪽과 반대편을 통과하기 쉽기 때문이다. 이 경우 사지의 마비측이 아래로 오는 일측연하 자세를 취하는 것이 좋다. 즉, 좌측 편측무시가 있을 때 고개는 오른쪽으로 돌리게 되고, 마비측인 왼쪽 몸이 아래에 오는 자세가 된다. 팔다리가 마비된 쪽과 음식이 인두를 원활하게 통과하는 쪽은 서로 관련이 없다. (후지시마 이치로)

Note 6-3 반쯤 엎드려 눕기(반복와위)와 고개 돌리기(가로로 삼킴, 횡측연하)

토쿠시마에 있는 나루미카이스즈에병원 신경외과 시치죠후미오 선생이 2018년에 일본연하의학회에서 보고한 방법이다. 각도조절침대를 30~60도, 건강한 쪽(건측)의 침대 옆에 걸터앉아(반좌위) 등받이에 기대도록 하여 건강한 쪽을 아래로 한 반(半)복와위를 취하고, 이 위치에서 고개를 환측으로 돌려서 베개로 고정한다(이렇게 하면 침대의 바닥면에 대해 머리가 완전히 측와위가 된다).

이 방법이 가진 장점은,

① 베개를 이용하여 머리와 목이 고정되므로 목주변 근육 피로가 적음
② 머리가 측와위이므로 구강 내 식재료를 인두부로 이동할 수 있음
③ 머리가 측와위이므로 마비가 없으면 스스로 섭취할 수도 있음
④ 체위 유지를 의식하지 않고 삼키는 일에만 의식을 집중하는 것이 가능

등을 들 수 있다.

해당하는 증례를 잘 선택한다면 효과적인 방법일 것이다.

(후지시마 이치로)

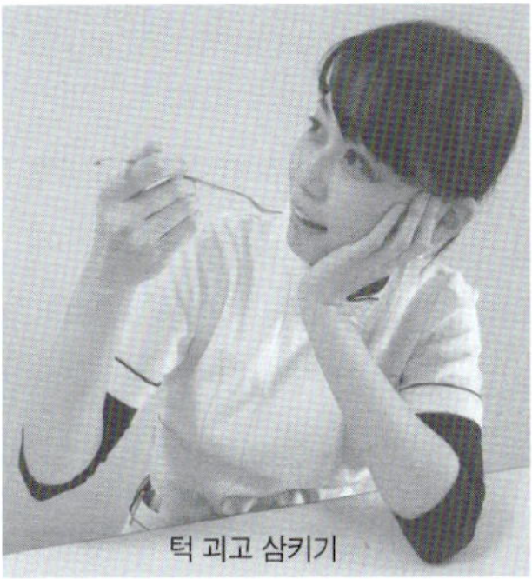

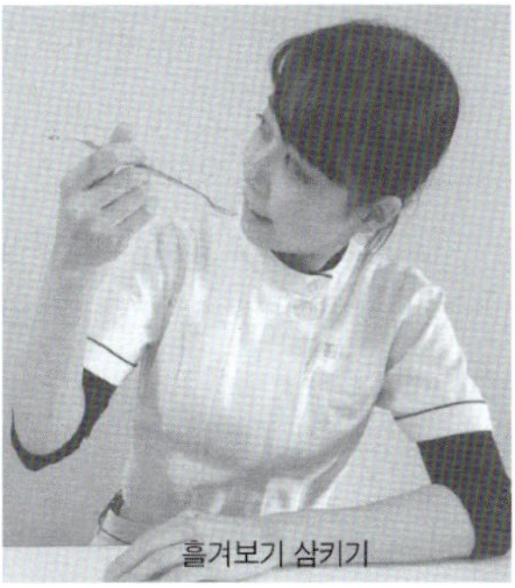

그림 6-24 턱 괴고 삼키기(좌)와 흘겨보기 삼키기(우)

5. 턱 괴고 삼키기 또는 흘겨보며 삼키기 (三枝 등, 2001)

1) 의의 : 후두거상이나 인두통과가 좌우가 다를 경우에 잘 통과되는 쪽 인두로 식괴를 유도할 수 있다.
2) 주대상 : 발렌베르크(Wallenberg) 증후군 등 일측성 식도 입구부통과장애를 보이고 있으며, 턱을 괴는 자세가 가능한 환자
3) 방법 : [그림 6-24]와 같이 고개 기울이기와 고개 돌리기를 조합한 자세를 취한다. 또한 고개를 돌린 방향의 반대쪽으로 약간 몸통을 기울이면 식괴를 통과하는 쪽으로 유도하기 쉽다.
4) 주의사항 : 경추부 관절가동범위의 제한이 있을 경우 충분한 고려가 필요하며, 또한 몸통을 기울이기 위해 의자에서 떨어지는 것을 조심해야 한다. 벽을 이용하면 도움이 될 수 있다.

6. 완전 측와위법 (후쿠무라, 2013)

1) 의의 : 0도의 완전측와위 자세에서는 인두에 담을 수 있는 저류량이 좌위나 앙와위에 비해 약 3배나 많아진다고 하며, 식괴의 유입방향과 중력이 수직이 됨으로써 후두침입이나 흡인위험을 줄일 수 있다고 한다. 인두수축력 저하나 인두통과의 좌우차이가 있을 때 사용할 수 있다.

2) 주대상 : 여러 가지 보상적 기법을 사용해도 흡인을 제어하지 못하는 환자
3) 방법 : 몸통 각도 0도의 완전 측와위 자세를 취한다(설정방법은 후쿠무라 방법에 준함). 허리, 무릎을 구부리고 골반이 수평면에 대하여 수직보다 약간 앞으로 기울도록 한다. 측와위 방향과 반대쪽으로 고개를 돌리면 구강기 장애가 있는 환자라도 인두로 보내기 쉬워진다. 인두 통과에 좌우 차이가 없을 경우에는 오른손이 위로 오도록 하여 스스로 식사를 할 수도 있다.
4) 주의사항 : 인두 수축력 저하가 있는 환자는 인두 잔류가 생기는 경우가 많기 때문에, 식후에 인두 잔류를 제거하는 방법으로 교대로 삼키는 방법(교대연하)을 사용한다. 그럼에도 불구하고 잘 제거되지 않으면 흡인(석션)한다.

Ⅲ. 섭식훈련(식품형태)

1. 연하식 또는 연하조정식

1) 의의 : 연하장애의 정도 및 증상에 따라서 식품의 형태를 맞추어 제공하여 안전하고 충분한 경구 섭취를 한다. 연하장애의 치료에 있어서 가장 중요하며, 자주 사용되고, 효과가 높은 방법이다.
2) 주대상 : 식괴 형성과 인두로의 이송, 연하에 이르는 일련의 연하운동에 문제가 있는 환자
3) 방법 : 식재료나 액체의 종류 선택, 조리, 증점제 사용 등을 통해서 인두 잔류와 흡인을 예방한다.
4) 주의사항 : 환자에게 제공할 때 적절한 젤라틴 농도와 성상인지 확인한다.

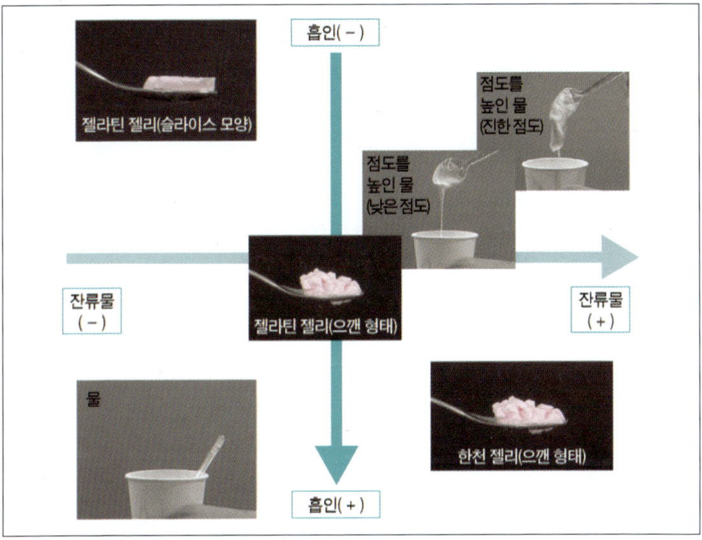

그림 6-25 **비디오투시연하검사를 통해 본 식품 형태에 따른 연하 난이도 (흡인 및 인두 잔류물의 비교)**

1-1 식품 형태의 난이도

삼키기 쉬운 음식이란 씹는 기능과 식괴 형성 기능의 어려움을 보완하고 인두 잔류나 흡인 없이 삼킬 수 있는 음식이다. 이에 해당하는 연하식의 조건은 ① 밀도가 균일할 것, ② 적당한 점도가 있어 쉽게 흩어지지 않을 것, ③ 구강이나 인두를 통과할 때 변형되기 쉬운 것, ④ 끈적거리지 않고 점막에 잘 달라붙지 않는 것이다.

젤리, 믹서식, 죽, 걸쭉한(점도를 높인) 물, 음료에 대해 비디오투시연하검사를 통해서 잔류 정도, 흡인유무를 비교한 연구 결과를 [그림 6-25]에 정리하였다. 형태에 따라 인두 잔류와 흡인의 관계는 다르다. 예를 들어 잔류가 가장 적은 '물'은 흡인의 위험이 낮다고 할 수 없다는 점에 주의해야 하며, 젤라틴 젤리도 녹거나 입안에서 액상에 가깝게 변하면 흡인이 될 수 있다. 구강 안에서 음식을 처리하는 데 시간

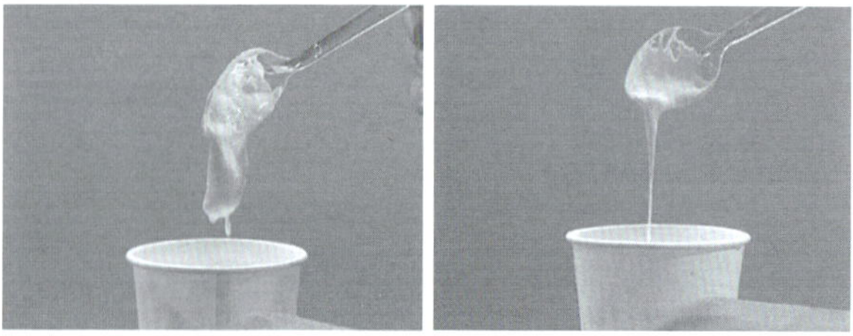

그림 6-26 **점도의 차이**

이 걸리거나, 연하반사가 일어나는 것이 지연되어 있거나, 치매 등에 의해 환자의 의욕(movitation)이 저하된 경우에는 점도를 높인 물이나 믹서식이 더 안전할 수도 있다. 또한 점도를 높인 물보다 단순한 물이 폐렴의 위험도 적고 훈련에 적합하다는 보고도 있어(free water protocol) (Karagiannis 등, 2014), 식품형태의 사용 목적과 환자의 증상을 지켜보면서 선택할 필요가 있다.

1-2 수분이나 국의 점도를 높이는 방법

1) 의의 : 증점제로 액체의 점도를 높이면 흡인이 덜 된다.
2) 주대상 : 수분 섭취시 사레가 들거나, 사레드는 증상이 없더라도 검사 등에서 흡인이나 침입이 확인되는 환자
3) 방법 : 환자마다 상황이 모두 다르기 때문에, 임상 관찰이나 검사를 통해서 각 환자에 맞추어 점도를 결정한다. 증점제가 적으면 흡인이 많아지고, 반대로 너무 많으면 끈적임이 증가하여 잔류물이 많아지므로 주의가 필요하다. 최근의 증점제는 걸쭉함이 높아져도 끈적이지 않는 제품도 나오고 있다. 환자와 음식의 종류에 따라 점도를 높이는 방법을 조절한다.

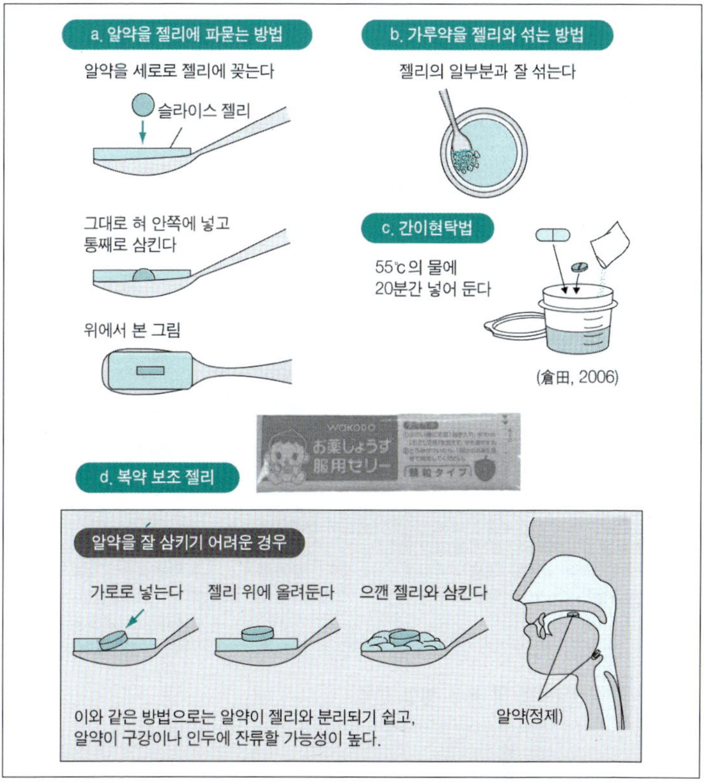

그림 6-27 약을 복용하는 방법

4) 주의사항 : 증점제를 사용할 때는 시간이 지남에 따라 점도가 점점 높아지기 때문에 주의해야 한다. 또 항상 점도가 일정하도록, 수분과 증점제의 양을 농도에 맞게 측정하여 사용할 수 있는 식기(컵이나 숟가락)를 정해둔다 [그림 6-26].

2. 알약을 복용하는 방법 [그림 6-27, 28]

1) 의의 : 내복약이 구강이나 인두에 잔류하는 것 때문에 발생하는 궤

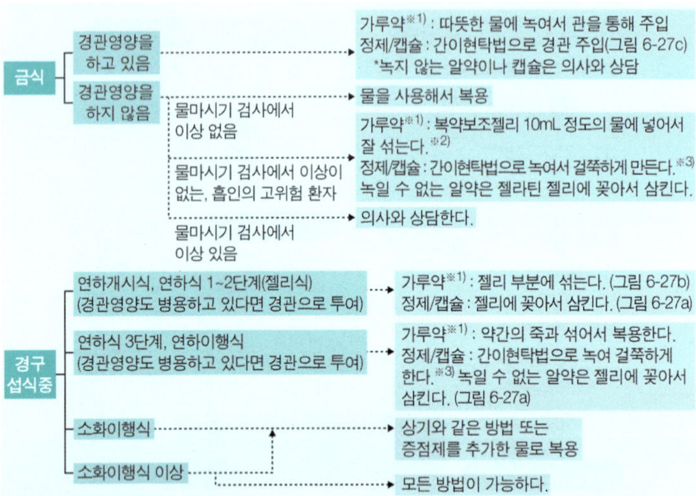

※1) 이 경우에 '가루약'은 정제를 분쇄하는 것도 포함한다. 분쇄하면 안 되는 정제도 있기 때문에 파쇄하기 전에 병동 담당 약사와 상담하여 결정한다.

※2) 복약보조 젤리는 과립형 1포를 사용하여 10mL 정도의 물에 풀어 섞은 후 약을 섞는다(그림 6-27d).[2]

※3) 간이현탁법은 10~20mL의 물로 녹여서, 복약보조 젤리 과립형 1포와 섞어서 점도를 높인다.

세레이미카타하라 병원 간호부
2010.9.21 작성; 2015.5.22 개정

그림 6-28 식사형태별 약 복용 방법 선택

양을 예방하고 약의 효과가 낮아지는 것을 막는다. 구강 및 인두기 장애가 있어도 안전하게 약을 복용할 수 있다.

2) 주대상 : 약을 내복해야 하는 구강-인두기 장애 환자

3) 방법

① 알약의 경우 : 슬라이스 젤리에 넣어서 통째로 삼킨다. 간이현탁법(쿠라타 등, 2017)에 따라 알약을 녹인 것을 증점제로 걸쭉하게 만든다.

② 가루약의 경우 : 으깬 젤리 또는 증점제를 추가한 물에 섞는다.

---

2) 국내에서는 아직 시판되지 않고 있다(역주).

Note 6-4 구강붕해정(OD정)에 대해서

> 일반적으로 입안에서 녹여 먹는 알약(OD)은 연하장애 환자에게 적합하다고 하는데, 그 중에는 붕괴속도가 느리거나 구강내가 건조한 경우에 녹지 않고 잔류물로 남는 경우가 있다(우마키, 2009). 게다가 점도가 높은 OD정을 복용하면 흡수가 늦어진다는 보고(Tomita 등, 2016)도 있다. 향후 더 많은 연구가 필요하다. (후지시마 이치로)

③ 경구 섭취가 어려운 경우 : 간이현탁법으로 녹인 약액을 경관영양을 위한 관을 통해 주입한다.

4) 주의사항 : 식사 단계에 따라 복용법을 보다 잘 검토할 필요가 있으며, 경구로 약을 복용하는 타이밍에 따라 다음과 같은 사항에 주의해야 한다.

① 식전약 : 복용하기 전에 구강이나 인두가 건조하지 않은지 확인하고 건조하면 목 안에 냉각마사지를 한다.

② 식후약 : 되도록 식사 중반에 복용한다. 그러면 구강이나 인두로 잔류했더라도 그 후의 식사 섭취로 잔류를 제거해 삼킬 수 있다.

③ 자기 전 약 : 식전약 복용과 동일하며, 복용하기 전에 구강과 인두의 건조를 확인하고, 내복한 후에는 젤리와 증점제를 추가한 수분 등으로 몇 입 번갈아 삼키면서 잔류를 제거한다.

Ⅳ. 섭식훈련(섭식방법)

1. 의식하며 삼키기(think swallow)

1) 의의 : 연하에 의식을 집중함으로써 연하운동을 확실하게 하고 흡인을 방지한다.

2) 주대상 : 치매, 가성구마비 등으로 연하 타이밍이 어긋나 흡인이 발생하는 환자

3) 방법 : 식사에 집중하기 쉬운 환경(TV는 끄고, 침대 주위에 커튼을

치는 등)을 정돈하거나 "입을 다무세요", "마셔요" 등 적절한 지시를 한다.

2. 턱 내밀기 또는 경부돌출법 [그림 6-29]

1) 의의 : 특히 윤상인두근절제술 후에 시행하는 방법이다. 턱을 앞으로 내밀면 기계적으로 조롱박오목 및 식도 입구부가 열린다. 구마비나 이완성 윤상 인두연하장애에서는 수술을 하지 않은 경우에도 이 방법으로 삼키거나 턱을 내민 상태로 고개를 회전시키는 자세로 인두 통과의 향상을 얻을 수 있다. 조롱박오목의 잔여물 제거에도 도움이 된다.
2) 주대상 : 윤상인두근 절제술 후나 타나하시법 적용 후의 환자. 구마비 등 윤상인두근의 이완성 마비가 있는 환자
3) 방법 : 음식덩이를 인두로 보내는 것에 맞추어 목 부분을 앞으로 굴곡한 자세에서 아래턱을 앞으로 내밀듯이 삼킨다(가마우지가 물고기를 통째로 삼키는 모습과 비슷하다). 타나하시 사다미치 선생이 개발한 방법이다. 실시할 때는 환자에게 "5cm 정도 앞에 있는 것의 냄새를 맡는 것처럼 턱을 내밀어 주세요" 라고 지시하면 적절하다. 이완성 마비의 경우에는 턱을 내민 상태에서 고개를 돌리면 식괴가 인두를 통과할 수 있게 된다.
4) 주의사항 : 일반적으로 삼킬 때는 약간 턱을 끌어당겨 삼키지만, 이 방법에서는 반대로 턱을 내민 상태로 삼키게 되기 때문에 부자연스럽게 삼키는 방법이 된다. 인두로 음식을 넘겨 보내는 것과 삼키는 타이밍도 중요하며, 수술 전부터 연습하여 익숙해 질 필요가 있다. 연하반사가 전혀 발생하지 않는 경우는 턱을 내민 상태에서 식괴가 인두로 떨어지게 된다.

3. 저작연하 유발법(유아용 전병, 막대과자, 계란과자, 걸쭉한 셔벗)

1) 의의 : 앞니로 깨물 때의 자극으로 저작(씹는 활동)이 유발된다. 저

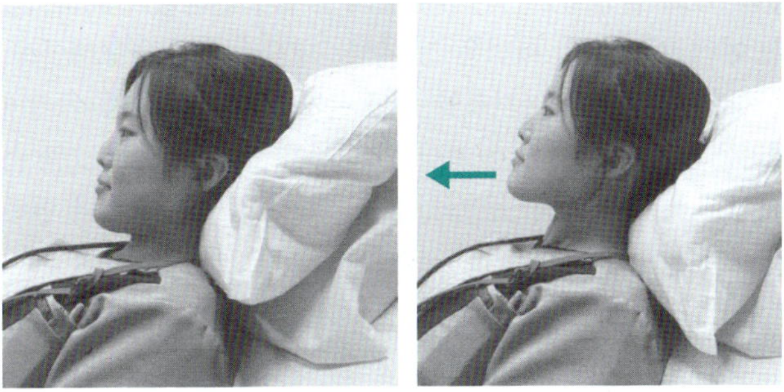

경부를 앞으로 굴곡한상태로 수평 및 전방으로 턱을 내미는 그림

그림 6-29 턱내밀기 또는 경부돌출자세

작에는 각성 작용이 있기 때문에 각성 상태가 향상되고 또한 Stage II transport를 이용하여 구강 내에 저장한 음식을 인두로 보내는 것이 가능해진다.

2) 주대상 : 구강 내에 음식을 머금고만 있는 인지기능 저하 환자나 경도의식장애 환자

3) 방법 : 구강 내에 음식을 머금고 멈추는 경우, 구강 내에 유아용 전병이나 막대과자(Pocky® 또는 빼빼로), 새우깡, 달걀과자를 한조각 넣거나 혹은 증점 셔벗('물을 이용한 연하훈련' 참조) 등을 한 알 넣으면 씹는 운동에 의해 연하반사가 일어난다.

4) 주의사항 : 씹을 수 있는 교합치아가 있는지 확인한다. 구강, 인두 기능이 저하된 환자는 유아용 전병이나 막대과자, 달걀과자가 구강, 인두 잔류의 위험이 되므로 주의한다.

4. 여러 번 삼키기, 반복연하(Multiple swallow)

1) 의의 : 한입에 여러 번 삼킴으로써 인두 잔류를 제거하고 연하 후 흡인을 방지한다.

2) 주대상 : 인두 잔류가 관찰되는 환자

3) 방법 : 1회 삼킨 후, 인두 잔류감의 유무에 관계없이 여러 번 삼킨다. 여러 번 삼키기 어려운 경우에는 냉각 마사지와 교대연하 방법을 함께 사용한다. 인지적인 면에 문제가 있어서 지시를 이해하기 어려운 경우는 무리하게 여러 번 연하를 강요하지 말고 빈 숟가락을 입에 넣거나 극히 소량의 물을 추가하여 연하를 시켜 연하반사를 조기에 유발시키는 것도 중요하다.
4) 주의사항 : 반복연하는 연하성 무호흡을 조장하기 때문에 산소포화도(SpO_2)의 저하나 피로감을 느낄 수 있음을 고려한다.
   * 분할연하(piecemeal swallow or ingestion)는 '여러 번 삼키기' 방법으로 오해되는 경우가 있는데, 분할연하는 한입에 먹는 음식을 '입에서 인두로 조금씩 나누어서 삼키는 것'를 가리킨다. 신경근질환 환자에서 볼 수 있는 현상이며, 훈련목적으로 사용할 필요는 없다.

5. 번갈아 삼키기(교호연하 또는 교대연하)

1) 의의 : 다른 성상의 음식물을 번갈아 섭취함으로써 구강과 인두, 식도의 잔여물을 제거한다.
2) 주대상 : 구강과 인두, 식도에 잔류가 있는 모든 환자
3) 방법 : 잔류하기 쉬운 식품을 삼킨 후에 젤리와 증점제를 추가한 물, 소량의 물 등을 삼킨다. 시판품 중에서 '엥게리드(오츠카제약공업)' 등을 사용하면 효과가 있다. 주의해서 이 방법을 지킬 수 없거나, 연속해서 섭취해도 인두에 잔여물이 증가하지 않아서 흡인의 위험이 적은 경우에는, 식사 마지막에 젤리나 증점제를 추가한 물 등을 연속해서 5회 정도 삼키게 하여 식후 인두 잔여물을 제거하는 방법도 있다.

6. 힘껏 삼키기 또는 노력연하(Effortfull swallow, Hard swallow)

1) 의의 : 삼킬 때 힘을 주어 삼키는 것으로 혀로 음식물을 보내는 것이나 설근부의 후퇴운동을 강화시켜 후두개곡의 잔류를 감소시킨

Note 6-5 맥닐 연하장애 훈련 프로그램
(McNeill Dysphagia Therapy Program, MDTP)

> 노력연하를 반복하여 철저히 실시하는 훈련법이 있는데 MDTP(Mann, 2010)라고 알려져 있다. 연하 생리에 맞는 훈련법이라고 생각된다.
> (후지시마 이치로)

다. 삼키는 근력도 강화한다.

2) 주대상 : 설근부의 후퇴 운동이 저하되어 음식물이 후두개곡에 남아있는 환자
3) 방법 : 혀에 힘을 주어 입천장을 세게 누르면서 삼킨다. 구체적으로는 "강하게 삼켜 주세요", "삼킬 때 꾹꾹 혀를 위로 밀어 주세요" 등과 같이 지시한다.
4) 주의사항 : 가성구마비로 근긴장이 높을 때는 하지 않는다. 혈압 상승에 주의하면서 실시한다.

7. 숨참기 연하(Supraglottic swallow), 상성문연하, 성문넘기연하법, 성문폐쇄연하법 [그림 6-30]

1) 의의 : 의식적으로 숨을 참으면 성대 수준에서의 기도 폐쇄가 확실해지고, 성문 하압의 상승으로 연하중 흡인을 예방한다. 또 삼킨 후의 날숨으로 기관에 들어간 수분이나 음식을 내보낸다(Longemann, 2000; 大前, 2017)
2) 주대상 : 연하중에 흡인이 생기는 환자. 성문 폐쇄의 지연이나 감소 또는 인두기의 지연을 보이는 환자, 액체에서 사레드는 환자. 단, 인지기능의 저하가 있는 환자는 이 방법을 습득하기 어려운 경우가 많다.
3) 방법 : 음식을 입에 넣으면 코로 크게 숨을 들이마시고, (작은 소리를 내면서) 확실히 숨을 멈추고, 숨을 멈추고 있는 사이에 음식을 삼키고, 삼킨 후에 입에서 힘차게 숨을 내쉰다. 숨을 참는 것만으로 성문이 닫히지 않는 경우에는, 숨을 멈출 때 작게 소리를 내면

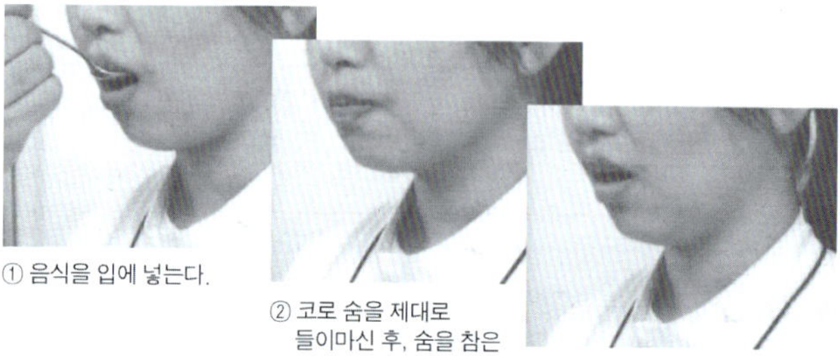

그림 6-30 **숨참기 연하**

성문이 폐쇄된 상태가 된다. 이 방법은 숨참는 연하를 소개하는 원래의 문헌에 기재되어 있는데, 다소 어렵기 때문에 여기서는 다음과 같은 방법을 사용한다.

7-1 콧노래(허밍, humming) 연하

숨참기 연하의 변형으로, 강하게 숨을 참기가 어려운 환자나 지시에 잘 따르지 못하는 환자, 또는 숨을 참는 동안에도 사레가 들어서 성문이 제대로 폐쇄되지 않는다고 판단되는 환자 등에게 이용된다. "음–" 하고 허밍을 하면서 삼킴을 지시함으로써 원활하게 숨참기 연하와 비슷하거나 그 이상의 흡인방지 효과를 기대할 수 있다(후지시마, 2017).

7-2 강한 숨참기 연하법(Super-supraglottic swallow), 후두폐쇄 연하법

1) 의의 : 강하게 숨을 참음으로써 피열연골은 앞쪽으로 기울게 되고 연하 동작 직전부터 연하가 일어나는 동안까지 후두전정에서 가성대부를 폐쇄한다.
2) 주의사항 : 먼저 음식물을 사용하지 않고 연습한 후에 실시한다. 음식을 입에 머금은 채 입으로 숨을 들이마시면 기관으로 흡인할 위험이 있으므로 코로 들이마시도록 지도한다.

8. 코를 잡고 삼키기

1) 의의 : 코를 손으로 잡으면 비인강 폐쇄 부전을 대신해서 인두 잔류를 감소시킬 수 있다. 아직 높은 근거수준을 지닌 연구는 없지만, 필자 등이 몇몇 효과적인 증례를 경험한 바 있다.
2) 주대상 : 비인강 폐쇄 부전이 있는 환자
3) 방법 : 구강 내에 음식을 넣은 후 손으로 코를 막고 삼킨다.
4) 주의사항 : 이관(유스타키오관)을 통해 귀에 거북한 느낌이 들 수 있으므로 주의할 필요가 있다.

9. 한입에 들어가는 음식의 양(일구량)의 조정

1) 의의 : 건강한 성인이 삼킬 수 있는 최적 용량은 액체의 경우 17.9 ± 1.58mL, 저작을 필요로 하는 음식의 경우는 5~9g이라고 알려져 있다. 연하장애 환자에게는 한입량(일구량)이 적으면 연하반사가잘 일어나지 않는 것으로 알려져 있지만, 일구량을 증가시키면 흡인이 될 때 그 양도 많아진다. 그래서 한입의 양이 적은 편이 상대적으로 안전성이 높다고 생각한다.
2) 주대상 : 섭식연하 장애가 있는 모든 환자, 특히 인두기 장애환자.
3) 방법 : 중증 섭식연하 장애환자에 대한 직접 훈련은 적은 한입량부터 시작하여 안전성을 확인하면서 서서히 늘린다.
4) 주의사항 : 인지장애 등 스스로가 한입량 조절을 하지 못할 때는 도구나 식기의 변경을 시도한다. 환자에 따라 차이가 있으므로 개별적으로 연하기능 및 인지기능을 평가하고 한입양을 설정한다.

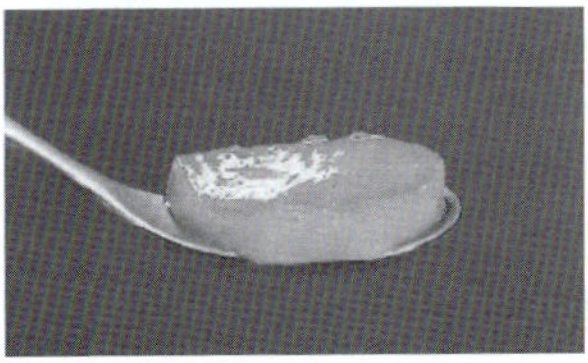

그림 6-31 슬라이스형(식괴) 젤라틴 젤리

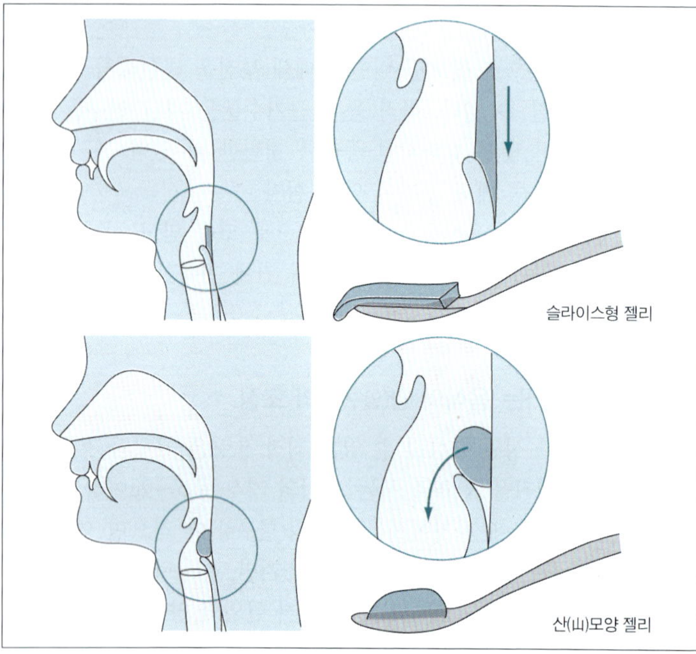

그림 6-32 슬라이스형(식괴) 젤라틴 젤리의 장점

10. 슬라이스형 젤라틴 젤리, 통째 삼키는 법

1) 의의 : 미리 얇게 썬 음식조각을 통째로 삼키게 함으로써 식괴 형성의 어려움을 보완하고 구강이나 인두에서 흩어지지 않아서 인두 잔료나 흡인을 방지한다. 또한 슬라이스형 식괴 [그림 6-31]는 구강, 인두의 좁은 공간을 통과하기 쉽고, 조롱박오목의 형태에 딱 맞아서 머무르기 쉽기 때문에 타이밍이 어긋나 연하반사 지연이 있더라도 잔류나 흡인을 방지할 수 있다(마에다 등, 1999).
2) 주대상 : 식괴형성 불량 환자, 인두 잔류가 많은 환자, 연하 타이밍이 어긋나는 환자, 식도 입구부개대부전 환자
3) 방법 : 젤라틴 젤리나 시판되고 있는 미끄러운 젤리를, 작고 폭이

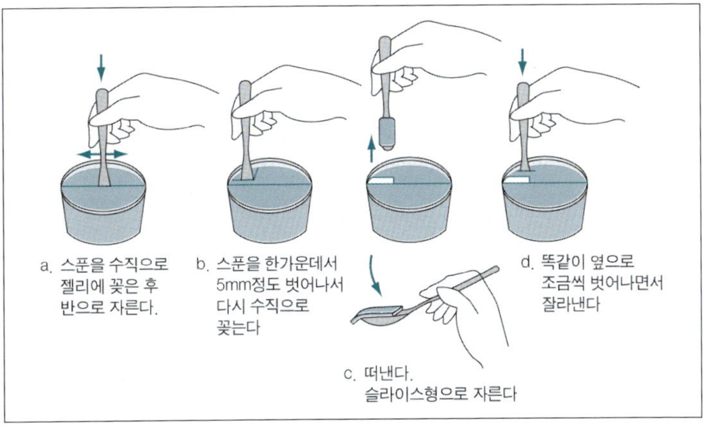

그림 6-33 **슬라이스형 젤리 만드는 법**

좁은 납작한 스푼을 이용하여 세로로 썰어 얇게(두께 3~5mm 정도) 슬라이스형으로 잘라내 2~3g 정도의 음식 조각를 만든다 [그림 6-32, 33]. 환자가 삼키기 쉬운 위치에 음식조각을 넣고 씹지 않고 통째로 삼킨다.

4) 주의사항 : 구강기관의 운동장애 등으로 인두로 보내는 것이 어려운 경우에는 리클라이닝 자세로 하거나 식괴를 혀 안쪽에 넣어주는 등 다른 수기를 병용한다. 리클라이닝 자세로 경추부를 신전한 상태에서는 흡인의 위험이 있으므로 경추부 자세에 주의해야 한다.

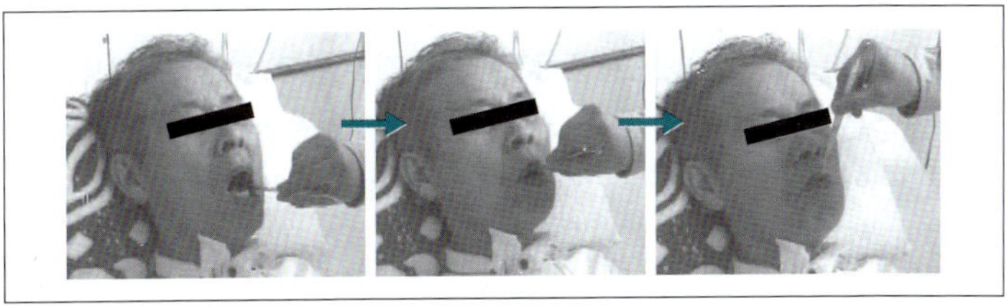

그림 6-34 **숟가락을 사용한 식사보조 방법**

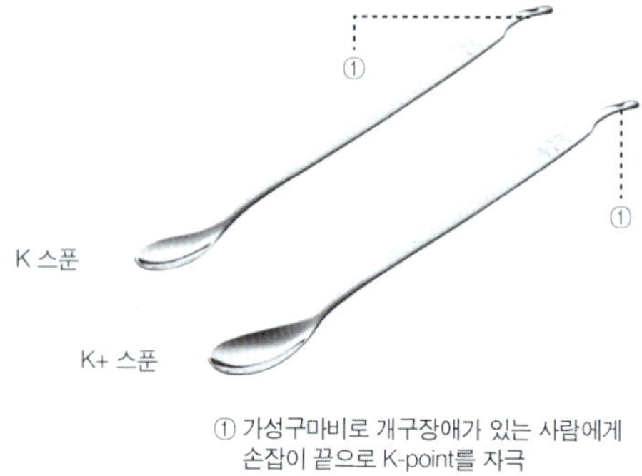

그림 6-35 K스푼®

10–1 숟가락으로 섭취하는 방법 [그림 6–34]

① 슬라이스형 젤리를 얹은 스푼을 혀 위에 놓는다.
② 입술을 다물고 혀로 숟가락을 입천장에 눌러 대도록 지시한다.
③ 숟가락을 중간 방향 약간 위쪽으로 뺀다.

- 주의사항 : 자꾸 씹는 바람에 슬라이스형 식괴를 유지하지 못하는 환자는 대상에서 제외해야 한다. 또한 구강 내에 오랫동안 물고 있는 환자, 인두에 이르러도 연하가 잘 일어나지 않는 환자는 젤라틴 젤리가 녹아 액상화되어 흡인의 가능성이 있으므로 이 방법은 적합하지 않다.

10–2 시판 젤리 이용

집에서 젤라틴 젤리를 준비할 수 없거나, 삼키는데 시간이 걸리기 때문에 녹지 않는 젤리를 사용하고 싶은 경우(인두기가 양호해서 흡인 위험이 적은 환자의 경우 등)는 엥게리드®와 같은 시판젤리를 이용할 수 있다. 이 때 슬라이스형으로 섭취하기 위해서 얕은 스푼으로 표면을 얇게 깎듯이 떠내면 된다.

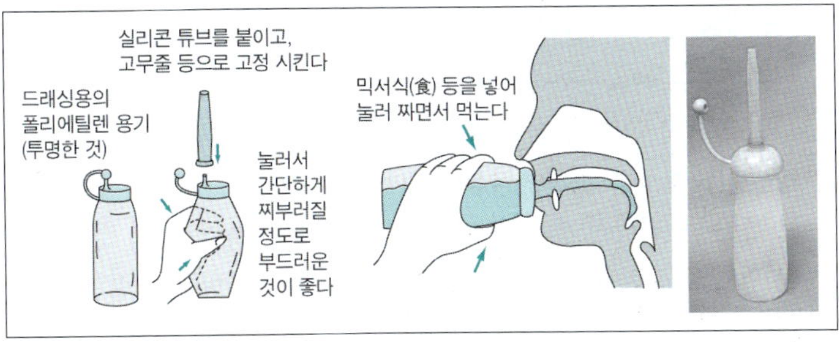

그림 6-36 **식사를 돕는 도구**

10-3 K스푼®에 대하여

K스푼®은 끝이 작고 얇고 납작한 형상이므로 구강내(혀 등이나 혀 안쪽)로 식괴를 넣기 쉽고 섭식훈련에도 적합하다. 한입양을 적게 제한할 수 있고 손잡이도 길기 때문에 스스로 섭취할 때도 사용할 수 있으며, 손잡이 끝부분에서 K-point를 자극할 수 있도록 설계되어 있다. 조금 더 큰 K+스푼도 있다 [그림 6-35].

• K스푼 이용법의 예시

① K-point를 자극하여 연하반사를 일으킨다 : 손잡이 끝으로 자극하는 방법과, 식괴를 혀 위에 놓고 숟가락 끝으로 자극하는 방법이 있다.

② 혀 안쪽에 식괴 넣기 : 입술폐쇄가 잘 안되고 인두로 보내기 힘든 환자들을 위해 숟가락을 구강내에서 뒤집어서 혀 안쪽으로 식괴를 넣는다.

③ 스스로 먹게 하여 삼킴을 촉진한다 : 리클라이닝 자세로 누워있는 환자라면 위에서 손잡이를 잡고 숟가락을 입으로 가져간다. 간병인이 손을 잡고 속도를 조절할 수도 있다(코지마, 2015).

11. 드레싱 용기 이용법 [그림 6-36]

1) 의의 : 구강에서 인두로 음식을 보내는 것을 돕는다.
2) 주대상 : 혀 운동이 불량하여 인두로 음식을 보내기 어려운 환자
3) 방법 : 드레싱용 폴리에틸렌 용기에 실리콘 튜브를 끼워서 페이스트 형태나 점성의 액체를 넣고 눌러 짜내에 혀 안쪽로 밀어낸다. 이 방법의 장점은 스스로 섭취가 가능하며, 섭취량을 조절할 수 있다는 것이다. 또한 용기가 투명하고 음식의 내용과 양을 알 수 있으며 세척이 용이한 것도 장점이다.
4) 주의사항 : 누르는 힘에 따라서 한 번에 많은 양이 나오는 경우가 있으므로 치매 등으로 힘을 조절할 수 없는 환자에게는 적합하지 않다.

12. 손으로 입술폐쇄 (우사미, 2011)

1) 의의 : 손을 사용하여 아래턱을 고정시키고 입술에서 음식이 새어 흘러내리는 것을 방지하며, 구강 내압을 높여서 혀운동을 통해 식괴를 인두로 이송시키는 것을 돕는다.
2) 주대상 : 뇌성마비, 가성구마비나 신경질환 등의 경우에 삼킬 때 입술을 잘 닫지 못하는 것이 관찰되는 환자, 아래턱이 잘 고정되지 않는 환자.
3) 방법 : 삼킬 때 아래턱과 인중을 손을 이용해서 잡고 입술이 닫히도록 돕는다. 환자의 옆쪽 또는 뒤쪽에서 돕는 것이 좋다.
4) 주의사항 : 환자에게 압박감이나 불편함이 없도록 배려한다. 턱을 들 때 경추부가 신전되지 않도록 주의한다.

13. 소량씩 자주 식사

1) 의의 : 섭식 시간이 오래 걸리고 피로감 때문에 흡인이 되는 것을 예방한다. 또 식도암 수술 후, 위 수술 후 등 식사 한 끼 양을 제한해야 하는 경우의 대처법으로도 효과적이다.

2) 주대상 : 식사시간이 너무 오래 걸리는 환자. 1회 식사량을 제한해야 하는 환자.
3) 방법 : 한 끼 식사에 45분 이상 걸리는 경우나 1회의 식사량에 제한이 필요한 경우에는 일단 중단하고, 부족한 영양분은 간식이나 보조영양으로 보충한다.

14. 식사 환경 조정

1) 의의 : 식사시 주변 환경을 조용하게 하여, 먹는 것에 주의를 집중할 수 있도록 돕는다.
2) 주대상 : 주의가 산만하여 식사 도중에 사레들거나 음식이 진행되지 않는 등, 주로 치매나 고차뇌기능 장애가 있는 환자
3) 방법 : 큰 방일 경우에는 식사자리 주위에 커튼을 달아 가린다. 티비를 끄는 등 식사에 주의를 집중할 수 있도록 한다. 또 적당한 때에 "완전히 삼키세요" 등의 지시를 한다. 식당 등에 모여 식사하는 환경에서는 주의가 산만해지지 않도록 벽을 바라보는 자리에 앉거나 간이칸막이를 준비하는 것 등도 효과적이다.
4) 주의사항 : 음식이 구강 내 특정 단계에 있을 때 질문을 하면 환자가 답을 하다가 흡인할 수 있으므로 환자에게 말을 거는 타이밍에 주의한다. (호죠 쿄코, 모리와키 모토키, 오카모토 케이시)

참고문헌

- 岩田義弘, 寺島万成, 長島圭士郎·他 : 高齢者に対する頸部等尺性収縮手技(chin push-pull maneuver)による嚥下訓練―自己実施訓練の効果―. 2010, 耳鼻, 56 : S195-S201.
- 宇佐美康子 : [不安解消! エキスパートナースに聞く食事援助の根拠とコツ] こんなときどうしたらいいの？食事援助で困った場面　口唇閉鎖や送り込みが困難な場合(解説/特集). リハビリナース. 2011, 4(5) : 465-469.
- 大前由紀雄 : 知っておきたい　嚥下訓練　呼吸リハビリテーション　息こらえ嚥下(解説). 嚥下医学. 2017, 6(2) : 178-184.
- 岡本圭史, 藤島一郎, 高橋博達·他 : 凍らせたトロミ水による咀嚼嚥下訓練が有効であった2 症例. 言語聴覚研究. 2017, 14(3) : 195.
- 小野木啓子, 才藤栄一, 近藤和泉・他 : 嚥下障害に対するバルーンカテーテルによる食道入口部拡張法の即時効果. JJCRS. 2014, 5 : 1-5
- 木口らん, 藤島一郎, 松田紫緒・他 : 寒冷刺激器による唾液腺上の皮膚アイスマッサージが健常成人の唾液分泌に及ぼす影響. 日摂食嚥下リハ会誌, 2007, 11 : 179-186.
- 倉田なおみ : 内服薬経管投与ハンドブック. 2006, じほう, p19.
- 倉田なおみ, 石田志朗 : 簡易懸濁法マニュアル. 2017, じほう.
- 小島義次, 植村研一 : 嚥下障害に対する嚥下反射促通手技の臨床応用. 音声言語医学. 1995, 36 : 360-364.
- 小島千枝子 : 日本摂食・嚥下リハビリテーション学会e ラーニング対応 第4 分野 摂食・嚥下リハビリテーションの介入 II 直接訓練・食事介助・外科治療. 2015, 医歯薬出版.
- 三枝英人, 新美成二, 八木聡明 : "直接的"間接的嚥下訓練 : フィーディングチューブを用いた嚥下のリハビリテーション. 日耳鼻. 1998, 101 : 1012-1021.
- 三枝英人, 中溝宗永, 新美成二・他 : 喉頭挙上に左右差があることに起因する嚥下障害とその対応. 日気食会報. 2001, 52(1) : 1-9.
- 七條文雄 : 四大認知症における摂食嚥下障害の検討. Proceedings of the 1 st Annual Meeting in Japan Society of Neurosurgery for Dementia 2017. pp196-199.
- 柴本 勇, 藤島一郎, 大熊るり・他 : 頸部回線による食道入口部静止圧の変化. 総合リハ. 2001, 29 : 61-64.
- 清水充子 : 直接訓練の一般的事項[日本嚥下障害臨床研究会(監修) : 嚥下障害の臨床－リハビリテーションの考え方と実際 第2 版]. 2015, 医歯薬出版, pp255-256.
- 杉浦淳子, 藤本保志, 安藤 篤・他 : 頭頸部腫瘍術後の喉頭挙上不良を伴う嚥下障害例に対する徒手的頸部筋力増強訓練の効果. 日摂食嚥下リハ会誌, 2008, 12 : 69-74.
- 角谷直彦, 石田 暉, 豊倉 穣・他 : 第 II 相嚥下障害のリハビリテーションバルーンカテーテルによる間欠的空気拡張法. 総合リハ. 1992, 20 : 513-516.
- 長尾 菜緒, 田中 直美, 藤島一郎・他 : 藤島式嚥下体操セットの継続的な実施による嚥下障害症状改善効果－体操セット実施群と未実施群の比較検討. 嚥下医学. 2018, [in press].
- 中村嘉男 : 咀嚼する脳. 2005, 医歯薬出版, pp19-113.
- 日本嚥下障害臨床研究会(編) : 嚥下障害の臨床 第2 版. 2016, 医歯薬出版, p238.
- 福村直毅 : 完全側臥位で早期経口摂取を目指す!. MB Med Reha. 2013, 160 : 63-66.
- 藤島一郎 : 脳卒中の摂食嚥下障害 第3版. 2017, 医歯薬出版, pp185-233, pp366-375.
- 藤島一郎 : 知っておきたい嚥下訓練－嚥下と呼吸リハビリテーションについて. 嚥下医学. 2012, 1 : 24-26.
- 藤谷順子 : 間接訓練[本多知行・溝尻源太(編] : 医師・歯科医師のための摂食嚥下ハンドブック], 医歯薬出版, 2000, pp116-121.
- 北條京子, 藤島一郎, 大熊るり・他 : 輪状咽頭嚥下障害に対するバルーンカテーテル訓練法— 4 種類のバルーン法と臨床成績. 日摂食嚥下リハ会誌. 1997, 1 : 45-56.

- 前田広士, 小島千枝子, 柴本　勇·他 : ゼラチンスライスゼリーのスライス型食塊を用いる摂食訓練. 日摂食嚥下リハ会誌. 1999, 3(2) : 94.
- 馬木良文, 野崎園子, 杉下周平·他 : 口腔内崩壊錠は摂食·嚥下障害患者にとって内服しやすい剤形か？. 臨床神経学. 2009, 49 : 90-95.
- Bogaardt HC, Grolman W, Fokkens WJ : The use of biofeedback in the treatment of chronic dysphagia in stroke patients. Folia PhoniatrLogop. 2009, 61 : 200-205.
- Carnaby-Mann GD, Crary MA : McNeill dysphagia therapy program : a casecontrol study. Arch Phys Med Rehabil. 2010, 91(5) : 743-749.
- Clark HM, O'Brien K, Calleja A, et al : Effects of directional exercise on lingual strength. J Speech Lang Hear Res. 2009, 52 : 1034-1047.
- Crary MA, Carnaby Mann GD, Groher ME, et al : Functional benefits of dysphagia therapy using adjunctive sEMG biofeedback. Dysphagia. 2004, 19 : 160-164.
- Fujiu M : Increased postoperative posterior pharyngeal wall movement in patients with anterior oral cancer : Preliminary findings and possible implications for treatment. Am J Speech Lang Pathol. 1995, 4 : 24-30.
- Gaziano JE : Evaluation and management of oropharyngeal dysphagia in head and neck cancer. Cancer Control. 2002, 9 : 400-409.
- Groher ME(著), 藤島一郎(監訳) : 嚥下障害-その病態とリハビリテーション　第3版. 1998, 医歯薬出版.
- Hojo K, Fujishima I, Ohno T, et al : Research into the effectiveness how well the balloon dilatation method causes the desired outcome for cricopharyngeal dysphagia at the chronic stage in cerebrovascular disease. Jpn J Speech Lang Heari Res. 2006. 3(3) : 106-115.
- Karagiannis M1, Karagiannis TC : Oropharyngeal dysphagia, free water protocol and quality of life : an update from a prospective clinical trial. Hell J Nucl Med.2014, 17 Suppl 1 : 26-29.
- Kojima C, Fujishima I, Ohkuma R, et al : Jaw opening and swallow triggering method for bilateral-brain-damaged patients : K-point stimulation. Dysphagia. 2002, 17 : 273-277.
- Logemann JA(著), 道　健一, 道脇幸博(監訳) : Logemann 摂食·嚥下障害. 2000, 医歯薬出版, pp171-174.
- Logemann JA : Evaluation and treatment of swallowing disorders. 1983, College-Hill Press,.
- Maeda H, Fujishima I : Optimal load of head-raising exercise-sustained headlift time and number of head-lift repetitions in Japanese healthy adults. Deglutition. 2013, 2 : 82-88,.
- Mendelsohn MS, Martin RE : Airway protection during breath holding. Ann Otol Rhinol Laryngol. 1993, 102 : 941.
- Nakamura T, Fujishima I : Usefulness of ice massage in triggering of the swallow reflex, J stroke cerebrovasc dis. 2011, 4 : 1-5.

- Nakamura T, Fujishima I : Usefulness of ice massage to trigger swallowing reflex in dysphagic patients without stroke. Deglutition. 2012, 1(2) : 413-420.
- Palmer JB : Integration of oral and pharyngeal bolus propulsion : A new model for the physiology of swallowing. Dysphasia Rehabil. 1997, 1 : 15-30.
- Robbins J, Gangnon RE, Theis SM, et al : The effects of lingual exercise on swallowing in older adults. J Am Geriatr Soc. 2005, 53 : 1483-1489.
- Shaker R, Kern M, Bardan E, et al : Augmentation of deglutitive upper esophageal sphincter opening in the elderly by exercise. Am J Physiol. 1997, 272(Gastrointest Liver Physiol 35) : G1518-G1522.
- Tomita T, Goto H, Sumiya K, YoshidaT, et al : Effect of Food Thickener on the Inhibitory Effect of Mitiglinide Tablets on Post-prandial Elevation of Blood Glucose Levels. Dysphagia. 2017, 32 : 449-453.
- Yoshida M, Groher ME, Crary MA, et al : Comparison of surface electromyographic(sEMG)activity of submental muscles between the head lift and tongue press exercises as a therapeutic exercise for pharyngeal dysphagia. Gerodontology. 2007, 24 : 111-116.

Note 6-6 빨대로 마시기와 후루룩 마시기의 차이

음료를 마시는 두 가지 방법은 언뜻보기에 아주 비슷한 것 같으면서도 완전히 마시는 방식이 다르다. 빨대로 마시는 방법은 구강내부에 음압을 만들기 위해서 입술과 구협부(연구개와 설근부로 이루어짐)는 폐쇄되어 있어야 한다. 구협이 닫혀 있기 때문에 일단 구강내에 액체가 멈추고 그 후 삼키게 되므로 컵으로 마시는 것보다 흡인 위험이 적다. 기관절개가 있거나 성문폐쇄술을 이후에도 구강내의 음압을 만들 수 있는 사람이라면 빨대로 마시는 것은 가능하다. 한편, 설구개(구협) 폐쇄부전이 있을 경우에 연구개거상장치(PLP) 등을 통해서 구협이 폐쇄되지 않으면 빨대로 마시는 것은 어렵다.

한편, 후루룩 마시는 것은 김과 함께 액체를 입안에 넣는다. 공기와 섞임으로써 뜨거운 액체는 온도가 내려가서 마시기 쉬워지고, 와인 등의 기호품은 공기와 섞여서 아로마(향기)가 더 선명해진다. 즉 맛이 좋아지는 것이다. 그러나 들이마시는 공기와 함께 인두에서 기도로 액체가 들어가기 쉬우므로 흡인의 위험이 높아진다.

(후지시마 이치로)

6-2 치매에 대한 대응

치매는 크게 알츠하이머(Alzheimer)병, 레비(Lewy)소체형, 전두측두엽형, 뇌혈관성으로 나뉜다. 임상적으로 관찰되는 문제점과 각각의 대처법은 다음과 같다.

1. 음식을 입에 머금은 채 삼키지 않는다

1) 해석 : 음식물 인지 장애로 인해 인두로 보내는 운동이 시작되지 않는다.
2) 대처법 : 인두기의 문제가 심하지 않다면 한입양은 약간 많은 편이 인지하기 쉽다. 원래 좋아하는 음식이나 맛있는 것이 좋다. 동작의 시작을 촉진하기 위해 목 안쪽의 냉각 마사지, 연하반사 유발법, 숟가락을 쥐어 주는 방법, 저작연하 유발법, 증점 셔벗 등의 방법을 사용하고 이밖에도 말걸기, 다음에 먹을 한입을 보여주기, 빈숟가락 핥기 등도 효과적일 수 있다.

2. 주위의 자극에 자꾸 반응을 하면서 식사가 진행되지 않거나, 식사와 상관없는 동작을 한다.

1) 해석 : 주의집중력 저하, 탈억제
2) 대처법 : 식사할 때 환경을 정비한 다음, 취향에 맞는 음식이나 주먹밥 등 손에 들 수 있는 음식을 제공하여 식사 자체에 주의를 기울인다.

3. 입에 하나씩 계속 집어넣거나, 대량의 음식을 한꺼번에 입에 넣는다.

1) 해석 : 식사 속도의 조절 장애(주의력장애), 탈억제
2) 대처법 : 작은 숟가락을 사용하거나, '숟가락을 쥐어 주는 법'에 따

Note 6-7 네 가지 유형의 치매와 섭식연하장애

시치조(2017)는 4가지 치매에 관해 각각의 특징을 요약 보고하였다. 4대 치매 중에서 섭식연하장애 빈도가 가장 높은 것은 뇌혈관성 치매(VD)였으며, 다음으로 레비(Lewy)소체형 치매(DLB), 알츠하이머형 치매(AD), 전두측두 치매(FTD)순이었다. 이런 치매에서의 섭식연하장애 발병 메커니즘에는 각각의 치매 자체가 갖는 특유의 임상증상이 관여한다는 것을 알 수 있다(그림).

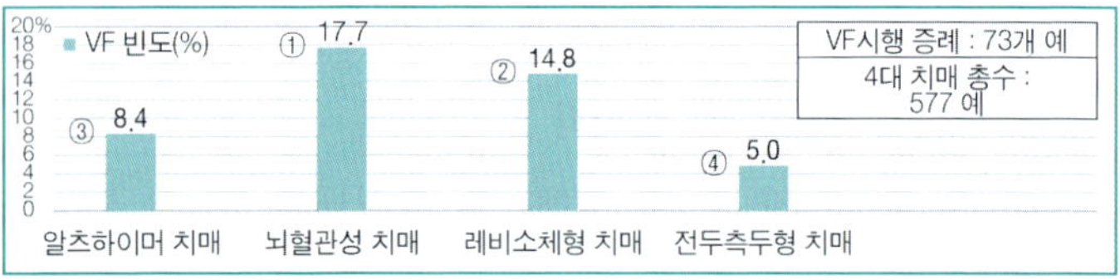

치매의 네 유형과 섭식연하장애

치매 유형	섭식연하장애의 내용
알츠하이머형 치매	인지기능 저하를 위주로 발생하는 섭식장애 (식사보조가 필요함. 흡인이 있는 경우는 혼합형?)
뇌혈관성 치매	가성구마비를 위주로 발생하는 섭식연하 장애 (섭식장애, 구강기의 연장, 무증상 흡인 등)
레비소체형 치매	파킨슨 증후군을 위주로 발생하는 섭식연하장애 (관절구축이나 무동으로 인한 운동장애 → 섭식연하장애의 지연) (환시 '음식물에 벌레가 보인다' → 섭식장애)
전두측두형 치매	기호의 변화나 이식 등을 위주로 발생하는 식사행동 이상 향정신성의 약물 부작용으로 인한 섭식연하 장애

* 치매의 네 가지 유형에서 VFS가 시행된 빈도(위)와 치매 유형별로 나타나는 섭식연하장애의 특징와 예상되는 장애의 발병 메커니즘(아래)

(후지시마 이치로)

라 간병인이 한입양과 속도를 조절할 수 있다. 밥그릇에서 떠서 입에 넣는 사람에게는 작은 그릇에 나누어 담아서 하나씩 제공하는 것도 도움이 될 수 있다.

Note 6-8 근육강직에 대한 표현

무동(akinesia), 진전(tremor), 근육강직(rigidity), 자세유지장애(loss of postural reflex)는 파킨슨병의 4대 증상으로 확립되어 있다. 이 중에서 근육강직(rigidity)은 일본에서 근고축(筋固縮)으로 번역되어 왔으나, 최근에는 근강강(筋强剛, 일본어로 "스지코와")이라는 번역어를 사용하고 있다. 따라서 이 책에서도 "筋强剛"으로 표현하였다.3)

(야구치 히로시)

4. 식욕부진과 거식

1) 해석 : 인지적 장애와 심리적인 요인에 의해 결정되며, 그 원인은 다양하고 획일적이지 않다.
2) 대처법 : 기호에 맞는 음식을 제공하거나 자신에게 익숙한 식기를 이용하기, 가족 등 친밀한 사람들이 식사보조를 하는 것 등을 시도해 봄으로써 개선될 수도 있다. 어려움을 겪는 경우도 많지만, 눈앞에서 된장국과 같은 음식을 만들어 오감에 자극을 주거나, 자기 집에서는 쉽게 식사를 하는 등 환경에 의한 영향이 크다. 따라서 여러 직종이 함께 협력하여 아이디어를 내서 돌파구를 찾는 것도 중요하다.

(모리와키 모토키)

3) 국내에서는 "근강강" 또는 "근고축"등의 표현은 사용되지 않으므로, 번역할 때 모두 "근육강직" 또는 "강직"으로 옮겼다(역주).

6-3 최신의 훈련기술

I. 비침습적 뇌 자극법

이전의 연하재활치료는 경부의 근육군을 강화하거나 점막의 감각을 되살리는 접근을 위주로 하였다. 최근 중추신경인 대뇌피질의 활동을 변화시킴으로서 뇌의 가소성(plasticity)을 이용해서 뇌기능의 재조직화(reorganization)을 촉진하는 치료법이 개발되어, 뇌졸중 이후의 후유장애에 대한 치료효과가 보고되어 주목을 받고 있다. 일반적으로 사용되는 치료법으로서는 반복적경두개 자기자극(repetitive transcranial magnetic stimulation : rTMS)이나 경두개 직류전기자극(transcranial direct current stimulation : tDCS)이 있다.

이것들은 두피에서 비침습적으로 뇌활동을 변화시키는 것으로 재활치료훈련과 병용할 때 치료효과를 증강할 수 있을 것으로 기대되고 있다. 어떤 치료기기들은 일본에서는 연구기기로 허가되었기 때문에 치료에 사용할 때는 윤리위원회에서 사용에 관한 승인을 얻은 뒤에 이전에 보고되었던 치료 매개변수의 범위 내에서 사용하도록 주의시키고 있다.

1. 반복적경두개자기자극(rTMS)

자기자극을 사용한 뇌자극법에 관해서는 1985년에 Anthony Baker가 사람에게 적용해서 Lancet지에 게재하였다(AT 등, 1985). 자극원리는 패러데이의 법칙을 사용하여 코일에 고전압 고전류를 흘러보냄으로서 생체 내에 자기장을 발생시키고 대내피질 내에 와전류(소용돌이전류)로 불리는 전류를 발생시킴으로써 중간뉴런(interneuron)이 자극되어 생체내에

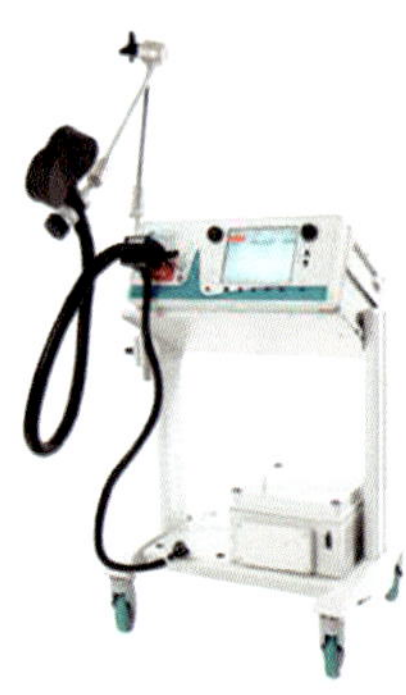

그림 6-37 rTMS

서 활동전위를 일으키는 것이다. 1Hz 이하의 저빈도로 자극을 하면, 같은 부위의 뇌활동의 흥분성이 감소하고, 고빈도로 자극하면 뇌활동의 흥분성이 상승한다. 부작용으로는 두통(28%), 난청 등을 들 수 있다. 또한 경련발작이 보고되기도 하여 경련의 병력이 있는 환자에게는 실시하지 않는다. 지금까지 뇌졸중 후의 상지기능, 실어증, 고차 뇌기능장애, 우울증 등의 개선 등에 대해서는 많은 보고가 있고, 연하장애에 관해서는 2009년경부터 보고(Khedr 등, 2009; Park 등, 2013; Lim 등, 2014)가 있다. 뇌졸중 후의 연하장애에서 구강인두를 지배하는 일차운동피질을 타겟으로 하여 1～5Hz, 10～20분 정도를 5～10일간 자극하여, 연하기능이 개선되었다고 보고된 바 있다.

2. 경두개 직류전기자극(tDCS)

비침습적인 뇌자극장치로서는 앞서 언급한 rTMS보다는 역사가 오래되는데, 1960년경부터 사용해왔다는 보고가 있으나 임상적 효과나 메커니즘이 실제로 증명된 것은 Nitshe(2000) 등의 보고이며, 그 후 널리 임상에 사용하게 되었다. 양극과 음극의 2가지 전극을 두피상에 장치하며, 양극 바로 아래에 있는 대뇌피질의 흥분성을 항진시키고, 음극 아래에서는 흥분성을 감소시킨다. 자극의 메커니즘은 Na채널과

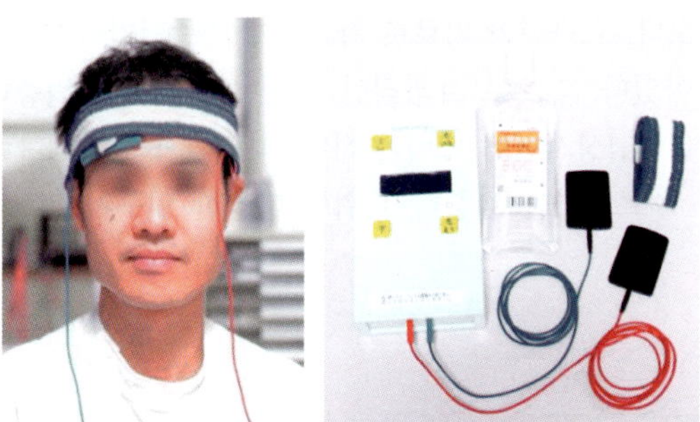

그림 6-38 tDCS

함께 있는 Ca채널에 작용해서 대뇌피질 신경세포의 막전위를 변화시키는 것으로, 양극자극에서는 탈분극을 일으키기 쉽게 하고, 음극자극에서는 활동전위를 일으키기 어렵게 한다. 일반적으로 rTMS보다 장치가 저렴하고 간편하게 사용할 수 있으며 부작용도 적은 것으로 알려져 있다. 자극을 시작할 때 따끔따끔하는 느낌만 있을 뿐 자극 중에는 대부분 자극적인 감각이 없고 기기에 거짓 자극(Sham stimulation)의 기능이 내장되어 있으므로 맹검(blind) 연구 등을 실시하기 쉽다. 부작용은 따금거리는 통증이나, 자극부위의 발적 등이 있는데, 심한 경우에는 화상을 입을 수 있다는 보고가 있다. rTMS와 같이 뇌졸중 후의 각종 증상이나 우울증이 개선된다는 보고가 많다. 연하장애와 관련해서는 2011년경부터 보고가 있는데(Kumar, 2011; Yang 등, 2012; Shigematsu 등, 2013), rTMS와 같이 뇌졸중 후에 tDCS를 사용하여 연하장애가 호전되었다는 보고가 많다. 최근 자극을 어느 쪽에 해야 하는가에 대한 연구에서 손상측을 자극하는 것이 보다 효과적이라는 보고가 있다. 필자가 일하는 병원에서도 회복기~만성기의 뇌졸중 후 연하장애환자의 손상측을 양극(anode)으로 자극했는데, 자극 후 1개월 뒤에 거짓자극(Sham)군에 비해서 유의한 연하기능 개선효과를 보였다.

3. 향후의 과제

비침습적 뇌자극법은 연하장애치료에 효과적인 치료법이라는 많은 보고가 있으나, 효과적인 치료로 확고하게 검증되기까지는 아직 많은 과제가 남아있다. 앞으로 효과적인 자극변수에 대해 검증하고, 보다 더 큰 규모의 임상시험이 있어야 하며, 타질환과의 관계나 치료의 메커니즘 등 치료효과를 검증하기 위한 다양한 연구가 필요하다.

(시게마츠 다카시)

참고문헌

1) AT Barker, R Jalinous, IL Freeston : Non-invasive magnetic stimulation of human motor cortex, Lancet. 1985, 325(8437) : 1106-1107.
2) Khedr EM, Abo-Elfetoh N, Rothwell JC : Treatment of poststroke dysphagia with repetitive transcranial magnetic stimulation. Acta Neurol Scand. 2009, 119(3) : 155-161.
3) Park JW, Oh JC, Lee JW, et al : The effect of 5 Hz high-frequency rTMS over contralesional pharyngeal motor cortex in post-stroke oropharyngeal dysphagia: a randomized controlled study. Neurogastroenterol Motil. 2013, 25(4) : e250-324.
4) Lim KB, Lee HJ, Yoo J, et al : Effect of Low-Frequency rTMS and NMES on Subacute Unilateral Hemispheric Stroke With Dysphagia. Ann Rehabil Med. 2014, 38(5) : 592-602.
5) Nitsche MA, Paulus W : Excitability changes induced in the human motor cortex by weak transcranial direct current stimulation. J Physiol. 2000, 527 (3) : 633-639.
6) Kumar S, Wagner CW, Frayne C, et al : Noninvasive brain stimulation may improve strokerelated dysphagia a pilot study. Stroke. 2011, 42(4) : 1035-1040.
7) Yang EJ, Baek SR, Shin J, et al : Effects of transcranial direct current stimulation (tDCS) on post-stroke dysphagia. Restor Neurol Neurosci. 2012, 30(4) : 303-311.
8) Shigematsu T, Fujishima I, Ohno K : Transcranial direct current stimulation improves swallowing function in stroke patients. Neurorehabil Neural Repair. 2013, 27(4) : 363-369.
9) Zhao S, Dou Z, Wei X, et al : Task-concurrent anodal tDCS modulates bilateral plasticity in the human suprahyoid motor cortex. Front Hum Neurosci 2015, 9 : 370.

Ⅱ. 전기자극치료(electrical stimulation therapy)

최근 연하장애에 대해 표면전극을 사용한 경부 전기자극치료가 주목받고 있다. 치료기기도 사이즈가 작은 것이 개발되고 사용방법도 간편하기 때문에 침대맡에 두고, 식사섭취 중에도 사용이 가능하여 임상적으로 널리 사용되고 있다. 해외에서 이루어진 연구에서는 연하장애에 대하여 최초로 실시하는 훈련방법으로서 신경근전기자극을 이용하는 경우가 많다(Carnaby 등, 2013).

턱, 구강 및 경부 주위에는 많은 근육군이 존재하고 있으나, 설골에 연결되어 있는 설골근육군은 설골의 움직임에 따라 후두의 거상과 하강에 기여하면서 연하반사에 관여하고 있다. 설골상근육군(악이복근, 악설골근, 경돌설골근, 하악설골근)은 설골의 상부에서 일어나 설골을 위쪽으로 끌어당기는(거상하는) 기능을 담당한다. 설골하근육군(갑상설골근, 견갑설골근, 흉골설곤근, 흉골갑상근)은 설골 아래쪽에서 설골을 아래로 당기는 역할을 담당하고 있어 설골상근육군의 길항근으로작용한다.

신경근전기자극치료(neuromuscular electrical stimulation; NMES)는 이와 같은 설골근육군의 근력증강을 통해 연하장애를 개선할 것으로 기대하고 있다. 2002년에 연하장애에 대한 NMES로서 VitalStim®이 개발되어 FDA의 인가를 받았다. 전경부에 붙은 전극 사이를 흐르는 저주파 직류전류로 운동신경을 자극하고 근육을 수축시킨다. 일반적인 연하운동에서는 지근(Type I) 섬유가 먼저 수축하지만, NMES를 사용한 전기 자극에서는 두터운 축삭을 가진 속근(Type II) 섬유가 중심이 되어 수축한다. 연하에 관련된 근육의 대부분은 속근이며, NMES를 이용하여 생리적인 수축보다 더 많은 운동단위를 흥분시키는 것이 가능해진다. 또한 전극의 위치에 따라 설골상근육군을 선택적으로 수축시키거나 설골 상하의 근육군을 동시에 수축시키는 등 다양한 프로토콜도 검토되고 있다. NMES의 효과에 관해서는 뇌졸중 후의 섭식연하장애에 대한 연구가 가장 많으며, 뇌졸중 환자의 섭식연하훈련에서 NMES를 사용하는 것이 연하기능의 개선효과가 높다고 한다(Chen 등, 2016). 두경부암에 의한 섭식연하장애에 대한 유효성도 어느 정도 보고(Ryu 등, 2009)가 되고 있으며, 적용시 폭 넓은 병태에 대해서 사용할 수 있을 것으로 생각된다. 무작위대조군 임상시험이나 체계적 고찰, 메타분석 결과도 여러 편 출판되었고, NMES를 사용한 섭식연하훈련법에 대한 연구보고서는 대단히 많다(마에다 등, 2017). 해외에서는 언어치료사를 중심으로 널리 사용되고 있으며, NMES 를 도입하면 섭식연하재활치료의 훈련법의 폭이 넓어질 것이다.

일본에서는 간섭파를 이용한 전기자극장치(젠틀스팀®)가 개발되어 임상에서 사용할 수 있게 되었다 [그림 6-39]. 간섭파 전기자극에 의한 감각신경 자극을 통해 인두나 후두의 감각장애가 개선될 수도 있다. NMES에서는 전기자극에 수반된 피부의 통증이나 근수축에 의한 불쾌감이 동반될 수 있으나, 감각신경의 자극으로는 근수축이 일어나지 않기 때문에 통증이나 불쾌감을 느끼는 것은 적다. 간섭파전기자극에 의한 연하반사 촉진효과가 인두기 연하장애에 유용할 가능성에 대해서도 보고되고 있다(Furuta 등, 2012). 젠틀스팀을 사용한 무작위대조군 임상시험에서는, 연하장애환자에게 2주간의 간섭파전기자극을 시행한 결과, 기침반사의 잠시가 단축되어 섭식량이 증가했다는 보고가 있다(Maeda 등, 2017). NMES와 비교해서 간섭파 전기자극의 효과에 관한 보고는 아직 적은 상태이며, 앞으로의 연구성과가 기대된다. 필자 등은 지금까지의 섭식연하훈련에 VitalStim®이나 잰틀스팀®을 병용하여 연하기능이 개선된 증례를 경험해 왔고 적응을 검토하면서 사용하고 있다. (쿠니에다 겐지로)

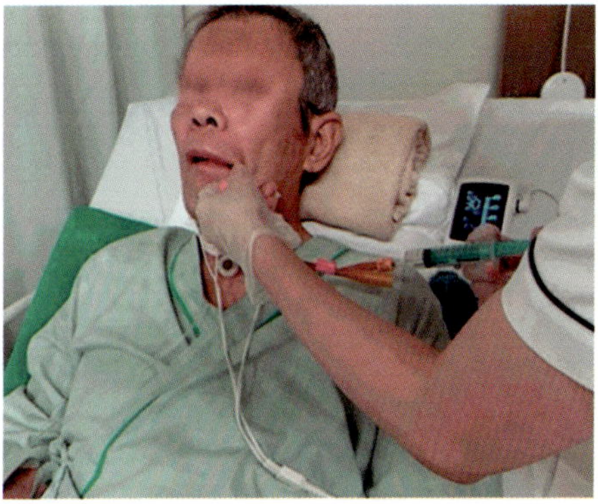

그림 6-39 간섭파 전기자극을 병용한 연하 훈련
59세 남성, 박리성척추동맥류 파열에 의한 구마비로 심한 연하장애가 발생한 환자. 풍선훈련과 간섭파 전기자극장치(젠틀스팀)를 병용하고 있는 장면

참고문헌

- Carnaby GD, Harenberg L : What is "usual care" in dysphagia rehabilitation : a survey of USA dysphagia practice patterns. Dysphagia. 2013, 28(4) : 567-574.
- Chen YW, Chang KH, Chen HC, et al : The effects of surface neuromuscular electrical stimulation on post-stroke dysphagia : a systemic review and metaanalysis. Clin Rehabil. 2016, 30(1) : 24-35.
- Furuta T, Takemura M, Tsujita J, et al : Interferential electric stimulation applied to the neck increases swallowing frequency. Dysphagia. 2012, 27(1) : 94-100.
- Maeda K, Koga T, Akagi J : Interferential current sensory stimulation, through the neck skin, improves airway defense and oral nutrition intake in patients with dysphagia: a double-blind randomized controlled trial. Clin Interv Aging. 2017, 7(12) : 1879-1886.
- Ryu JS, Kang JY, Park JY, et al : The effect of electrical stimulation therapy on dysphagia following treatment for head and neck cancer. Oral Oncol. 2009, 45(8) : 665-668.
- 前田圭介 : 頸部電気刺激療法の展望. Clinical Rehabilitation. 2017, 26(5) : 487-493.

Note 6-9 보툴리눔 독소를 사용한 연하장애 치료

윤상인두근에 보툴리눔 독소를 주입하여 효과가 있었다는 것이 간간이 보고되고 있다. 병태생리를 고려할 때 근육의 경직에 의한 윤상인두근개대부전에 대해서는 효과적이라고 생각한다. 일본에서도 매스컴에 보도되었기 때문에 알고 계시는 분도 많다고 생각한다. 단, 2011년 시점에서 일본에서는 경부근 긴장이상증 및 상하지경직에 대해서만 보험에서 승인하고 있지만, 연하장애에 대한 사용은 인정되지 않는다.

(후지시마 이치로)

참고문헌

1) Moerman MB : Cricopharyngeal Botox injection : indications and technique. CurrOpinOtolaryngol Head Neck Surg, 2006, 14(6) : 431-436.

Ⅲ. 진공연하(Vacuum Swallowing)

연하시에 식도 내에 강한 음압을 형성함으로서 경구섭취가 가능하게 되었던 구마비 환자(40대 남성, Wallenberg증후군)를 경험한 적이 있다(Kuneida 외, 2017). 풍선훈련 등도 적극적으로 시행했으나 삼키기는 힘들었다. 그러나 발병 후 2개월 정도 되었을 때 "배에 힘을 주니 삼키기 편하다'고 했고 그때부터 경구섭취량이 급증했다. VFS에서는 인두수축이 약한데도 불구하고 식괴가 인두에서 식도 내로 한꺼번에 빨려들어가면서 인두에서 하부식도까지 "쑥~!"하며 한꺼번에 유입되는 독특한 소견이 확인되었다 [그림 6-40]. 필자 등은 이 연하법을 진공연하라고 명명하였다. 환자는 현재 진공연하로 일반식을 섭취할 수 있다.

고해상도 식도내압검사(high resolution manometry : HRM)를 사용해서 진공연하시의 식도내압을 관찰했더니 인두수축이 현저하게 감소되어 있기는 하지만 삼킴과 동시에 식도 전체에 강한 음압이 형성되어 압력의 차이에 따라서 식괴가 인두를 통화하는 것으로 확인되었다 [그림 6-41]. 또한 진공연하시에는 하부식도 괄약근(lower esophageal

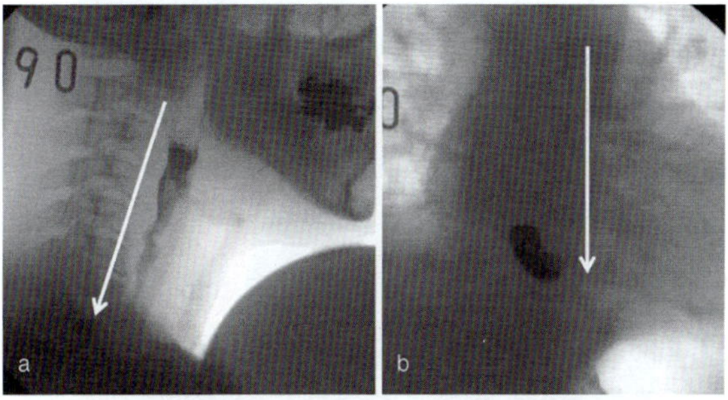

그림 6-40 진공연하시의 VFS 영상(Kunieda 등, 2018)

a : 진공연하(인두기). 인두 수축은 두드러지게 감소하였으나 인두에서 식도 내로 단번에 식괴가 유입되었다.

b : 진공연하(식도기). 젤라틴 슬라이스와 같이 부착성이 낮은 식괴는 인두에서 하부식도까지 단번에 식괴가 유입되었다. 이 때 횡격막을 포함한 호흡근과 호흡 보조근의 수축도 관찰되었다.

sphincter : LES)압이 상승하여 VFS로 식도기를 관찰했더니, 삼킴과 동시에 황경막이 수축되어 있어 LES의 압상승은 횡경막의 수축에 따른 것으로 분석되었다. 외부에서 몸을 관찰할 때, 진공연하시에 어깨가 위로 올라가고 흉강내의 음압을 반영해서 경부가 움푹 패여 있고 흉쇄유돌근이나 쇄골이 드러나 있었다.

필자 등은 진공연하가 새로운 연하법이 될 가능성을 두고 건강한 사람을 대상으로 진공연하의 재연을 시도하고 있으며 지금까지의 성과로 진공연하의 재연은 가능하게 되었다. 급하게 숨을 마시거나 코로 숨을 들이마시면 횡격막을 포함한 호흡근과 호흡보조근이 수축되어 흉강내에 음압이 걸리고 식도 내압도 음압이 된다. 코를 막거나 입을 다문 상태(기도 내에 공기가 유입 안된 상태)로 숨을 들이마시는 경우에도 흉강안이 음압이 되어서 경부가 움푹 파인 소견이 확인된

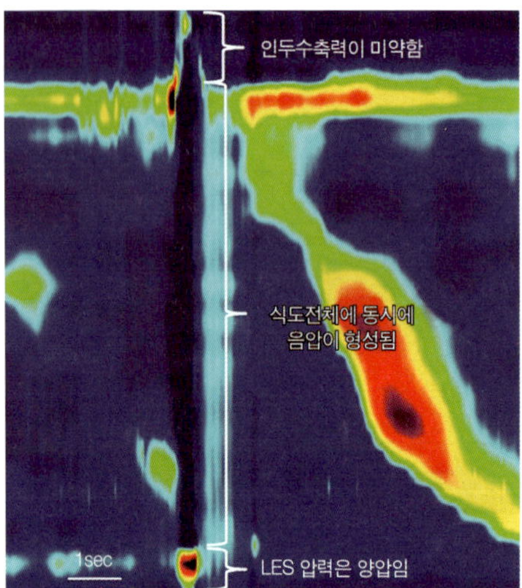

그림 6-41 진공연하시의 식도내압검사 소견(Kunieda 등, 2018)
인두수축이 확연하게 감소되어 있음에도 불구하고 식도 전체가 연하와 동시에 음압을 형성하여 LES압력은 양압이 되었다.

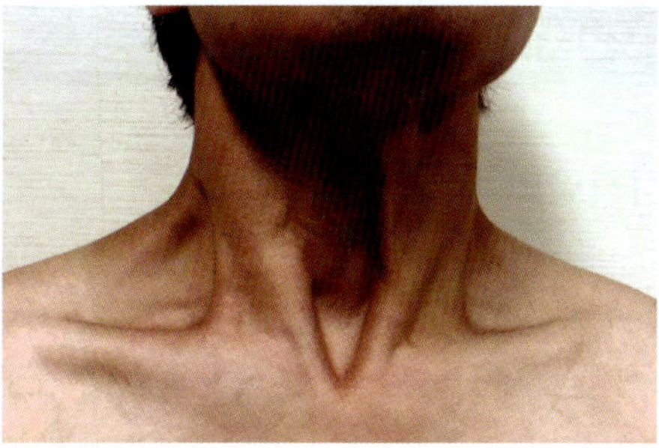

그림 6-42 **진공연하시의 경부의 소견**(Kunieda 등, 2018)
흉강내의음압을 반영한 흉쇄유돌근이나 쇄골이 드러나 있다. 이 때에 식도 내도 음압이 걸려 있다.

다 [그림 6-42]. 삼킬 때는 성문이 닫혀서 공기가 기도로 유입되지 않는다. 연하와 동시에 호흡근이나 호흡보조근을 사용하여 흉강 내에 음압을 형성하면, 식도 내에도 음압이 형성된다. 향후의 과제는 진공연하법에 대해서 보다 알기 쉽게 환자를 교육하는 방법을 확립하는 일과, 어떤 종류의 연하장애, 어떤 환자에게 진공연하가 효과적인지 검증해 나가는 일이다. (쿠니에다 켄지로)

참고문헌

- Kunieda K, Kubo S, Fujishima I : Case report describing a new swallowing method to improve pharyngeal passage of a bolus by creating negative pressure in the esophagus-vacuum swallowing. Am J Phys Med Rehabil. 2017 [in press].
- Kunieda K, Kubo S, Fujishimaa I : A new swallowing method to improve pharyngeal passage by creating negative pressure in the esophagus-vacuum swallowing: reproduction in normal subjects, *Deglutition*, 2018; 7.

6-4 호흡물리치료

I. 호흡물리치료의 역할

연하장애를 가진 환자는 신경이나 근육의 이상, 음식물이 통과하는 경로 및 그 주변 조직의 기질적 변화나 통증 등의 문제가 복잡하게 얽혀서 장애가 발생되는 경우가 많다(이토, 1994). 이런 것들이 요인이 되어 음식이나 타액의 흡인으로 인해 흡인성 폐렴이 발생하기 쉬우므로 섭식훈련을 할 때도 세심한 주의가 필요하며 예방에 각별히 신경을 써야 한다. 또, 연하와 호흡은 형태적으로나 기능적으로 밀접한 관계에 있으며 연하장애 환자에게 있어서는 삼킴과 잘 협응되지 않은 호흡 패턴, 기도분비물 배출 능력의 저하 등 호흡기능에도 문제를 일으키는 경우가 적지 않다.

연하장애의 호흡물리치료는 호흡기능에 직접적으로 작용함으로써 연하기능에도 좋은 영향을 줄 것을 기대하여 시행하며, 가벼운 증상부터 중증에 이르기까지 대부분의 연하장애 환자에게 적합하다. 호흡물리치료는 기초훈련으로서 객담배출법과 호흡연습, 자세관리 등을

표 6-3 호흡물리치료로 기대할 수 있는 효과

1. 호흡패턴의 조정
2. 폐포의 재팽창
3. 폐포환기의 균일화
4. 폐산소화능력의 개선
5. 무증상흡인예방
6. 말초기도로부터의 기도분비물의 이동
7. 확실한 기도분비물의 배출, 객출
8. 호흡기능의 유지 및 개선
9. 흡인성 폐렴의 예방
10. 무기폐의 해결

(타와라 유이치)

조합하여 훈련함으로써 호흡기능을 유지하고 개선하며 연하와 관련한 기관들의 운동성을 호전시킨다. 치료의 목적은 흡인성 폐렴을 예방하고 섭식훈련을 안전하게 실시할 수 있도록 준비된 상태를 만드는 것이다. [표 6-3]에 호흡물리치료로 기대할 수 있는 효과를 정리하였다.

II. 기본수기

1. 호흡훈련 (후지시마, 1998; 코즈, 1998; 타라와, 2005)

- 목적 : 환기효율 및 가스교환의 개선, 호흡수의 감소, 호흡과 연하의 협응 향상 등을 목적으로 한다. 연하장애 환자 모두에게 적합하고 유용하다고 알려져 있다. 호흡연습은 전술한 목적뿐만 아니라 기도 분비물의 객출에도 효과가 있다.

1) 입 오므림 호흡 [그림 6-43]

- 적용 : 거의 모든 삼킴 장애(특히 비인두 폐쇄 부전, 구순 폐쇄 부전, 구마비, 폐색성 환기 장애)
- 효과 : 비인강폐쇄기능－구순폐쇄기능－연구개근의 강화, 기도 분비물 객출력의 강화, 호흡 제어법의 습득

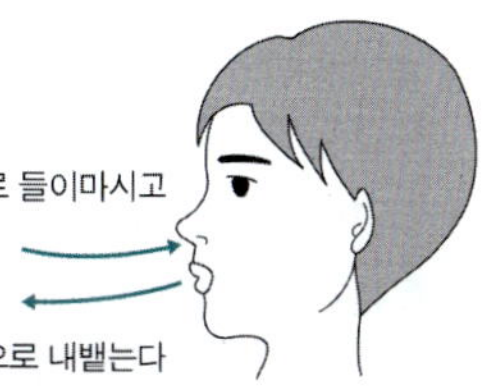

그림 6-43 입 오므림 호흡

- 방법 : 코로 숨을 들이마쉬고 입을 부드럽게 오무려서 '후'하고 길게 천천히 내뱉는다. 길이는 들숨 : 날숨＝1 : 2이상으로 하여 들숨보다 날숨을 길게 한다. 연습은 1회 5분 정도로 과호흡이 생기지 않도록 주의해서 실시한다.

2) 횡격막호흡(복식호흡)과 심호흡 (코즈, 2008b) [그림 6-44]

- 적용 : 환기량 및 환기효율의 저하, 기도 분비물 객출이 어려운 환자

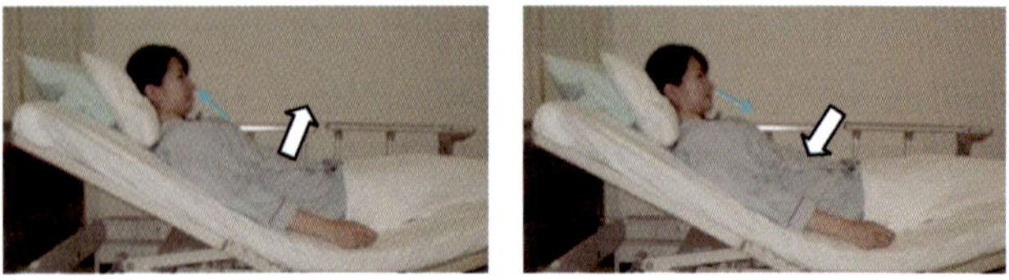

들이마실 때(들숨) 내쉴 때(날숨)

그림 6-44 **횡격막호흡(복식호흡)**

(단, 구두 지시나 도움에 의해 호흡조정이 가능한 경우). 폐의 과팽창에 의해 횡격막이 평저화된 환자나 중증 호흡장애가 있거나 실조성 호흡을 보이는 경우는 적용하지 않는다.

- 효과 : 환기량 및 환기 효율 개선, 호흡 제어법의 습득, 기침에 필요한 충분한 들숨 확보 및 기도 분비물의 객출.
- 방법 : 무릎을 세운 앙와위 또는 리클라이닝 자세를 취하여 전신을 편안하게 한다. 들숨으로는 복부를 자연스럽게 부풀리면서 코로 천천히 들이마신다. 날숨에 맞추어 복부를 움푹 들어가게 하면서 입오므리기 호흡으로 천천히 내뱉는다. 복부의 움직임을 의식하며 시행한다.
  횡격막 호흡이 어려운 환자는 심호흡을 연습한다. 코로 천천히 깊이 들이마시고 편안하게 내쉬는 것에 신경을 쓴다. 뒤에서 기술하게 될 호흡간병 요령을 사용하여 실시해도 좋다.

3) 숨참기 연하

삼킴 중에 흡인이 일어나는 환자에게 기초훈련으로서 실시한다. 연하동작과 호흡 패턴 훈련을 목적으로 실시한다. 코로 숨을 크게 들이마시고 완전히 숨을 참고(성문폐쇄) 그 후에 입으로 숨을 내쉬는 연습을 한다. 숨참기가 가능해지면 침삼키기(공연하)를 조합해서 연습한다. 상세한 내용은 섭식연하훈련항을 참조하기 바란다.

4) 기침훈련 (이자와, 2008) [그림 6-45]

- 적용 : 기침, 연하 기능이 저하된 환자

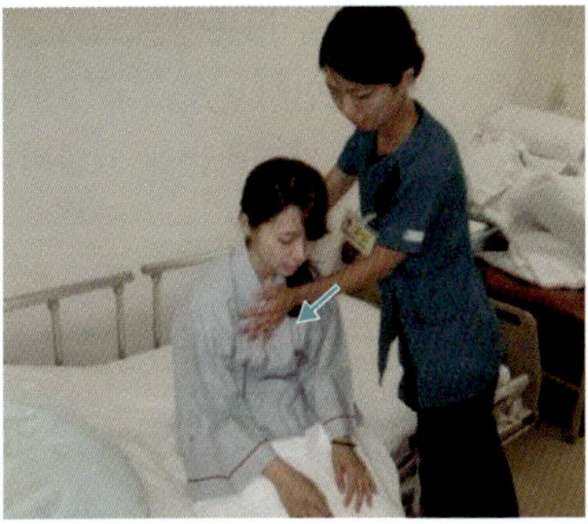

그림 6-45 기침훈련
기침 직전에 흉곽을 압박한다

• 효과 : 흡인물이나기도분비물, 또는 인두잔류물 등의 배출
• 방법 : 머리쪽을 올려 누운 자세나 앉은 자세에서 시행한다. 천천히 크게 숨을 들이마시고 숨을 참은 후, "핫"하고 단숨에 숨을 내쉬는 연습을 한다. 가능하면 숨을 참은 후에 기침을 한다. 옆에서 보조를 하는 방법은 구두로 기침을 지시하는 것과 동시에 날숨에 맞추어 흉부를 압박한다. 압박방법이나 방향은 뒤에서 언급하는 호흡보조법에 준하여 시행하되 기침보다 조금 일찍 압박하면 효과적인 기침을 할 수 있다.

5) 강제날숨법(forced expiration technique : FET) [그림 6-46]

들숨 후, 소리내지 않고 가능한 강하게 "하-"하고 끝까지 숨을 내쉬어 기도 분비물을 이동시킨다(huffing : 허핑이라고도 한다). 날숨시에 팔로 흉곽을 압박함으로써 보다 효과적인 내뱉기를 한다. 날숨시에 흉부를 압박하면서 유도하면 습득하기 쉽다. 말초기도 분비물의 이동을 위해서는 천천히 끝까지 "하-"하고 숨을 내쉬

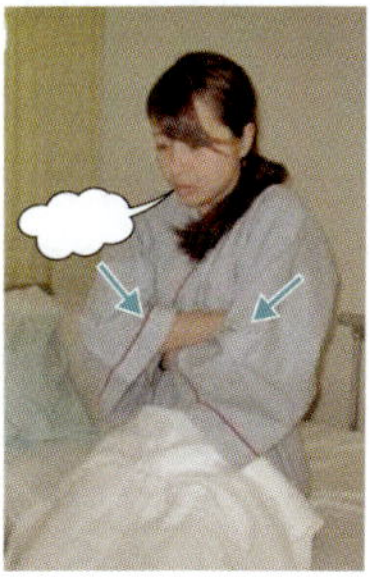

그림 6-46 FET
흉곽을 압박하면서 숨을 내뱉는다

면 효과적이다. 중추기도의 분비물 이동에는 크게 들이마시고 강하게 "핫, 핫" 내쉬며 흉곽을 압박하면서 숨을 내뱉는 것이 효과적이다. FET는 기침보다 인두 잔여물을 제거하는데 효과적이고 성대나 상기도에 미치는 부담이 적다.

2. 체위변환 (후지시마, 1998; 코즈, 1998; 타라와, 2005)

흡인성 폐렴을 예방하기 위해서는 식사할 때 일어나는 흡인뿐만 아니라 무증상 흡인이나 기도 분비물이 고이는 것을 방지하는 것이 중요하며, 이를 위해서는 자세의 변화가 반드시 필요하다.

- 적용 : 뇌혈관 장애의 급성기 등으로 의식장애가 있는 환자, 가래가 있는 환자, 타액을 흡인하는 중증 연하장애 환자 등
- 효과 : 타액의 (무증상) 흡인 예방 및 위식도 역류를 방지한다. 또한 기도 분비물의 자연 배출 효과도 있으며, 타액을 구강 밖으로 배출한다.
- 방법 :머리쪽을 30도 높인 누운자세(앙와위)나 고개를 아래로 돌린 상태로 옆으로 누운 자세(측와위)를 기본으로 한다. 경추부가 뒤로 젖혀지지(신전되지) 않도록 주의하고, 가능하다면 견갑골과 허리 뒤쪽으로 베게를 고아 자세를 유지한다 [그림 6-47]. 뇌혈관 장애의 급성기 환자 등에서 마비측을 아래쪽으로 한 자세를 유지하기 어려우면 건측을 아래쪽으로 하고 마비측으로 고개를 돌린 자세로 뒤로 기댄 측와위(후경측와위, [그림 6-48])자세를 취한다. 타액의 흡인이 뚜렷한 경우는 완전측와위 또는 앞쪽으로 기울인 측와위에서 타액이 구강 밖으로 흘러나오도록 얼굴을 약간 아래쪽으로 향하는 자세를 취한다 [그림 6-49]. 한 자세를 2시간 넘게 유지하지 않도록 하여 욕창 등 피부 트러블이 발생하지 않도록 주의한다. 또 식후 2시간은 역류방지를 위해서 앉은 자세를 유지시키는 것이 좋다.

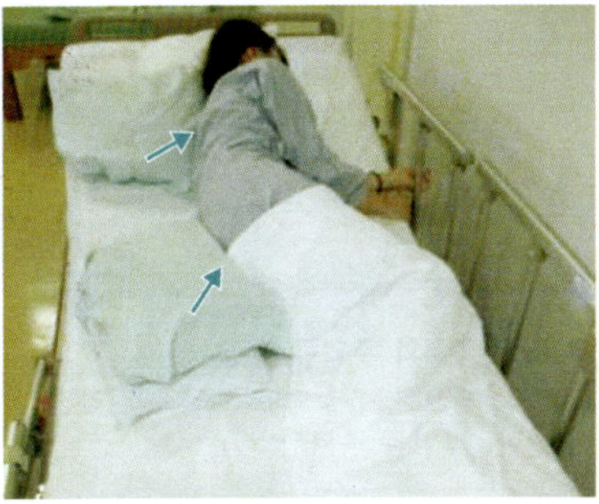

그림 6-47 측와위의 주의점
견갑대와 허리뒤에 베개를 고아 자세를 관리한다

- **배와위** : S1(폐첨구), S3(전상엽구), S8(전폐저구)
- **복와위** : S6(상하엽구), S10(후폐저구)
- **측와위** : S9(외측폐저구)
- **전경측와위(130도)** : S2(후상엽구), 복와위의 대용
- **후경측와위(45도)** : S4(우내측중구, 좌하설구)

* S : segment(폐구역)

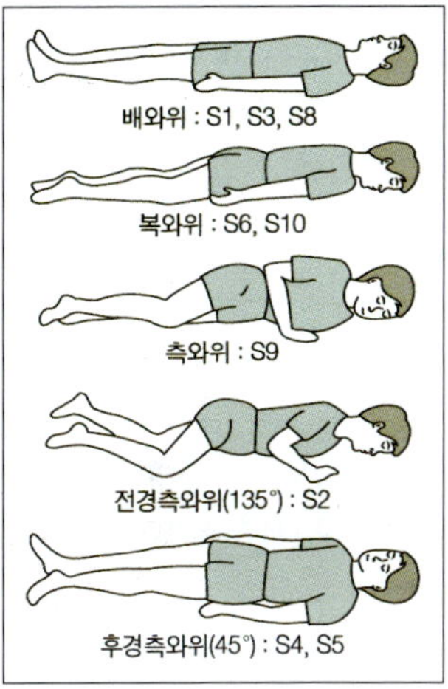

그림 6-48 수정체위(각도는 앙와위를 0도로 했을 때의 각도임)(Howell 등, 1978)

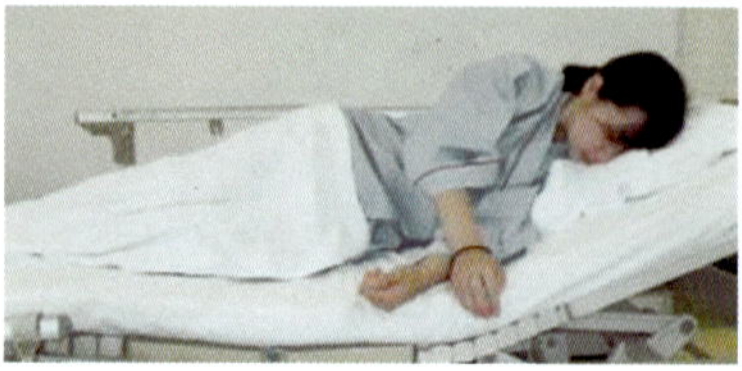

그림 6-49 측와위의 주의점
타액이 구강 밖으로 유출되도록 얼굴을 약간 아래쪽으로 향한다. 그림은 측와위(S9)

3. 객담배출법 (코즈, 1998; 타라와, 2005)

의식장애를 동반하는 중증 연하장애 환자는 타액이 인두에 고여서 기관 안으로 유입되기 쉽다. 또한 저영양 상태 또는 장기간 와상상태 등에 의한 폐용증후군은 기침능력을 저하시켜 기도분비물의 효과적인 배출을 어렵게 한다. 기도분비물의 저류는 저산소혈증, 노력성호흡, 호흡시 통증 등의 호흡기 증상을 초래하며, 목에 있는 호흡보조근의 근긴장도를 증가시킨다. 따라서 안전한 섭식연하훈련이 제한되어 흡인의 위험을 높인다. 이러한 환자는 가래가 고인다는 것을 인식하지 못하는 경우도 많으므로, 체위변환에 의한 흡인방지와 기침 연습, 객담배출법이나 흡입(석션)을 필요에 따라 실시하여 기도 분비물을 적극적으로 배출해야 한다. 또 폐기종에 의한 기흉의 위험이나 기타 폐실질에 문제가 없다면 기침유발기(Mechanical In-Exufflator, MI-E)를 이용한 기계적 환기 보조 방법을 사용하는 것도 검토한다.

- 적용 : 기침 능력이 떨어져서 기도 분비물의 객출이 어려운 환자나, 기도 분비물의 저류가 확인되는 환자
- 효과 : 흡인물이나 기도 분비물 또는 인두 잔류물 등의 배출을 촉진하고, 산소화 및 환기장애를 개선하며, 흡인성 폐렴을 예방한다.
- 방법 : 비교적 중추쪽의 기도에 저장된 분비물을 객출하기 위해서는 기침이나 FET를 실시한다. 말초폐 영역에서의 분비물이 저류된다면

체위변경을 통한 이동배출(drainage)을 적용한다. 가래의 끈기 때문에 각출이 어려운 경우에는 흡입(석션)을 실시하여 기관 내 청소를 검토한다.

① 객담 배출을 위한 평가

객담 배출시에 필요한 평가와 고려해야 할 점들을 [표 6-4]에 정리하였다. 그 중에서도 청진을 통해서는 기도 분비물의 존재나 폐 상태를 실시간으로 평가할 수 있다. 체위변환과 객담배출법 실시 전후에 청진을 통해서 개입효과를 확인한다.

- 청진 : 호흡음을 평가하기 위해서는 기관지 호흡음과 폐포 호흡음을 이해할 필요가 있다. 전자는 중추기도 부근에서 청취되며 호흡기 소리를 크게 들을 수 있다. 후자는 중추 기도에서 떨어진 폐야에서 청취하며, 들숨 소리가 크고 날숨 소리가 작다. 또한 상엽에서 호흡하는 소리가 좌우 차이가 없는지, 부잡음이 있으면 들숨과 날숨 중 어느 쪽에서 청취되는지에 주의한다. 또한 들숨시에 청진 부위의 흉곽이 확장되어 있는지, 흉곽의 확장에 좌우 차이가 없는지 등을 아울러 평가한다.
  분비물 저류가 확인되는 경우에는 날숨 때 거칠고 단속성 수포음(그르렁 거리는 소리)이 청취되는 경우가 많다. 저음성 연속성 수포음(코고는 소리)이 청취되는 경우에는 진하고 끈적끈적한 분비물이 중추 기도에 정체되어 있는 경우가 많으므로 흡입치료(네뷸라이저) 등을 병용하는 것을 검토한다. 가래가 다량으로 고여 있는 경우에는 손바닥으로 흉벽 위에 대었을 때 쿨럭쿨럭 진동(rattling)이 촉지되는데, 이 때는 빨리 배출을 해 주어야 한다. 또 정상 호흡음(허파꽈리 호흡음)이 청취되지 않는 경우는 부잡음이 들리지 않더라도 무기폐나 분비물 저류, 폐렴이 의심되므로 평가 및 예방적 목적으로 객담배출법을 사용해야 한다.
  병상에 누워 지내는 환자들은 분비물이 하엽배측(아래쪽 및 등쪽)에

표 6-4 객담배출시 평가항목(개입 전후 확인한다)

① 흉부영상검사소견 : 폐렴, 폐울혈 등의 확인
② 혈액검사소견 : 염증소견, 동맥혈액가스소견, 영양상태, 전해질 등의 확인
③ 청진·촉진소견 : 분비물저류장소·폐렴·무기폐
④ 자각증상 : 호흡곤란, 가래저류에 대한 자각이 있는가?
⑤ 호흡 : 심호흡이 가능한가, 노력성 호흡(호흡보조근의 활동), 날숨의 연장, 천명이 있는가?
⑥ 기침 : 습성·건성·폐색성인가? 객담을 스스로 객출 할 수 있는가? 수의적기침·기침반사시 기침은 효과적인가?
⑦ 가래 : 인두에 고여 있는가? 발성할 때 그르렁거리는가?
⑧ 구강내 : 건조, 습윤, 타액저류, 가래저류는 없는가?
⑨ 청진 : 수포음(나음)이 있는가? 호흡음이 약한가? 드르렁 하는 진동음(rattling)은 없는가?
⑩ 가래의 성상 : 포말성가래, 장액성가래, 점액성가래, 농성가래, 색, 타액의 흡인
⑪ 기도 : 인공기도(기관삽관, 기관절개), 캐뉼러유무
⑫ 근력 : 호흡근력, 마비여부
⑬ 의식상태 : 환자협력여부

저장되기 쉽다. 또한 장기의 무게도 있어 무기폐에 걸리기 쉬우며, 하엽의 호흡음이 감소하거나 약해지거나 소실된다. 청진에 익숙하지 않으면 중추기도 부근의 폐야에서 기관지 호흡음이 강하게 들리면, 환기가 충분히 되고 있다고 잘못 평가해 버리는 경우가 있으니 주의가 필요하다. 협조할 수 있는 환자라면 심호흡이나 강제호흡을 하면서 청진하면 호흡소리가 작은 하엽배측 호흡음이나 부잡음도 쉽게 평가할 수 있다.

② 객담배출 체위

기도 분비물이 고여 있는 말초 영역이 중추 기도보다 높은 위치 또는 같은 높이에 오도록 자세를 취하여 중력에 의해 기도 분비물이 이동할 수 있도록 한다[그림 6-48]. 저류 부위가 명확하지 않을 경우는 흉부 X선 소견, 청진소견 등에서 저류 부위로 추정되는 부위를 위쪽에 두는 완전측와위를 취한다. 환자의 협조가 가능하다면 호흡연습, 기침, FET나 뒤에서 기술할 객담배출수기를 병용하는 경우가 많다.

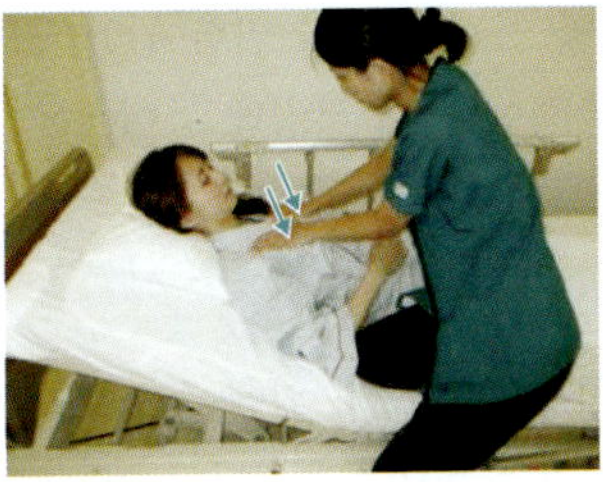

앙와위

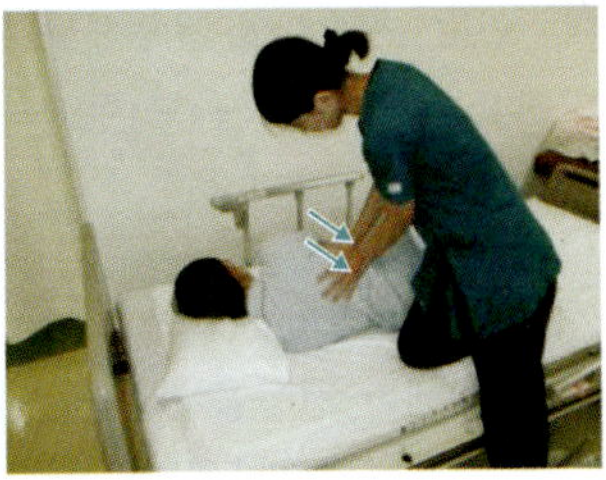

측와위

그림 6-50 호흡 보조법
날숨에 흉곽 운동에 맞추어 압박하고 들숨에 이완시키며, 들숨의 속도를 천천히 연장하여 환기량을 증가시킨다.

③ 객담배출수기

기도분비물의 이동과 배출을 목적으로 손을 사용한 배담 기술과 중력을 이용한 배담 체위를 병용하여 실시한다.

④ 호흡 보조법 (코즈, 2008c) [그림 6–50]

흉벽의 생리적인 운동방향으로 호흡운동을 방해하지 않도록 손을 사용한 압박을 반복하는 기술이다. 들숨에는 누르지 않고 날숨에 압박한다. 날숨에는 생리적 운동방향으로 압박함으로써 호기유량을 증대시켜 기도 분비물의 이동과 배출을 촉진하고 환기를 개선하여 호흡곤란과 호흡시 에너지 소모의 감소를 기대할 수 있다. 고령자에게 시행할 때는 힘을 조절하여 늑골이 골절되지 않도록 주의한다. 측와위에서 실시할 때는 견갑대에서부터 등쪽에 이르는 근육의 이완도 병용하여 근 긴장을 풀어주므로 호흡도 안정되고 환자도 편안해한다.

⑤ 두드리기(percussion) (코즈, 2008d)

손바닥을 밥공기 모양으로 만들어 분비물이 고여 있는 부위의 흉벽을 가볍게 두드리는 것으로, 기도 분비물을 떨어뜨리는 효과와 함께 분비물의 이동을 촉진하는 기술이다. 경타법(가볍게 두드리기)이나 태핑(tapping)도 동의어이다. 너무 세게 두드리면 통증이나 피하출혈이 생길 수 있고 고령자의 경우에는 늑골 골절이 생길 위험이 있다. 특히 심장질환을 가진 환자는 두드리는 충격에 의해 부정맥 등이 발생하지 않는지 주의해야 한다.

⑥ **진동법(vibration)** (코즈, 2008e)

날숨에 미세한 진동을 분비물 저장부위의 흉벽 위에 손으로 가하는 기술이며 진동법이라고 한다. 마사지기를 바이브레이터로 이용하기도 한다. 두드리기와 같은 효과를 얻을 수 있으며, 호흡 보조법 등과 병용해서 실시한다.

⑦ **액티브 사이클 호흡법(active cycle breathing technique : ACBT)** (타카하시, 2008) [그림 6-51]

ACBT는 '안정호흡', '심호흡', '강제날숨법', '기침'을 반복적으로 실시함으로써 분비물의 이동 및 배출로 연결하는 기술이다. 타인의 도움 없이 환자 스스로 폐의 말초 영역에 고여 있는 기도분비물의 배출을 촉진하는 방법인데, 앞서 설명한 호흡보조법과 병용해서 사용하면 보다 효과적이다.

- 적용 : 기도분비물이 있으며 기침, 강제날숨법 등을 실시할 수 있는 환자. 의식장애, 인지기능 저하 등에 의해 협조적이지 않은 경우는 제외한다.
- 금기 : 특별히 없음
- 방법 : 필자들의 권장하는 시행방법은 다음과 같다. ① 긴장을 풀고 편안하게 들이마시고 내쉰다. ② 크게 들이마시고 편하게 내쉬는 심호흡을 3~5회 실시하여 말초폐영역까지 환기를 촉진한다. 호흡보조법과 함께하는 것이 효과적이다. ③ 소리를 내지 않고 1~2회 '하~'하고 천천히 한숨을 내쉬며 끝까지 숨을 내쉰다. 가래가 있으면 그렁거리며 가래가 뭉치고 기침이 유발된다. ④ 깊이 들이마신 상태에 이어 크게 강제날숨법을 실시함으로써 중추기도로 분비물의 이동을 촉진한다. ⑤ 중추기도로 분비물이 모여들면, 기침으로 한꺼번에 분비물을 객출한다. 분비물이 모인 양이 적고 충분하지 않으면

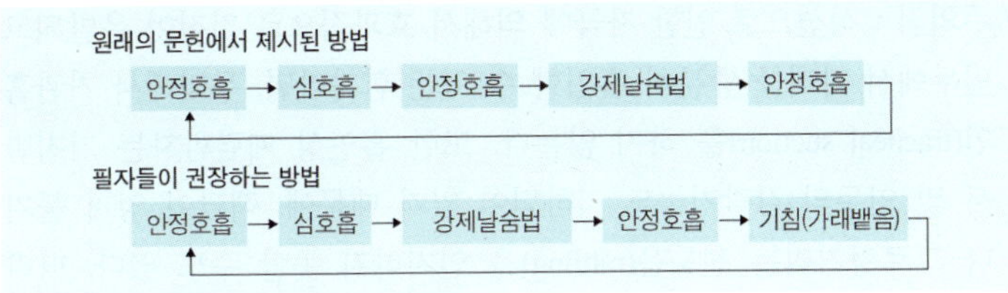

그림 6-51 액티브 사이클 호흡법(ACBT)

다시 부터 반복한다. 분비물이 쉽게 이동되는 환자는 앉은 자세로도 문제없지만, 분비물이 저류되기 쉬운 부위가 위로 올라가도록 옆으로 누운 자세를 취하면 중력에 따라서 흘려보내기(drainage) 쉬워진다. 또한 침대에서 일어나거나 운동 또는 보행 직후에는 환기도 증가하고 분비물이 움직이기 쉬워지기 때문에 ACBT로 가래의 유무를 평가하면 좋다.

⑧ 체위 이동배출(drainage)

본 법은 특히 병상을 떠나기 어려운 환자가 말초폐 영역에 객담이 저류되어 있을 때 또는 무기폐를 예방하고 개선하기 위해 적용한다. 실시할 때는 다음 사항에 주의한다.

- 금기 : 순환기 상태가 불안정한 환자, 활동성의 객혈, 폐혈전색전증, 기흉(흉관을 삽입하지 않은 경우).
- 주의해야 할 합병증 : 저산소혈증, 혈압 변동, 질식(가래로 인한 기도 폐쇄), 부정맥, 기관지 연축, 두개 내압 상승, 통증, 구토, 흡인 등

⑨ 분비물의 제거

- 방법 : 가래가 엉겨붙거나 가래 끓는 기침이 있는 경우에는, 심호흡 – 기침 – 강제날숨법(ACBT)를 실시하여 기도 분비물을 스스로 객출할 수 있도록 유도한다. 기침이나 강제날숨법을 실시할 때 흉부압박을 돕는 것이 효과적이다. 흡입(석션)은 마지막 수단으로 시행한다.

• 주의점 : 석션으로 인한 자극에 의해서 효과적으로 기침이 유발되고 인두에서 가래를 충분히 흡입할 수 있는 환자라면, 무리해서 기관흡인(tracheal suction)을 하지 않는다. 또한 흡인성 폐렴환자는 기침반사 및 인두의 감각기능도 저하되어 있기 때문에, 객담이 엉겨 붙거나 그르렁거리는 진동음(rattling)을 인지하지 못할 수도 있다. 따라서, 적절히 피드백을 해 주어서 스스로 객출할 수 있도록 유도한다. 기도분비물의 객출이 어려운 경우는 침상에서 일어나거나, 흡입치료를 사용하여 가습을 해 주거나, ACBT를 반복하면 객담 배출에 도움이 된다. 객담 배출법을 실시할 때 평가해야 할 항목을 [표 6-4]에 정리하였다. 개입 전후에 평가를 실시하여 효과적으로 개입하도록 한다.

⑩ 스퀴징

스퀴징은 호흡 보조법의 일종으로 객담배출을 주목적으로 한다. 기도 분비물이 저장되는 부위를 위로 하여 객담배출 자세를 취하며, 기도 분비물이 고이는 쪽의 흉곽을 날숨에 압박하고 들숨에 압박을 푸는 기술이다. 본서에서는 호흡 제어와 환기의 개선 및 이완효과도 중요하다고 보았기에, 객담 배출 목적을 포함하여 호흡보조법으로 다루었다. 따라서 본문에서는 스퀴징이라는 용어는 별도로 사용하지 않았다.

Ⅲ. 각종 병태생리 및 장애에 대한 호흡물리치료

연하장애를 초래하는 각종 병태에는 가성구마비, 구마비, 의식장애, 기관절개술, 흡인성폐렴 등을 예로 들 수 있다. 호흡물리치료의 주요 목표는 (무증상)흡인 예방, 기도 분비물의 배출, 기침 및 객출능력 향상, 삼키는 기능의 향상이다. 기침 및 강제날숨법 등을 수행할 수 있다면 객출력 강화 훈련을 한다. 특히 가성구마비환자에서는 심호흡, 숨참기 연하 등을 실시하여 연하와 호흡의 협조성을 개선하기 위해 노력한다. 또 구마비나 흡인성 폐렴 등의 경우에는 자주 개입하여 기도분비물의 유도배출(drainage)을 철저히 해야 한다. 또한 의식장애가 함께 있는 경우에는 자세변환을 통한 흡인 예방이나 체위 유도배출을 적극적으로 실시한다. 기관절개가 있는 경우에도 안이하게 기관 흡인에만 의존하지 말고 체위 유도배출을 함께 사용해야 한다.

(오오마가리 마사키)

참고문헌

- 井澤和大：強制呼出手技/ ハフィング[千住秀明·他(監修：呼吸理学療法標準手技]. 2008, 医学書院, pp42-43.
- 伊藤裕之 ： 嚥下障害のリハビリテーション. PT ジャーナル. 1994, 28(4) : 226-232.
- 神津　玲：口すぼめ呼吸[千住秀明, 眞渕　敏, 宮川哲夫(監修)：呼吸理学療法標準手技]. 2008a, 医学書院, pp28-29.
- 神津　玲：横隔膜呼吸[千住秀明, 眞渕　敏, 宮川哲夫(監修)：呼吸理学療法標準手技]. 2008b, 医学書院, pp30-31.
- 神津　玲：呼吸介助[法]/ 呼気介助[法][千住秀明, 眞渕　敏, 宮川哲夫(監修)：呼吸理学療法標準手技]. 2008c, 医学書院, pp92-94.
- 神津　玲：軽打[法]/ 手技[千住秀明, 眞渕　敏, 宮川哲夫(監修)：呼吸理学療法標準手技]. 2008d, 医学書院, pp50-51.
- 神津　玲：振動[法]/ 手技[千住秀明, 眞渕　敏, 宮川哲夫(監修)：呼吸理学療法標準手技]. 2008e, 医学書院, pp52-53.
- 神津　玲, 藤島一郎：摂食·嚥下障害における理学療法の意義と方法[金子芳洋, 千野直一(監修)：摂食·嚥下リハビリテーション]. 1998, 医歯薬出版, pp197-203.
- 高橋哲也：アクティブサイクル呼吸法(ACBT)[千住秀明, 眞渕　敏, 宮川哲夫(監修)：呼吸理学療法標準手技]. 2008, 医学書院, pp56-57.
- 俵　祐一, 朝井政治：呼吸理学療法[藤島一郎(編)：ナースのための摂食·嚥下障害ガイドブック]. 2005, 中央法規出版, pp148-159.
- 藤島一郎：脳卒中の摂食·嚥下障害　第2版. 1998, 医歯薬出版.
- Howell S, Hill JD : Chest physical therapy procedures in open heart surgery. Physical therapy. 1978, 58(10) : 1205-1214.

6-5 운동치료

전신의 자세와 근긴장 조정, 앉은 자세 및 동작능력은 연하기능에도 영향을 미친다. 또한 일상생활동작 수행 능력이 개선됨에 따라서 연하기능이 향상될 수도 있고, 적극적인 운동치료를 통해 활동이 증가하면 연하기능에도 좋은 영향을 미친다. 운동치료에서는 국소적으로 접근하여 후두위치나 설골상하근 기능 등을 다룰 수도 있고, 전신 기능에 대해 접근하는 경우에는 경부근육의 긴장도와 앉은 자세 유지 능력, 호흡 등을 치료한다. 이를 통해 연하운동을 방해하는 원인을 제거하기 위해 노력한다(요시다, 2006; 후루사와, 2005; 다가미 등, 2008; 코즈 등, 2013).

1. 이완(relaxation)

삼킬 때 활동하는 근육은 구강 및 인두 내의 근육 이외에 설골의 고정과 후두의 거상에 관여하는 전경근과 두경부를 고정하기 위해 작동하는 후경근 등이 존재한다. 설골근육군에 속하는 견갑설골근이나 흉골설골근은 견갑대와 몸통의 전면에 부착하고, 후경근은 체간 후면이나 골반대에 부착되어 있다. 설골은 여러 방향에서 부착하고 있는 힘줄의 균형에 의해 위치가 정해져 있기 때문에, 경부근육의 긴장도와 자세는 연하에 의해서도 영향을 받는다(요시다, 2006).

섭식연하장애 환자의 경우 힘들여 삼켜야 하거나 기침을 자주 하는 경우에는 두경부의 근육 등에 국소적으로 근긴장이 유발될 수 있다. 이때는 승모근, 후경근, 전경근에 직접적인 마사지와 스트레칭을 해주는 것이 좋다. 또한 편마비나 통증 등에 있을 경우에는 이 때문에 좋지 않은 자세를 취하게 되어 전신에 과도한 긴장을 일으키는 경우도 있다. 이때는 편안한 자세를 갖추고 이완하는 것이 좋다.

2. 관절 가동범위 훈련

1) 경추부 관절가동범위 유지 및 개선

삼킬 때에는 경추부를 앞쪽을 굴곡하는 방향으로 관절가동 범위를 확보하는 것이 중요하며, 일측연하나 횡측연하를 하는 환자는 고개를 옆으로 돌리는 가동범위도 중요하다(코즈, 2013). 목이 뒤로 지나치게 젖혀진 과신전 자세가 되면, 후경부의 근긴장이 높아지고 턱관절의 가동 범위가 줄어들며 후두나 설골상근육군의 운동에 제한을 가져오므로 섭식 및 연하 동작에 영향을 미친다. 두경부가 과신전되면 경부의 안정성이 떨어져서 앉은 자세 조절이 어려워지고 복압도 높아지기 때문에 안정적으로 호흡하는 것도 어려워진다.

경부의 가동범위에는 흉추, 견갑대나 상지 가동범위도 크게 관여하므로, 이완이나 수동적인 스트레칭, 자세 조정이나 기본 동작 훈련을 통해 가동성을 확보한다. 등받이나 머리받침, 팔걸이 위치 등은 섭식연하 동작에 필요한 경부의 가동범위를 확보하기 위한 요소로서 중요하다.

2) 흉곽 및 척추 관절운동범위 유지 및 개선

흉곽은 호흡운동과 밀접하게 관련되어 있으며 호흡수나 기침하는 힘에 영향을 미친다. 또한 설골근육군이 부착되기도 하므로 연하운동에도 영향을 미친다. 척추의 가동범위는 나이가 들수록 줄어들기 쉬우며, 생활 습관이나 질환 등에 의해 가동범위에 제한이 발생할 수 있다. 특히 장기간 와병에 의해 침대 위에서의 생활이 길어지면 체간근육의 근력도 저하되기 때문에 관절가동범위 제한과 함께 자세를 유지하는 것을 더욱 어렵게 한다. 체간은 굴곡과 신전뿐만 아니라 회전이나 측굴 운동도 하기 때문에 전신의 활동성 향상으로도 이어진다.

3) 사지의 관절가동범위

팔다리의 관절가동범위는 일상생활 동작을 수행하는 것과 관련이 깊다. 특히 섭식연하동작의 경우, 음식물을 향하는 동작에서는 팔이음뼈의 가동범위가 중요하며, 식사도구를 사용하여 입으로 음식을 옮기는 동작에서는 팔꿈치 관절의 관절범위와전완의 회전, 손가락의 움직임이 중요하다. 또한 안정적으로 앉은 자세를 유지하려면 고관절, 무릎관절, 발목 관절의 가동범위도 중요하다.

3. 근력 강화 훈련

상지 및 체간 근력의 향상은 일상생활 동작과 앉은 자세 등의 균형 능력을 향상시키고, 하지 근력의 향상은 기립과 이동 등의 능력을 향상시킨다. 복근은 성문 폐쇄능, 기침, 발성 지속시간에 영향을 준다. 근력이나 지구력이 저하되고 근감소증이나 노쇠가 발생한 섭식연하장애 환자는 똑바로 누운 자세나 옆으로 모로 누운 자세에서부터 상하지 운동이나 일상동작을 통한 자립생활 훈련 등을 시작한다. 근력훈련을 할 때는 영양상태 등에 맞추어 부하량과 빈도를 결정하는 것이 중요하다.

4. 기본동작훈련

1) 침상에서 일어나 앉기 훈련

고개를 돌리는 동작이 포함된 체간회전 동작을 촉진하는 것으로, 경부근육군의 관절가동범위를 개선하고 근력강화를 촉진하며, 동시에 체간 심부 근육의 활동을 촉진할 수 있다.

2) 앉은 자세 훈련

머리를 흉곽 바로 위에 위치시키면 목과 몸통의 항중력근이 작용하여 비사용증후군을 예방할 수 있다. 또한, 두경부를 조절할 수 있고 양손이 바로 눈앞에 위치하여 올바른 식사 자세를 유지할 수 있다.어느 정도 앉는 자세가 안정되면 침대에 걸터앉은 자세를 취하고 테이블 등을 사용하여 목과 몸통의 항중력 자세를 유지하도록 한다.

3) 이동 훈련

일어서는 자세 및 보행능력의 향상은 일상생활에서의 활동영역을 넓히고, 이차적인 합병증을 예방할 수 있다. 보행이 어려운 경우에는 휠체어 타고 이동하는 것이 실용적이다. 스스로 이동수단을 확보하면 침상을 떠나는 것을 촉진하고 활동성을 높일 수 있다.

5. 침상을 떠나서 운동기능을 유지하고 향상 시키기

ADL의 자립도는 섭식연하장애와 밀접하게 관련되어 있다. 일반적으로 보행능력 및 ADL 자립도가 높으면 섭식연하능력도 좋고 흡인성 폐렴의 위험성도 적다(미즈타메 등, 2004). 임상적으로 섭식연하장애 환자는 누워서 지내는 경향이 강하여 비사용성 전신 기능저하가 발생하는 경우가 적지 않다. ADL의 활동성 저하는 그것만으로도 흡인성 폐렴의 위험을 높인다.

전신상태가 안정되면 적극적으로 침상을 떠나는 활동을 도모하고, 휠체어를 이용하거나 보행을 연습하도록 한다. 또한 사지 및 체간의 근력 강화를 통해 운동 능력을 향상시키는 것이 필요하다.

6. 돌봄에 대한 가족 구성원 교육

집에서 생활할 때는 돌봄의 정도가 클수록 활동량이 감소하기 때문에 이차 합병증이 발생할 위험이 높아진다. 따라서 입원 초기부터 가족에게 침상에서 벗어나는 것이 중요하다는 점을 인식시키고, 옮겨 앉히는 방법 등 돌봄의 기술을 적극적으로 교육해야 한다. 가족이 안심하고 실천할 수 있도록 돕는 것이 중요하다.

(모리시타 카즈유키, 하나이 사토시)

참고문헌

- 神津　玲, 俵　祐一 : 嚥下障害に対する理学療法. MB ENT. 2013, 150 : 30-35.
- 田上裕記, 太田清人, 小久保晃·他 : 姿勢の変化が嚥下機能に及ぼす影響—頸部·体幹·下肢の姿勢設定における嚥下機能の変化. 日摂食嚥下リハ会誌. 2008, 12(3) : 207-213.
- 古澤正道　:　理学療法士にできる摂食·嚥下障害へのアプローチ.　理学療法学. 2005, 32(8) : 520-523.
- 水池千尋, 櫻井　臣, 田中晋作·他 : 摂食·嚥下障害とADL の関連—むせの頻度とFIM による検討. 理学療法学. 2004, 31(Suppl 2) : 107.
- 吉田　剛 : 中枢神経障害における座位姿勢と嚥下障害. 理学療法学. 2006, 33(4) : 226-230.

6-6 작업치료(occupational therapy)

섭식연하장애환자에 대한 작업치료에서는 주소나 병력 등의 일반적인 정보를 수집한 후, 상지의 관절 가동범위와 근력 및 정교성 등의 신체기능 또는 고차뇌기능을 평가하고, 실제 식사에 접근한다.

식사 동작에 문제점이 있는 경우에는 주치의나 언어치료사와 함께 섭식연하 상황을 확인하고 문제점을 파악한다. 동시에 신체기능과 고차뇌기능을 평가하고, 기능훈련과 자세조정, 보조기구의 제공, 환경조정을 통해 가능한 한 식사동작을 스스로 수행할 수 있도록 한다.

1. 식사동작의 평가와 훈련

1) 평가

환자나 가족의 주소, 질환이나 장애 등의 기본정보, 식사형태, 자세, 기침의 유무나 가래의 양, 식욕의 유무 등과 같은 일반적인 정보를 수집한다 팔과 손, 손가락의 관절 가동범위, 근력, 악력, 운동마비나 감각장애, 정밀성, 팔이 닿는 범위, 눈과 손, 손과 입의 협조성, 고차뇌기능 등을 평가한다. 앉은 자세 균형이나 내구성에 대하여도 평가한다. 또 평가는 훈련장면 뿐 아니라 실제 식사 장면도 관찰한다.

2) 훈련

관절가동범위훈련, 근력강화훈련, 앉은 자세 훈련, 정밀동작훈련이나 젓가락 숟가락 등 식사도구를 사용한 식사동작훈련 등을 실시한다. 주로 쓰는 손의 사용이 어려운 경우에는 주로 쓰는 손을 바꾸는 교환훈련을 실시한다. 또, 책상이나 의자의 높이를 조정하거나 베개나 쿠션을 사용하여 자세를 정돈하여 좋은 자세를 유지할 수 있도록 한다. 실조증상이 있을 때는 팔에 무게추를 장착하고 팔꿈치를 책상에 올림으로써 팔의 안정성을 도모하면서 식사 훈련을 한다.

2. 고차뇌기능장애

고차뇌기능장애는 식사를 포함한 일상생활에 큰 영향을 미친다. 특히 각성은 모든 뇌기능의 기반이 되며 식사 동작에도 깊이 관여하고 있으므로 의식 수준을 유지하는 것이 중요하다. 의식수준이나 주의장애 등은 항정신성 의약품이나 항불안제, 항경련제, 수면유도제와 같은 약물에 의해서도 달라질 수 있다.

고차뇌기능장애는 이런 증상들이 한 가지만 나타나는 것이 아니라 여러 증상이 뒤엉켜서 나타나는 경우가 많으며, 다양한 증상을 보인다. 특히 식사현장에서 강하게 영향을 미치는 증상에 대해 설명하겠다.

1) 주의력 장애

여러 종류가 있다. 주위를 두리번거려 사물에 집중할 수 없는 모습으로 나타나기도 하고, 동시에 여러 개의 과제에 집중하지 못하고 하나의 과제에만 집중하기도 하며, 또는 여러 개의 과제 중에서 하나의 과제를 찾아내지 못하는 등의 증상을 들 수 있다.

- 식사에서 나타나는 증상 : 식사에 집중하지 못하고 두리번거리다가 숟가락질을 멈춰버린다. 음식을 연달아 입으로 가져가고 가득 차게 된다. 여러 개의 음식이 있을 때 원하는 음식을 찾아낼 수 없다.
- 대응 : 텔레비전이나 음악을 끄고 조용한 환경을 만들거나 식사에 집중할 수 있는 환경을 설정한다. 식사의 속도를 지킬 수 있도록 적절히 말을 걸거나 관찰한다.

2) 실행(失行)

운동마비는 없음에도 불구하고 동작이 서투르거나 도구를 다루는 법을 모르거나 잘못된 방식으로 사용하기도 한다.

- 식사에서 나타나는 증상 : 젓가락이나 숟가락과 같은 식사 도구를 잘 사용하지 못하고, 음식을 집어 올리거나 뜨지 못하고 흘리기도 하며, 도구를 본래의 목적과 다른 방법으로 사용하기도 한다.
- 대응 : 젓가락이나 숟가락을 함께 잡고 사용을 도와준다. 같은 환경

에서 및 같은 말을 걸면서 반복해서 실시한다. 실패하지 않도록 배려한다.

3) 실인(失認)

의식장애, 감각장애, 주의력 장애 등이 없음에도 불구하고 대상물을 인지할 수 없다. 뇌병변의 반대편 신체나 공간으로 주의를 기울이기 어려운 편측 공간 무시(unilateral spatial neglect : USN)를 보이는 환자들이 있다. 식사 장면뿐만 아니라 일상생활에서도 흔히 볼 수 있는 좌측 편측 공간무시에 대해서 설명한다.

- 식사시 나타나는 증상 : 고개를 계속 오른쪽으로 돌리고 왼쪽으로는 주의집중을 하지 못한다. 왼쪽에 놓인 음식이나 식기의 왼쪽 절반의 음식은 먹다가 남겨버린다. 오른쪽에서 나는 소리에 민감하게 반응한다.
- 대응 : 커튼이나 벽 등으로 오른쪽으로부터의 자극을 차단하고, 식사에 집중할 수 있는 환경을 설정한다. 왼쪽에서 말을 걸거나 본인이 좋아하는 음식을 왼쪽에 놓거나 한다. 왼쪽 팔을 식탁에 올려놓고, 이것을 표지로 이용한다.

4) 의욕 저하

무엇을 하려고 해도 의욕이 생기지 않는다. 자발적으로 일을 시작할 수 없다.

- 식사시 보이는 증상 : 식사가 눈앞에 있어도 먹을 수 없다. 숟가락이나 젓가락을 들지도 않고 정지 상태이다. 식사 중에도 멍해진다.
- 대응 : 식사 중에는 말을 걸어 동작을 촉진시킨다. 원래의 취미나 생활습관을 확인하고 본인이 흥미을 보이는 작업을 제공한다. 식사할 때는 즐겁게 섭취할 수 있도록 친한 친구나 가족과 함께 한다.

3. 환경설정

스스로 식사하도록 돕는 자조구의 선택과 제작, 환경조정은 작업치

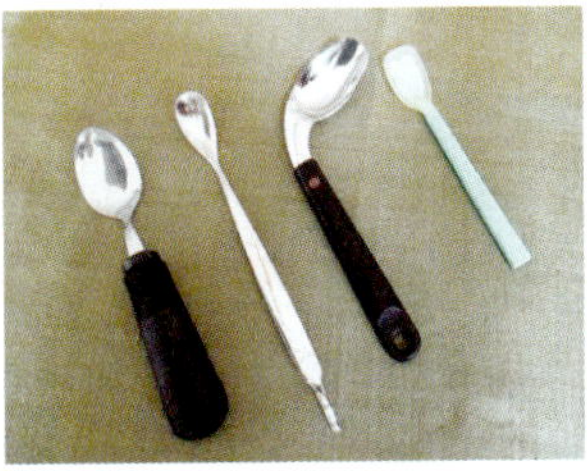

그림 6-52 왼쪽부터 굵은 자루 스푼, 긴자루 스푼(K스푼), 자루가 구부러져 있는 스푼, 부드러운 재질의 스푼

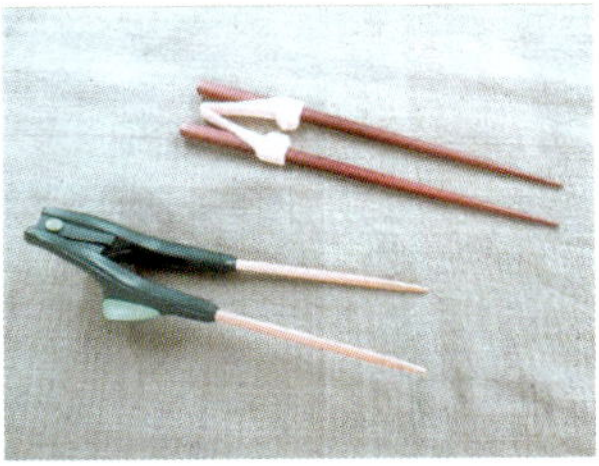

그림 6-53 위쪽이 스프링이 달린 젓가락, 아래쪽은 손잡이가 달린 젓가락

료사의 큰 역할 중 하나이다. 다음은 식사에 많이 사용되는 자조도구와 환경의 조정에 대해서 소개하겠다.

1) 자조구의 종류

(1) 스푼(포크) [그림 6-52]

- 자루가 굵은 숟가락 : 손가락 관절 가동 범위 제한 및 악력이 약한 환자는 손잡이가 굵은 자루로 되어 있으면 잡기 쉽다. 시판되는 굵은 숟가락을 이용하거나 스펀지를 씌우는 등의 방법을 사용한다.
- 자루가 긴 스푼 : 팔의 관절 가동 범위 제한이나 근력 저하 등으로 입까지도 달할 수 없는 경우에 모자라는 부분을 보충할 수 있다. 또한 K스푼은 자루가 길고 납작하기 때문에 안정적으로 잡을 수 있다.
- 자루가 굽은 숟가락 : 숟가락 끝이 구부러져 있는 형태로 팔 관절 가동 범위 제한이 있는 경우에도 잡기 쉽고 입까지 음식을 운반하기 쉽다. 또 숟가락 자루의 각도나 방향을 변화시킬 수도 있다.
- 부드러운 재질의 숟가락 : 숟가락 부분이 실리콘 재질로 되어 있어 음식이 잘 빠지고 구강 내로 들어가도 느낌이 부드럽다. 팔의 실조 등으로 손이 떨릴 때 잘못하여 입술이나 잇몸 등에 닿아도 부상의 위험이 낮기 때문에 안전하다.

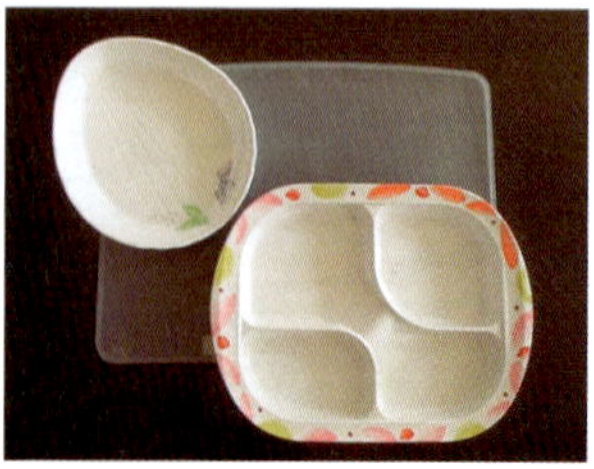

그림 6-54 떠먹기 쉬운 그릇, 칸막이 접시, 미끄럼 방지 매트

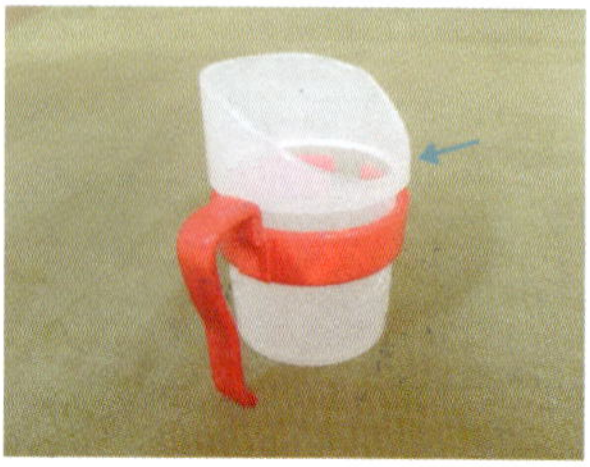

그림 6-55 마시기 좋은 컵

(2) 젓가락 [그림 6-53]

근력저하나 손의 마비 등의 이유로 젓가락질이 잘 안 되는 경우나 주로 사용하는 손을 바꿀 때 사용한다.

- 스프링이 달린 젓가락 : 젓가락이 스프링으로 고정되어 있다. 스프링에 의해 젓가락이 따로 놀거나 교차되지 않고 음식을 잡기 쉬워진다. 스프링은 잡는 손의 힘에 맞추어 조절한다. 스프링 부분만 구입할 수도 있다.
- 손잡이 달린 젓가락 : 젓가락이 손에 쥐기 쉬운 모양으로 개량되어 젓가락 두 짝이 연결되어 있다. 오른손용, 왼손용, 소아용 등이 시판되고 있다.

(3) 그릇 [그림 6-54]

- 떠먹기 좋은 그릇 : 접시의 한쪽 가장자리 높이가 높고 안쪽으로 굽어져 있어서 음식을 뜰 때 숟가락을 곡면에 대고 올리면 떠먹기 쉽다.
- 칸막이 접시 : 접시에 칸막이가 있어 주식과 반찬을 여러 가지 담을 수 있다. 편측 공간 무시가 있어서 먹다가 남기거나 여유 공간이 좁은 경우에 사용하면 효과적이다.

(4) 미끄럼 방지 매트 [그림 6-54]

팔의 마비 등의 이유로 식기를 잡을 수 없을 때, 식기가 미끄러지지 않도록 식기 아래에 깔아서 사용한다.

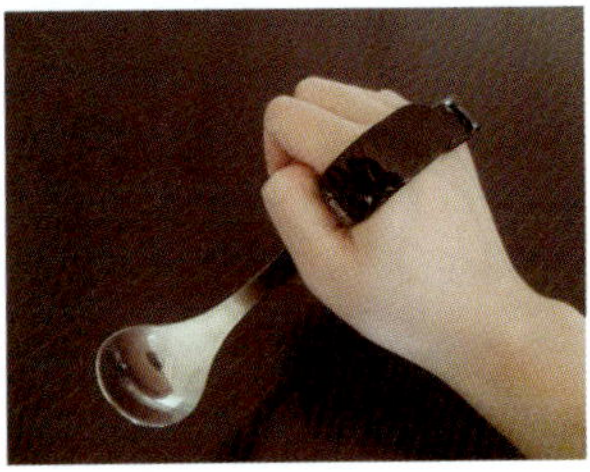

그림 6-56 만능커프

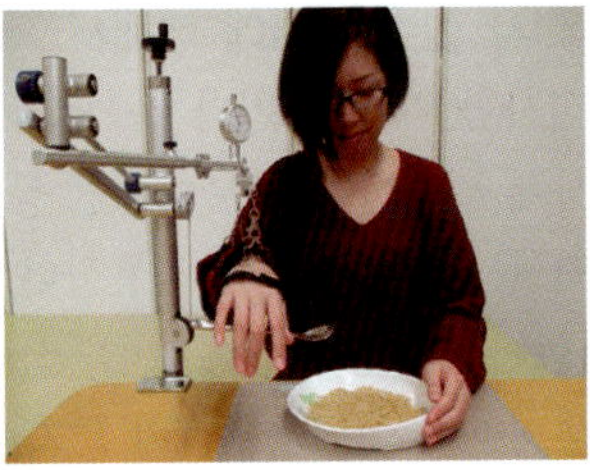

그림 6-57 이동식 스프링 밸런서

(5) 컵 [그림 6-55]

컵의 크기와 소재에 따라 무게가 다르기 때문에 환자에게 맞는 선택을 해야 한다.

- 잡기 쉬운 컵 : 컵을 잡기 쉽게 손잡이가 달려있다. 손가락 관절의 가동 범위 제한이나 악력이 약한 환자는 굵은 손잡이의 컵이 잡기 쉽다.
- 마시기 쉬운 컵 : 가장자리의 일부가 U자로 잘려 있어서 가장자리가 코에 닿지 않고 목을 뒤로 젖히지 않고 마실 수 있다. 어떤 것들은 컵 안이 경사져 있는 것도 있다.

(6) 만능 커프(universal cuff) [그림 6-56]

팔의 마비나 악력 저하 등으로 숟가락을 쥐지 못하거나 안정적으로 쥐지 못하는 환자에게 사용한다. 커프 벨트를 손에 감아 고정하고 커프 주머니 부분에 숟가락이나 포크를 꽂아 사용한다. 만능 커프는 칫솔이나 연필 등을 꽂아 사용할 수도 있다.

(7) 이동식 스프링 밸런서 [그림 6-57]

이동식 스프링 밸런서는 테이블 등에 고정하여 사용한다. 팔의 마비나 근력 저하로 팔을 공간에서 유지할 수 없는 환자에게 사용한다. 커프를 팔꿈치와 손목에 부착하여 팔의 무게를 줄이고 그 움직임을 보조한다.

2) 식사 섭취 환경에 대해서

식사할 때는 식기나 숟가락 등의 식사도구와 함께 책상이나 의자, 식사에 집중할 수 있는 환경 등이 중요하다. 책상이나 의자는 본인의 체격 등에 맞는 것을 사용한다. 또한 주치의나 언어치료사와 상담하여 환자의 섭식조건에 맞춘 식사섭취 환경을 정비한다. 앞에서도 언급했지만 고차뇌기능장애 환자에게는 식사에 집중할 수 있도록 조용한 환경(TV를 끄거나 벽을 이용하는 등)으로 배려한다.

4. 삶의 질(quality of life : QoL)에 대하여

작업치료는 식사 동작뿐 아니라 용모를 가꾸거나 옷을 갈아입는 것과 같은 ADL훈련을 통해 가능한 한 자립적인 생활을 영위할 수 있게 하는 것을 목표로 훈련을 실시한다. 또, 훈련과정 뿐 아니라 일상생활에 있어서도 환자의 능력을 최대한 활용할 수 있도록 다직종의 인력 및 가족과 연계하여 일관된 관계를 유지하도록 정보를 공유한다. 또 환자의 취미나 가치관을 고려한 활동을 제공함으로써 내구성이나 활동성, 의욕의 향상을 도모하는 것과 동시에 사람다운 생활을 영위할 수 있도록 삶의 질을 향상시킨다. (오사카베 메구미)

참고문헌

- 生田宗博(編) : I · ADL. 作業療法の戦略 · 戦術 · 技術 第3 版. 2012, 三輪書店.
- 石合純夫 : 高次脳機能障害学 第2 版. 2012, 医歯薬出版.
- 原 寛美 : 高次脳機能障害ポケットマニュアル 第3 版. 2015, 医歯薬出版.
- 東嶋美佐子(編) : 摂食 · 嚥下障害への作業療法アプローチ 基礎理解から疾患対応まで. 2010, 医歯薬出版, pp86-91, 114-117.
- 藤島一郎, 谷口 洋 : 脳卒中の摂食嚥下障害 第3版. 2017, 医歯薬出版, pp234-239, 255, 262-263.
- 藤島一郎, 藤森まり子, 北條京子(編) : ナースのための摂食 · 嚥下障害ガイドブック. 2013, 中央法規出版, pp144-150.

Note 6-10 객담배출 보조 장치

비침습적으로 객담의 배출을 보조하는 기기 중에는 기침유발기(CoughAssist, 필립스사)가 자주 사용된다. 원리는 기도에 양압을 가하여 폐에 공기를 넣은 후에 음압으로 흡입하면서 숨을 내쉬게 하고 기침도 함께 유발하여 기도내 분비물 배출을 보조한다. 마스크 형태로도 사용할 수 있고 기관절개에서도 캐뉼러 쪽에 연결하여 사용할 수도 있다. 특히 신경근질환 환자나 고위 경수손상환자, 가래가 많거나 기침이 약한 흡인성 폐렴 환자에게도 효과를 발휘한다. 기흉의 병력이 있는 경우나 기흉의 위험을 가진 COPD나 간질성 폐렴 환자, 순환동태가 불안정한 환자에게 사용하는 경우에는 충분히 주의해야 한다.

(오오마가리 마사키)

Note 6-11 호기근육 강화훈련(expiratory muscle strength training : EMST)

EMST는 호기근력 및 기침 기능 개선뿐만 아니라 연하기능의 향상에 관해서도 기대할만 한 효과가 보고되고 있다(다와 등, 2011).

(후지시마 이치로)

7

병동에서 이루어지는 섭식연하장애의 간호

I. 간호부와 재활치료의 협력 체제

하마마츠시재활병원은 45병상 규모의 일반병동 2개와 회복기재활치료병동 3개로 이루어져 있으며 총 225병상을 가진 재활치료병원으로서, 모든 병동에 섭식연하재활치료를 받기 위한 환자가 입원하고 있다. 전국에서 찾아 온 중증의 연하장애환자들이 안전하고 원활한 경구섭취를 진행할 수 있도록 진료부, 간호부, 재활치료부 사이에 긴밀한 협력 체제를 갖추고 있다. 치료사는 근무시간 2부제를 도입하여 '환자의 생활시간에 맞추어' 또한 '입원생활 전체를 통해' 재활치료를 제공하기 위해 일하고 있다. 환자의 섭식단계에 따른 기초훈련, 섭식훈련, 식사돌봄을 시행하고 퇴원 후에도 섭식훈련을 계속할 수 있도록 가족 및 재택 돌봄인력을 교육하고 있다.

Ⅱ. 하마마츠시재활병원의 섭식연하장애 환자의 입원부터 퇴원까지의 흐름

1. 입원에서 VFS(비디오투시연하검사)까지

• 정보수집과 공유

입원하게 된 경과 및 입원전의 음식형태, 섭식방법에 관하여 의무기록이나 요약서(간호, 재활치료)를 중심으로 정보를 수집한다.

입원시 면담을 통해 의사, 간호사, 본인, 가족의 경구섭취에 관한 의향을 확인하고 입원기간과 목적 및 연하재활치료의 가능성과 한계에 대하여 본인 및 가족과 공유한다. 입원시의 컨퍼런스에서는 다직종이 모여 본인, 가족의 의향을 포함하여 치료의 방향을 확인한다.

- **신체관리**

섭식연하장애환자는 병원에 오기 위해 차로 이동하는 등의 환경의 변화에 따라 신체 리듬도 깨어지기 쉽다. 입원 직후부터 전신상태를 꼼꼼히 파악하고 특히 호흡에 주의해서 수시로 석션 등을 시행한다.

영양관리의 차원에서 안전을 고려하여 입원 전의 영양공급 방법을 기본으로 지속한다. 장거리 이동에 의한 체력소모 등 환자의 상태에 따라 적절하게 수분 및 영양을 공급한다.

- **섭식상황의 파악**

입으로 음식을 섭취하는 환자의 경우, 입원 전과 동일한 음식형태나 섭식방법으로 식사하는 것을 의료진이 관찰하고 언어재활사(또는 작업치료사)[1]와 연결하여 문제점이 있으면 신속하게 대응한다. 또한 식사할 때마다 식사 장면을 관찰하여 시간대에 따른 변화가 있는지 등, 상세한 섭식상황을 파악한다.

2. VFS시행부터 섭식훈련까지

VFS, FEES에는 가능하면 가족이 함께 참석할 것을 추천한다. 검사할 때 가족이 함께 참석하면 현재의 연하기능 및 섭식조건이나 보조영양의 필요성에 대해 쉽게 이해할 수 있다.

VFS, FEES결과를 바탕으로 기초훈련 및 섭식훈련을 시작한다. 간호사는 검사 후에 변경된 섭식훈련 및 경관영양의 방법 등에 관한 지시를 확인하고 컨퍼런스 등을 이용하여 정보를 공유하고 위험요소에 대해 관리한다.

---

1) 구미 및 일본에서는 언어재활사가 연하장애치료를 주로 담당하고 있지만, 국내에서는 작업치료사가 연하장애재활치료를 맡아서 수행하는 핵심인력이다. 국민건강보험에서 연하장애재활치료에 대한 인정기준을 "중추신경계질환, 식도 또는 기관의질환 등으로 인한 연하장애환자에게 1인의 작업치료사가 1 : 1로 30분 이상 훈련을 실시한 경우에 산정한다"고 기술하고 있어서, 작업치료사의 역할을 명시하고 있다. 본서에서는 원문에서 "언어치료사"로 되어 있는 부분을 문맥에 따라서 "담당치료사" 또는 "언어재활사(또는 작업치료사)"로 표시하였다(역주).

섭식훈련은 연하장애의 중증도에 따라, 또는 안전한 섭식 조건을 확보했는지의 여부에 따라 실시하는 담당자가 달라진다. 안전한 섭식 조건을 찾은 후에 담당치료사에서 간호사를 거쳐 기타 의료종사자(연하지원팀, 간호보조사 등) 및 가족에 이르기까지 일관된 방식으로 섭식훈련을 실시한다. 간호사는 섭식조건이 지켜지는지, 안전한 섭식훈련 및 섭식 보조가 이루어지고 있는지 파악하고, 흡인의 징후가 있는지 관찰한다. 또한 섭식훈련담당자(보호자, 간병인)가 바뀌더라도 안전하게 섭식훈련이 지속되도록 조정자 역할을 한다.

병동의 담당간호사는 섭식훈련의 상황에 맞추어 간호계획을 다시 보고 수정하며, 필요에 따라서 언어치료사와 함께 가족을 교육한다. 선임간호사는 병동에서 이루어지는 섭식훈련의 상황 등을 파악한 후에 주 1회 개최되는 연하컨퍼런스(의사, 병동간호사, 언어치료사, 치과의사, 치과위생사, 영양사, 물리치료사, 작업치료사, 약사)에 참가하여 결정된 치료방향을 병동 의료진에게 전달한다.

3. 목표 설정부터 퇴원까지

• 퇴원준비에 관하여

입원할 당시의 상황보다는 퇴원 시기 및 퇴원 후의 생활을 구체적으로 예상하여 다직종에 의한 컨퍼런스를 통해 목표를 설정하고 수정한다. 간호사는 환자와 가족의 의향을 확인하여 정기적으로 열리는 재평가 컨퍼런스(의사, 병동간호사, 재활치료 의료진, 재택지원간호사, 의료사회사업가)에 참가한다. 재평가 컨퍼런스에서는 환자와 가족의 의향을 포함하여 환자 본인이 필요로 하는 도움의 양(식사 및 식사 이외)과 가족이 돌볼 수 있는 정도, 경제력과 이용 가능한 사회자원을 포함하여 방향성 및 퇴원시기를 논의하고 결정한다. 필요에 따라서 환자/가족이 거주하는 지역의 사회사업가 및 관련 서비스 제공자도 참석하는 퇴원전 컨퍼런스를 개최한다.

- **퇴원교육**

입원 당시와는 달라진 상황에 맞추어, 환자 및 가족에 대한 교육 여부를 담당간호사가 중심이 되어서 확인한다. 스스로 식사하거나 도움을 받아 식사하는 모든 상황에서 집에 있는 자원을 사용하여 입원했을 때와 같은 조건으로 자세를 재현하고 유지할 수 있는지, 환자/가족이 섭식방법을 습득하고 있는지 등을 확인한다. 연하식의 조리방법은 관리 영양사가 조리를 담당하는 가족에게 중점적으로 교육하면서, 가족이 잘 이해했는지와 실시가능한지 여부를 확인한다.

지속적인 의료처치가 필요한 경우에는 석션이나 경관영양법 등의 기술이 습득될 때까지 반복해서 교육한다. 필자의 병원에서는 퇴원 후에 사용할 기기와 물품 관리 등의 내용이 기재된 팜플렛을 사용하여 교육하고 있다. 물품의 준비는 재택요양관리지도료[2])를 산정하여 적용하거나 사회자원을 이용함으로써 경제적인 부담을 경감할 수 있도록 돕는다. 또한 병원 내에서의 숙박훈련이나 외출(숙박)을 권하여 퇴원 전에 문제를 해결하고 불안을 감소시키기 위해 노력하고 있다.

- **퇴원시의 배려**

자택으로 퇴원하는 경우 퇴원 후에 안심하고 생활할 수 있도록, 긴급대응이나 서비스 이용을 고려하여 주말을 앞두고 퇴원하는 것은 추천하지 않는다. 퇴원 당일은 집으로 가는 길에 불편한 일이 발생하지 않도록 식사나 약제의 주입시간을 고려한다.

Ⅲ. 병동간호사의 섭식훈련 관찰과 훈련의 실제

입원 중인 환자의 입원생활에 24시간 관여하는 간호사는 환자의 상태와 밀접한 관계가 있기 때문에 섭식훈련이나 식사도움의 지원 등에 관련하여 매우 중요한 역할을 담당하고 있다. 필자의 병원에서는 아래 내용을 기본으로 하면서 환자 한사람 한사람에 맞추어 간호를 제공하고 있다.

---

2) 2021년 현재 한국에는 이에 상응하는 수가가 없다(역주).

____년____월____일~

섭식/연하훈련의 방법 및 조건 하마마츠시재활병원

______________귀하 주치의 : 담당치료사 :

1) 음식형태 : 개시식, 연하식Ⅰ, 연하식Ⅱ, 연하식Ⅲ, 연하이행식, 연채식(연한 채소식), 보통식
   주식 : 부드러운 죽, 연하죽, 전죽, 무른밥, 쌀밥
2) 빈도 : (   )식/일 (아침, 점심, 저녁, 시간 외)
3) 수분 : 젤라틴젤리, 수분보급젤리
   증점한 수분(________g/물200ml), 점도 없는 수분
4) 체위 : 좌위, 리크라이닝(   )도
   베개 : (   )개 사용시, 턱 당기기
5) 의치 : 섭식시 사용함, 없음
6) 연하식의 한입량 : (   )g
   스푼의 종류 : K스푼, K^+스푼, 티스푼(본인소유, 병동보유 스푼 사용)
   식사도구 : 젓가락, 포크
7) 섭식방법 : 교대연하(증점차, 젤라틴젤리), 횡측연하(좌/우), 한쪽연하(좌/우)
8) 섭식시간 (   )분 이내
9) 스스로 섭취, 도움 받아서 섭취(언어치료사, 간호사, 간병인, 가족)

[주의사항]

• 얼음봉 마사지(필요/불필요)
• 약제투여 □ 경구(분쇄, 정제, 간이현탁점액)
  □ 경관(OE, OG, NG, 위루) → 간이현탁법
• 식후의 체위유지(필요 … 리클라이닝 30°이상, 30분 이상 유지)

〈구강케어〉

□ 스폰지로 케어 □ 수분 제거(스폰지 or 구강거즈 수분 닦아내기)
□ 치솔질 □ 가글(물로)

그림 7-1 섭식조건표(하마마츠시재활병원)

1. 이상의 조기 발견

흡인성 폐렴이나 탈수 등의 위험요소는 항상 존재하므로 증상(가래나 소변의 양/성상, 활기, 호흡상태)의 관찰과 함께 활력징후(체온, SpO_2)와 혈액검사 결과(CRP, BUN, creatinine 등)을 확인한다.

2. 영양관리

식사량을 확인하고 주1회 체중을 측정하여 체중의 변화를 모니터하고, 혈액검사 결과(빈혈, albumin 등)를 통해서 영양상태를 파악한다.

표 7-1 섭식장면의관찰포인트(세이레이미카타하라병원)

관찰항목	관찰포인트	고려되는 주된 병태, 장애
음식물의 인식	멍하니 있음, 두리번거림	음식물의 인지장애, 주의산만
식기의 사용	입에 넣기 전에 흘림	마비, 실조, 실행, 실인
식사내용	특정음식을 피함	구강기인두기의 장애, 미각저하, 타액분비 저하, 구강내 질환
한입량	한입량이 극단적으로 많음	버릇, 습관, 구강내의 감각저하
입에서 흘러내림	대부분을 입 밖으로 흘림	음식 입에 넣기(포식) 장애, 입술마비, 뺨 마비
저작	하악의 상하운동 외의 회선운동이 없음 단단한 것을 씹지 못함	교근의 장애 충치, 의치부적합, 치주병 등
연하반사 발생까지	장시간 입안에 머금고 힘들여 삼킴, 위를 향해 삼킴	구강기인두기의 장애
사례	특정식품(국물 등)으로 사레듦 식사 시작에 사레듦 식사 후반에 사레듦	흡인, 인두잔류 흡인, 부주의 흡인, 인두잔류, 피로, 근력저하, 위식도역류
기침	식사 중, 식후에 기침이 집중됨	흡인, 인두잔류, 위식도 역류
소리	식사 중, 식후에 소리가 변화함	흡인, 인두잔류
식사시간	1식에 30~45분 이상 걸림	인지, 포식장애, 넘김 등
섭식의 속도	극단적으로 빠름, 입안에 가득 차게 많이 넣고 먹음	인지, 포식장애, 넘김 등
식욕	도중에 식욕을 잃음	인지, 흡인, 인두잔류, 체력
피로	식사도중에 원기가 없음, 피로함	흡인, 인두잔류, 체력

경구섭취로 충분한 영양이 공급되지 않는 경우, 경관영양법(OE법, NG법 등)이나 정맥영양을 실시한다.

3. 구강위생관리(구강케어)

환자의 구강이 얼마나 청결한지를 보면, 그 병원에서 제공하는 간호의 질을 알 수 있다. 경구섭취의 유무에 관계없이 구강 내에는 세균이 번식하기 때문에 섭식연하장애 환자는 흡인성 폐렴의 위험이 높다. 치과의사, 치과위생사와 식사 전후의 구강케어 방법에 관하여 상담하며 시행한다.

4. 식사환경

식사에 집중할 수 있는 안전하고 안락한 식사 환경을 정비한다. 배설은 식전에 끝내고 식사 중에는 TV를 끈다. 환자의 집중력에 따라서 식당에서 어떤 좌석을 이용할지 고려하고[3], 필요시 침대 주변에 커튼을 친다. 쉽게 사레드는 환자는 다른 환자에게 신경쓰지 않고 안심하고 기침할 수 있도록 좌석을 고려한다. 석션이 필요한 경우에는 신속히 석션할 수 있는 침상에서 섭식훈련한다. 또한 섭식조건에 맞추어서 환자의 자세를 조정한 후에, 환자본인에게 불편하지 않은지 확인한다.

5. 흡입 또는 석션(suction)

위험관리 차원에서 식당에서도 언제나 석션이 가능하도록 준비하고 있다. 특히 흡인위험이 큰 환자는 침상에서 섭식을 훈련하고 필요에 따라서 식사 전후에 석션한다. 식전에는 인두에 남아있는 가래 등을 제거하는데, 가능하면 구강을 통해서 인두석션을 시행한다. 식후는 음식물의 인두잔류물을 제거하는 목적으로 석션한다. 흡입압은 통상 100～150mmHg 전후로 조정한다. 흡입압이 너무 센 경우에는 점막을 손상하거나 구역반사를 일으켜 구토나 흡인을 일으킬 위험성이 있다. 석션은 가래가 단단하고 객출이 어려울 때만 시행한다. 이것은 퇴원 후의 환자/가족도 실시할 수 있도록 교육할 필요가 있다.

6. 간접훈련, 섭식돌봄

먼저 입원 초에는 언어치료사가 간접훈련(풍선확장법)이나 섭식훈련부터 개시한다. 그 후 간호사가 환자의 생활에 맞추어 훈련을 계속

---

3) 구미각국이나 일본에서도 신체 기능이 어느 정도 호전된 환자들은 자신의 침상이 아니라 병원 또는 병동 안에 있는 식당으로 이동하여 식사를 하는 병원이 많다. 국내에서는 아직 이런 병원이 매우 드물다(역주).

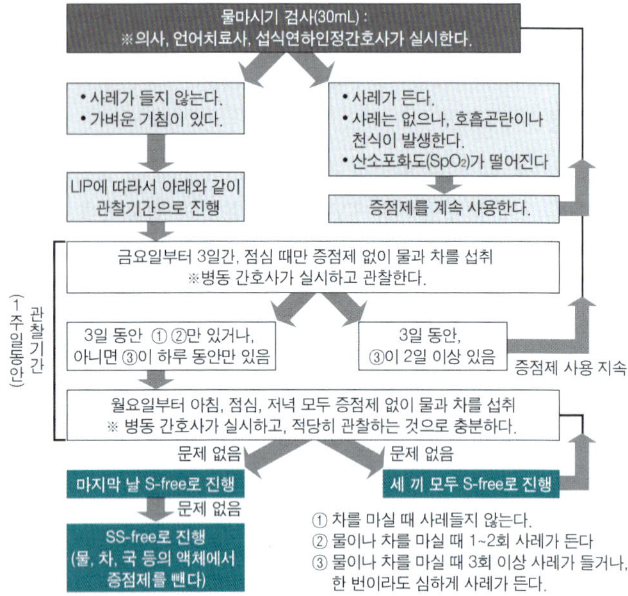

그림 7-2 **수분섭취 프로토콜**(Liquid Intake Protocol, LIP).
* S는 물과 차를 지칭하며, SS는 물과 차뿐만 아니라 국물 등 모든 액체류를 의미한다

성명 : LIP 『S』 점검표

제1주차	/ 금 개시일	/ 토 계속평가일	/ 일	/ 월			/ 화			/ 수			/ 목 모든 식수와 차를 증점제 없이 섭취 진행중		
개시일 : 년 월 일 • 현재 물과 차만 증점제 없이 마시고 있다. 앞으로 물과 차를 증점제 없이 마시기 위하여 관찰하고 있다. • 구강 안은 청결하다.	□ □	□ □	□ □	□ □	□ □	□ □	□ □	□ □	□ □	□ □	□ □	□ □	□ □	□ □	□ □
물품 1. 구강청결을 위한 고무주전자(라쿠노미) 2. 빨대 3. 컵 4. 기타( )															
① 차를 마실 때 사레들지 않는다. ② 물이나 차를 마실 때 1~2 회 사레든다 ③ 물이나 차를 마실 때 3회 이상 사레가 들거나, 한 번이라도 심하게 사레든다.	1 2 3	1 2 3	1 2 3	1 2 3	1 2 3	1 2 3	1 2 3	1 2 3	1 2 3	1 2 3	1 2 3	1 2 3	1 2 3	1 2 3	1 2 3
실시 간호사 서명															

그림 7-3 LIP[S] **점검표**

실시한다. 섭식훈련은 섭식조건표를 기본으로 통일된 조건으로 시행한다 [그림 7-1]. 섭식훈련의 시간은 환자의 피로도, 집중력을 고려해서

30~45분 이내로 한다. 식사 중/후에는 연하의 상태, 사레, 구강내잔류, 체위유지 상황, 식후 석션으로 음식물 잔재가 흡인된 상황 등을 모두 관찰한다. 필자의 병원 연하팀은 작성된 관찰해야 할 포인트를 팀안에서 공유하여 통일하고 있다 [표 7-1].

7. 수분섭취 프로토콜(Liquid Intake Protocol, 이하 LIP) (후쿠야마 등, 2018)

이것은 수분에 증점제를 사용하는 환자가 증점제 없이 수분을 섭취하는 과정의 기준을 명확히 제시한 것인데, 필자의 병원에서 개발하여 타당성을 검증하였다. LIP에는 LIP[S]: 물과 차에 한해서 증점제를 제외하고 섭취하면서 일주일간 관찰하기와, LIP[SS]: 국물이나 우유 등을 포함한 모든 수분에서 증점제를 제외하고 일주일간 섭취를 관찰하는 2가지 종류가 있는데, LIP[S]부터 시작한다 [그림 7-2]. 관찰기간 중에는 점검표 [그림 7-3]을 사용하여 연하컨퍼런스에서 평가하고 방침을 결정한다.

Ⅳ. 병동의 특성

회복기재활치료 병동에는 뇌졸중이나 기타 질환의 아급성기에서 회복기 사이 전신상태가 비교적 안정적인 환자들이 입원한다. 한편 일반병동에는 회복기의 기한 정의와는 관계없이 만성기까지 포함한 중증의 연하장애환자나 수술적 치료를 계획하고 있는 연하장애 환자가 주로 입원한다. 특히 일반병동에서는 연하컨퍼런스 이외에도 간호사, 언어치료사, 작업치료사, 물리치료사로 구성된 컨퍼런스를 주 1회 개최하여, 환자가 섭식훈련 상황에 따라 원활하게 경구섭취로 전환할 수 있도록 간호부와 재활치료부가 협동하여 연하재활치료에 임하고 있다.

1. 식사시간대의 의료진 근무체제

매일의 식사시간대는 간호사, 치료사, 의사, 영양사, 치과위생사 등을 포함한 의료팀에서 환자 개개인의 섭식상황에 맞춘 훈련내용이나 식사내용에 관하여 정보를 공유하고 필요시 간호계획에 반영하여 실천하고 있다. 식사 도움 현장에서의 섭식상황을 보고 환자의 섭식조건 등을 검토한다. 점심시간대에는 삼킴 도움이(연하 서포터)와 식사수발 자원봉사자가 참가하여 연하체조나 연하장애 없는 환자의 식사도움, 식후 처리 등을 시행할 수 있도록 체제를 만든다. 또한 의료종사자의 개입이 필요한 환자의 섭식훈련과 식사도움을 제공할 수 있는 체제 및 의료안전을 고려한 체제를 갖추고 있다.

2. 연하재활치료에 관련되는 자료, 물품 등의 관리에 관하여

필자의 병원에서는 조직운영, 인재육성, 진료, 검사, 처치, 물품관리에 관한 내용을 명기한 '연하·음성센터(swallowing and voice center) 매뉴얼'을 병원 전체 직원에게 배포해서 활동내용을 공유하고 있다. 연하재활치료 관련 물품은 병원 전체에서 표준화하고 매뉴얼 내에도 기술하여 원내의 모든 직원이 관리방법을 알 수 있도록 하였다. 연하의 수술적 치료를 받는 환자 등에게 사용하는 도관 또는 캐뉼러는 긴급대응을 목적으로 일반병동에 비치하는 것을 원칙으로 하고, 캐뉼러는 병동에서 관리하고 있다.

섭식연하장애환자에게 필요한 리클라이닝, 틸트식 휠체어는 중앙관리소에서 관리하며, 환자의 우선순위에 따라 배치병동에 관계없이 사용할 수 있도록 대여 관리하고 있다.

Ⅴ. 인력의 문제

연하재활치료를 목적으로 입원한 환자는 섭식조건에 맞추어 자세를 잡는 것에서부터 식사가 끝난 후 구강케어까지 생각하면, 환자 1명당 약 60분이 소요되는 것이 보통이다. 입으로 섭취할 수 있도록 원활히 돕기 위한 한가지 방편으로, 2014년부터 식사도움에 특화된 자원봉사자를 도입하여 임상현장에서 활동하고 있다. 2012년부터는 전직원을 대상으로 연하의 기본적인 지식과 기술을 습득하기 위한

표 7-2 연하대상환자 리스트

환자	연령	질환	의사	언어치료사	현재수준 Lv	보조	목표 Gr	A수발	비고
1	67	좌피각출현	A	H	2	NG	4A		
2	63	다계통위축증의 급성 악화 반복성흡인성폐렴	B	G	2	NG	7~8		
3	79	뇌간 출혈	D	I	3	NG	3~4	O	언어재활사
4	69	폐용증후군	D	K	3	OG	8	O	언어재활사
5	70	폐용증후군	F	K	5	OE	8		
6	92	우피질하 출혈	A	J	8		8	O	병동간호사 서포터
7	70	흡인성폐렴 폐용증후군	B	L	8		8		
8	78	열공성(lacunar)경색	C	L	8		10		

'하마연하재활서포터4)' 양성 강좌를 개최하고 있다. '하마연하재활서포터' 자격을 취득한 물리치료사, 작업치료사도 섭식훈련중인 환자의 ADL훈련을 실시하여 매 끼니를 입으로 섭취할 수 있을 때까지 돕는 체제를 구축하였다.

1. 연하대상환자 리스트의 활용

연하컨퍼런스에서 '연하대상환자 리스트' [표 7-2]를 활용하여 섭식 조건을 변경하거나 식사돌봄 인원수 등을 조정한다.

Ⅵ. 의료진에 대한 교육 프로그램 – 기초지식의 학습

간호부에서는 신입 및 신규발령 간호사, 준간호사와 간호조무사(간호보조사)를 대상으로 섭식연하장애간호 인정간호사가 강의하는 '섭식

4) 여기서 '하마'는 '하마마츠시재활병원'을 줄여서 부르는 말로 보인다(역주).

표 7-3 하마마츠 연하재활 서포터 3급 양성과정 강좌(2017년도)

- 목표 : 1. 환자의 섭식연하장애에 대처할 수 있는 지식, 기술을 습득한다
  2. 섭식연하장애환자를 위한 기본적인 돌봄기술을 습득한다
- 일시 : 월1회 17 : 30~19 : 00 총7회+기술확인실습+필기테스트
- 주최 : 하마마츠시재활병원 연하와 목소리 센터

일정	내용	형식/준비물	담당	장소
제1회 5/19(금)	섭식연하에 관한 기초적 지식 • 섭식연하의 해부생리와 메커니즘 • 섭식연하장애의 병태와 원인 • 섭식연하장애의 사정, 평가, 치료, 목표설정 • 연하재활치료의 개념	강의	재활의학과의사, 병원장 후지시마 이치로	대회의실
제2회 6/16(금)	섭식연하장애환자의 간호 • 섭식연하장애의 선별검사 • 섭식연하장애환자의 간호계획 • 위험 관리 • 안전한 흡입, 경관영양 기술	강의, 실습	섭식연하장애인정간호사 다나까 나오미	대회의실
제3회 7/5(수)	연하재활치료의 수술적 치료 • 연하기능개선수술의 적용과 효과 • 흡인방지수술과 예후 • 기관절개와 기관캐뉼러의 관리	강의	재활의학과의사 가네자와	대회의실
제4회 9/21(목)	섭식연하장애환자의 구강케어 • 흡인 안되는 구강케어 테크닉 • 문제가 있는 구강이 케어테크닉 • 얼굴 구강주위근의 마사지 방법 • 섭식연하장애의 보철적 접근	강의, 실습/칫솔, 펜라이트	치과의사 노모도 아끼꼬 치과위생사 하지즈메 모모요 하타노 마치코	대회의실
제5회 10/18(수)	섭식연하장애환자에 필요한 호흡훈련 • 호흡상태의 관찰방법 • 호흡훈련의 방법과 지도방법 • 가래뱉는 훈련 방법과 지도방법	강의, 실습/청진기, 운동복 차림	물리치료사 와나이 사토시 등	제3 물리치료실
제6회 11/22(수)	간접훈련, 직접훈련의 원리와 방법 • 간접훈련의 적용과 구체적 방법 • 단계적 섭식훈련의 진행방법 • 직접적 훈련의 구체적 방법	강의, 실습	언어재활사 호죠 게이꼬	대회의실
제7회 12/13(수)	연하식과 영양관리 • 연하조정식의 특징과 내용, 만드는 법 • 환자, 가족의 지도 방법 • 시판연하조정식, 영양보조식품의 이용방법 • 영양상태의 평가와 필요섭취량 • 섭식연하장애환자의 약제투여에 관하여 분쇄, 정제의 복용방법 간이현탁법	강의 실습 (시식) 강의 실습	관리영양사 이시노 도모꼬 약사 기타오까 요시꼬	대회의실
1/24(수)	기술확인 실습 (주)지금까지의 모든 강좌 수강 완료시	실습	언어재활사 호죠 게이꼬	대회의실
1/31	필기테스트 (주)지금까지의 모든 강좌 수강 완료시	필기 테스트	간호사 사라이 요꼬 다나까 나오미	대회의실

연하기술연수'를 실시하는데, 신입 치료사도 참가한다. 강의 내용은 연하장애환자의 병태와 연하장애의 증상, 섭식조건표의 이해, 연하체조, 구강케어에 관하여 강의와 실습을 번갈아 진행하고 있다. 또한 원내의 모든 직원을 대상으로 섭식연하장애 환자에 대처할 수 있는 지식 및 기술의 습득을 목적으로 한 '하마마츠 연하재활 서포터 양성과정 강좌'를 개최하고 있다. 섭식연하에 관한 모든 직종이 분야별로 담당하여 강좌를 개최한다[표 7-3].

Ⅶ. 안전한 식사돌봄

섭식연하장애 환자의 식사돌봄은 하나의 중요한 간호기술이다. 섭식조건에 맞춘 식사돌봄의 실시, 식사 중인 환자의 관찰과 흡인을 예방한 안전한 식사돌봄을 할 수 있는 간호스탭을 육성하는 교육을 실시하고 있다.

Ⅷ. 담당치료사와의 관계

병동간호사와 담당치료사는 섭식연하장애환자의 섭식훈련을 실시하는데 있어 밀접한 관계가 있다. 간호사와 담당치료사의 역할을 쌍방이 이해하여, 상호간의 전문성을 발휘하여 환자의 정보를 공유하고 있다. 섭식훈련은 담당치료사에서부터 간호사, 간호보조자와 훈련상황 및 섭식조건에 맞추어 이행한다. 연하컨퍼런스 외에도 환자의 상황이나 병동 내 간호상황 등을 포함해서 매일 효과적으로 정보를 공유하여 환자의 경구섭취가 원활하도록 한다.

Ⅸ. KT[5] 밸런스 차트

필자의 병원은 다방면으로 섭식연하재활치료에 접근하고 있다. 섭

---

5) 대표저자의 또 다른 저서인 "입으로 먹는다(口から食べる, 구찌까라타베루)"에서 K(구찌까라)와 T(타베루) 첫글자를 따와서 조합한 것이다(역주).

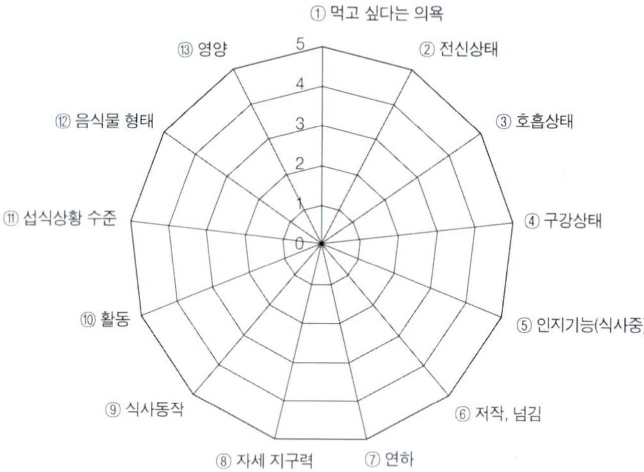

그림 7-4 KT밸런스차트(코야마, 2017)

식연하장애 환자에 관하여 파악할 때, 의료전문직에 의한 섭식연하기능평가의 결과에만 치중하지 않고, 다직종으로 이루어진 팀 차원에서 환자를 '삶을 영위하는 한 사람'으로서 균형 있게 파악하는 것이 필요하다. 따라서 특별한 검사 없이도 환자를 보다 포괄적인 시점으로 평가하고 지원하는 기술을 향상시키는 것을 목적으로 KT밸런스 차트[그림 7-4]을 도입하였다. 이것은 의료전문직을 중심으로 한 VFS, FEES등의 섭식연하기능평가와는 별개의 관점에서 시행되지만 서로 상호보완하는 평가이다. (다나까 나오미, 시라이 요꼬)

참고문헌

- 小山珠美(編) ： 口から食べる幸せをサポートする包括的スキル—KTバランスチャートの活用と支援. 2017, 医学書院.
- 福山小百合·他：とろみを外すプロトコルの開発と有用性·安全性の検討. 2018, 嚥下医学. 7(2)(in press).

8

치과의 역할

치과는 치과치료나 구강위생관리(일명 구강케어) 등 입의 환경을 정비하는 역할 뿐 아니라 섭식연하재활치료의 담당자로서 치과위생사와 함께 주치의, 언어재활사, 간호사 등과 연계하여 연하기능검사나 연하훈련을 진행하는 역할도 담당한다. 치과의 역할은 치료 환경이나 팀에 따라 크게 다르며, 초학제적 팀 접근(trans-disciplinary team approach)이 필요하다. 원활한 섭식연하재활치료를 위해서는 치과의료 종사자가 필요하며, 치과 이외의 직종에 종사하는 팀 내 의료진도 구강에 관한 지식 또는 치과치료에 관한 지식을 어느 정도 갖출 필요가 있다. 본 장에서는 치과 특유의 역할인 치과치료, 연하보조장치의 제작, 구강케어에 관하여 설명한다. 모든 재활치료 전문직은 치과의 역할에 관하여 알고 있어야 하고, 타 직종 종사자도 적극적으로 치과의 지원을 요구해야 하며, 또한 치과의료 종사자도 이에 응해야 한다.

Ⅰ. 치과 치료

1. 치료의 목적과 판단

섭식연하장애환자에게 치과치료를 시행하는 주된 목적은 구강준비기와 구강기를 개선하기 위해서 구강환경을 정비하는 작업이다. 치과치료를 통해서 치아교합의 기능을 개선하여 잘 씹을 수 있게 하고, 이를 통해 식괴가 잘 형성되면 연하를 도울 수 있다. 또한 치과치료를 통해 충치나 흔들리는 치아 등을 해결하여 깨끗하게 관리하기 어려운 부위를 줄여주면, 구강청소에 드는 시간이 줄어들고 구강관리가 쉬워진다.

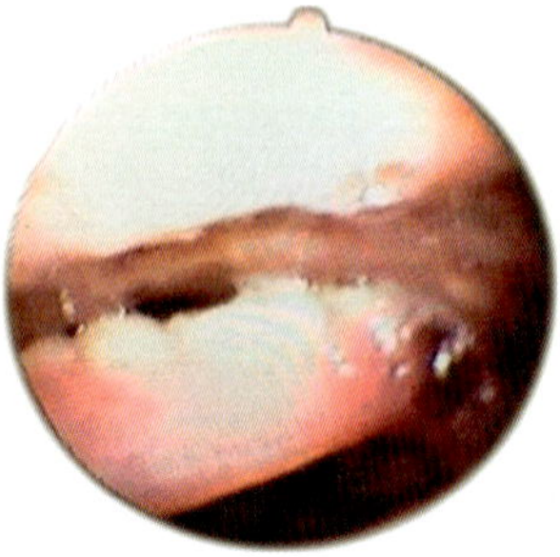

그림 8-1 **의치를 잘못 삼킨 환자**

치료 전에 주의해야 할 주안점은 섭식연하장애의 정도나 원인질환을 파악하는 것, 또 이에 맞는 치과치료를 선택하는 것이다. 섭식연하장애환자는 기본적으로 질환이 있는 환자이다. 원인이 되는 질환은 뇌혈관 질환이나 신경근 질환 등 여러 가지인데, 치과치료를 실시하기 전에 이런 질병에 관한 정보를 수집하는 것이 필수적이다. 병력 및 복용하는 약제를 조사하고, 주치의로부터 환자에 대한 의료정보를 제공받는 등의 방법으로 환자에 대한 정보를 수집한다. 수집한 환자정보로부터 전신상태를 평가하여 어느 정도의 치과치료가 필요하며 그것이 실시가능한지 검토할 필요가 있다.

예를 들어 치매환자라면 치과치료 자체를 거부하는 경우도 있고, 의치를 만들어도 도구로서 인식하지 못하는 경우도 있다. 의치를 잘못 다루면 틀니를 삼키는 경우도 있다 [그림 8-10]. 노화나 비사용(disuse)에 의해 구강 주위의 근력이 약해지면 이전에 사용하던 의치를 더이상 사용할 수 없게 되는 경우가 있다(후루야 등, 2016). 물론 의치를 수리해서 사용할 수 있게 하는 것이 이상적이지만 현실적으로는 사용하기 힘들다고 판단할 수도 있다. 구강상태만으로 치과치료방침을 판단하는 것이 아니고 전신적인 질환, 인지수준 등을 종합적으로 파악하여 지금 어떤 치과치료가 필요하며 어떤 치료를 시행할 시기인가를 고려하여 환자를 대하는 것이 중요하다.

2. 치료 시 주의점

섭식연하장애 환자를 치과 치료할 때 가장 주의해야 할 것은 흡인이다. 대책으로는 흡인을 예방할 수 있는 자세를 취하는 것과 수분을 가능한 사용하지 않는 치료법을 선택하는 것, 두 가지가 있다.

흡인을 예방하는 자세란, 가능한 한 앉은 자세에 가깝게 고개를 앞으로 기울이는 것이다. 그러나 시술자가 무리한 자세를 취해야 하거나 치료할 시야를 확보하기 어려우면, 환자가 기구나 보철물을 잘못 삼키거나 흡인하기 쉬우며, 의료진이 자세히 살펴보기도 어렵다. 이런 이유로 치료 내용에 따라서는 수평위(바로 누운 자세)에 가까운 체위를 취할 수 밖에 없는 경우도 있다. 그 경우에는 수분이 인두에 유입되는 것을 예방할 목적으로 치아의 절삭에 사용하는 수분의 사용량을 최소 필요량으로 줄이고 자주 흡입(석션)할 필요가 있다. 또한 머리가 뒤로 젖혀지는 것을 피하기 위해 머리를 고정하는 보조장치(예 : 라쿠텍–키퍼, 주식회사 마츠모토의지제작소) 등을 휠체어에 부착하거나 [그림 8–2], 베개 등을 사용함으로써 머리를 지지하는 방법을 고안하는 것이 효과적이다.

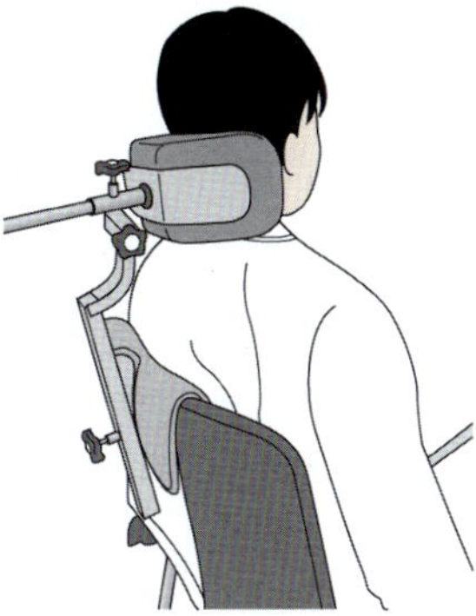

그림 8-2 **휠체어 등받이 연장**

질환 자체 때문에, 치과 치료를 받기 위해 장시간 앉은 자세를 유지하거나 휠체어로 옮겨 앉기 어려운 경우가 있다. 그 때는 부득이하게 침대 위에서 처치하는 편이 나은 경우도 있다. 침대 위에서 처치할 때 목이 뒤로 젖혀진다면 측와위를 이용하는 것이 효과적일 수 있다. 또한 마비에 의한 구강 내의 감각장애나 운동장애의 유무를 미리 파악하여 흡인하지 않도록 주의한다. 예를 들어, 마비가 있는 쪽으로 수분이 흘러서 고이게 해 놓으면 수분을 머금고 있기 어렵고 신경을 쓰지 못하기 때문에 위험하다. 마비쪽으로 수분이 저류되지 않도록 체위를 조정하여 배려한다.

아무리 주의해도, 타액을 포함한 수분이 치료 중에 인두로 유입되는 위험을 완전히 막을 수 없다. 따라서 만약 흡인이 되어도 폐렴이 발병하지 않도록 하기 위해, 구강 내 세균 감소의 의미를 가진 '치과 치료 전 구강케어'가 필수적이다.

3. 섭식연하장애와 의치(틀니)

고령의 섭식연하장애 환자에게 의치 치료가 필요한 일이 많다. 좋은 의치를 사용하는 것은 잘 씹는 것뿐만 아니라 식괴 형성과 섭식연하에 많은 도움이 된다. 그러나 의치가 입천장(구개)을 덮음으로 인해서 구강 내의 감각이 변화하기(Sato 등, 2013) 때문에 불편함을 느끼거나, 인지기능에 장애가 있어서 의치 장치의 의미를 이해하지 못하고 사용을 꺼리는 환자도 있다.

의치는 의족이나 의수 등의 의지와 마찬가지로 없는 것을 보완해주는 도구이다. 익숙하게 다루려면 시간이 필요하다. 구강 점막에의 적합이나 교합 등 복잡한 요소를 조정하면서 친숙해져야하기 때문에 치료할 때나 사용할 때에는 환자의 협력이나 의사소통능력이 어느 정도 필요하다. 따라서 의치 사용 경험이 없는 섭식연하장애환자는 새로운 의치를 제작해도 익숙해지기 어려운 경우가 있다. 그러나 기존에 사용하던 의치가 있으면 많은 경우 부적합한 부분을 수리하는 것이 가능하다. 일반적인 의치는 인공치를 보충하거나 의치 형태를 수정하는 수리가 가능한데, 간단한 수리의 경우 하루만에 수리가 완료될 수도 있다. 큰 수리나 전신상태가 불량해서 치료시간에 제한이 있는 경우 등에는 의치를 맡겨두어서 환자에게 주는 부담을 최소화할 수 있다.

치과에서 '지금', '무엇을', '어디까지' 의치로 치료할 것인가는 음식형태나 섭식상황, 전신상태나 인지기능을 파악한 다음, 구강케어나 간단한 치과처치를 환자가 받아들이는 상황을 참고하여 검토한다. 의치는 구강 밖으로 꺼내어 조정할 수 있으므로 지속적으로 입을 벌리고 있어야 하는 시간이 짧다. 이 때문에 환자의 부담은 적은 반면 개선의 효과는 큰 편이다. 섭식연하장애의 구강준비기에서 구강기의 기능을 북돋아 주기 위해서 의치치료는 대단히 중요하다. 치과만이 실시할 수 있는 전문적인 분야이기 때문에 존재감을 발휘해서 책임감을 가지고 담당해야 할 치료라고 생각한다. (노모토 아키코)

Ⅱ. 구강내 장치

섭식연하장애 환자에게 구강내 장치가 효과적인 경우가 있다. 대표적인 장치로는 설접촉 보조장치가 있는데, 아래에서 설명하겠다. 일부 치과적인 내용이라 타 직종에게는 어렵게 느껴질 수 있는 용어가 있는 것을 양해하기 바란다.

1. 설접촉보조장치 [그림 8-3]

❋ 설접촉보조장치란?

설접촉보조장치(우에마츠, 2009)란, 혀의 실질에 결손이 있거나 운동장애 때문에 발생한 기능장애에 의해서 혀와 입천장(구개)의 접촉이 잘 되지 않아서 섭식연하장애나 구음장애가 발생하는 환자에게 사용하는 구강내 장치의 하나이다. 혀가 입천장에 접촉하지 않으면 그곳에 공간이 생겨 압력이 잘 작동하지 않는다. 따라서 구강에서 인두로 음식물을 보내는 기능이나, 설음[1]을 만들어 내기 불충분하다. 따라서, 혀가 충분히 움직이지 않을 때, 구강내 장치를 장착함으로써 입천장과 비슷한 모양으로 높이를 낮추어서 혀가 접촉하기 쉽도록 하는 것이 본 장치의 개념이다. 즉, 삼킬 때 혀와 입천장과의 접촉을 보조하여 섭식할 때 식괴의 이동이나 컨트롤, 인두로 내보내는 기능이 개선되는 것을 기대할 수 있다. 또한 혀를 입천장 전방에 꽉 누르는 것으로 혀 후방까지 힘을 가하기 쉬워져서(고정 즉, 앵커 기능), 연하시의 인두압의 개선을 얻을 수도 있다(Ohno 등, 2017a). 설접촉보조상은 본래 구음장애에 대해 고안된 것이므로 구음이 개선되는 효과도 있다. 주로 상악에 장착하는 장치로 상악의 경우는 구개증대보철물(palatal augmentation prosthesis, 이하 PAP)이라고 부른다. 하악용으로 제작하는 경우도 있다(Ohno 등, 2017b; Okuno 등, 2014). 치아의 결손이 있는 경우는 의치형, 결손이 없는 경우는 구개상형의 형태로 제작된다. 이전

1) 혀와 입천장이 닿으면서 나는 초성이며 대표적으로 'ㄷ', 'ㅌ' 등의 발음이 있다(역주).

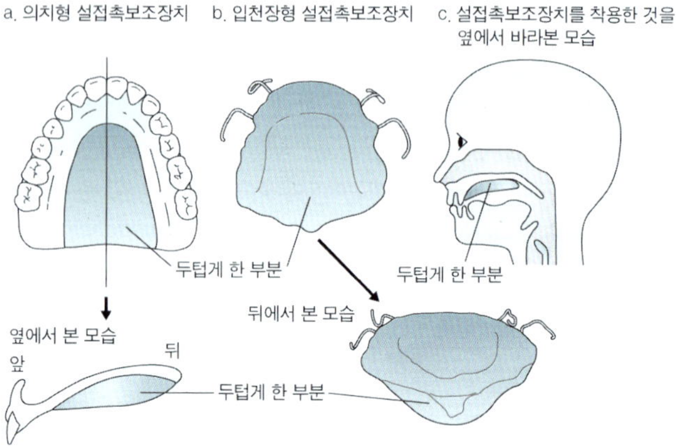

그림 8-3 **설접촉보조장치**

에는 설암수술 후의 기질적 섭식연하장애환자에게 사용하는 경우가 많았는데 최근에는 뇌혈관장애 후유증이나 신경근 질환 등 기능적 섭식연하장애환자에게도 적용하면서 효과를 보고 있다(오노, 2005). 설접촉보조장치는 지금까지는 주로 기질적 섭식연하장애환자에게 적용되어왔었고, 이 때문에 구강외과가 있는 대학 등 전문적인 병원에서의 제작하는 것이 일반적이었다. 그러나 기능적 섭식연하장애 환자에게는 일반치과나 방문치과진료 현장에서 제작할 기회가 늘고 있다. 이제는 방문치과 진료에 참여하는 치과의사도 숙지해야 할 지식이 될 수도 있다.[2)]

❋ 설접촉보조장치의 적용

제작에 있어서 우선적으로 고려할 점은 먼저 환자에게 적용할 수 있는지의 여부를 확인하는 것이다. 명확한 적용기준은 정해진 것이 없으나 ① 혀의 운동부전, ② 섭식시 구강내 잔류소견(특히 혀 안쪽

2) 일본에는 방문치과진료도 활성화되어 있으나, 국내는 2021년도 현재 아직 시범사업 수준에서 제한적으로 시행되고 있다(역주).

위, 설배부) ③ 입천장의 형태가 돔형태와 유사함, 이상의 3가지가 모두 확인되는 경우 설접촉보조장치를 적용할 수 있다고 본다. 또한 의사소통이 안되거나 인지기능에 문제가 있는 경우에는 적용하기 어려울 수 있다. 설접촉보조장치는 기본적으로 의치와 같은 것으로서, 잘 적응하지 못하면 사용할 수 없다. 또한 식괴를 보내는 것이 어려운 이유가 거식(음식을 거부함)이나 연하의 인지장애(음식물을 음식으로 인식하지 않음)에 의한 경우도 충분히 있을 수 있으며, 이와 같은 경우는 적용하기 어렵다.

❋ 설접촉보조장치를 제작할 때 주안점, 조정방법

• 구개상, 의치의 제작

먼저 치아의 결손이 있는 경우에는 일반적인 의치를 제작한다. 혹은 이미 소유하고 있는 기존의 의치를 이용할 수도 있다. 상악의치의 경우는 부분적 의치라도 전체적 의치와 마찬가지로 의치의 뒤쪽 끝부분(후연)을 길게 제작해 놓는다. 치아의 결손이 없는 경우는 구개부를 메운 모양으로 구개상을 제작한다. 이 경우도 후연을 길게 제작한다.

• 구개형태의 조정

다음에 설접촉보조상의 가장 두드러진 특징인 구개부의 형태를 만들어간다. 상악의 구개부에 소프트왁스(soft wax)나 점막조정재(티슈 컨디셔너 등)를 사용해서 형태를 만든다. 일반적으로 점막조정재가 사용되는 사례가 많으므로 이 방법을 설명하겠다. 구개부에 점막조정재를 사용하기 전에, 실제로 젤리식이나 믹서식을 스스로 또는 도움을 받아 섭취할 때 음식물의 구강 잔류량을 평가한다(VFS가 가능하면 연하시의 혀와 입천장의 거리를 재는 것이 바람직하다). 그 잔류되는 지점이나 잔류량을 기준으로 해서 점막조정재를 구개부에 바르고 굳기 전에 연하운동이나 구음운동을 하도록 시켜서 혀의 가동 범위를 표시하면서 본을 뜬다. 침삼키기를 실시한 후에 표시하는 것인데, 연하반사가 잘 안될 때는 K-point자극을 이용해서 본을 뜬다. 이후 몇 번 반복하여 젤리식이나 믹서식을 섭취하게 하여, 그 구강잔류량이 감소하도록 점막조

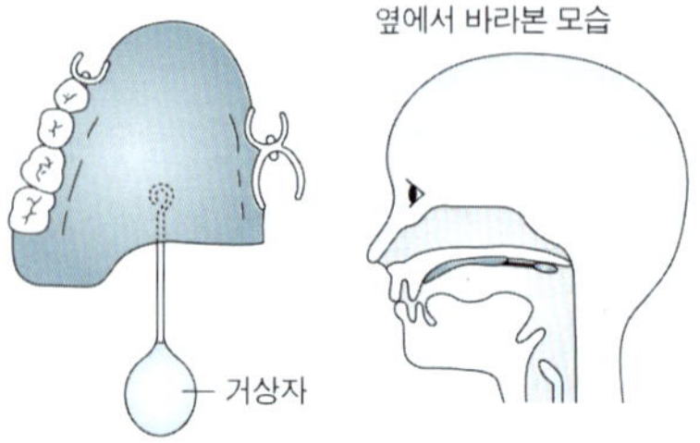

그림 8-4 **연구개거상장치**

정재의 증감을 반복해서 설접촉보조상의 구개부 형태를 조정한다.

- **음식물 도망길 추가**

건강한 사람은 삼킬 때 혀 위쪽 중앙(설배중앙부)에 움푹 파진 곳(함요)이 형성되어 식괴가 중앙에 모이게 하는 작용을 한다. 혀의 운동부전이나 마비가 있는 경우에는 이 함요가 형성되지 않는 경우가 많다. 이런 경우에는 들어 올리는 혀운동만으로는 연하할 때 식괴가 찌그러져 흩어져 버린다. 점막조정재에서 표시하는 면의 구개부에 1~2mm 정도 폭의 도랑을 만들어 음식물의 도망길을 만든다. 이 도망길의 위치는 기본적으로 정중앙에 만들지만 혀의 운동범위에 의해 좌우로 이동하기 때문에 실제로 섭식하면서 조정하는 것이 바람직하다.

- **주의점**

이로서 일차적으로 형태제작이 완성되지만 치과에서 단독으로 제작하지 말고 연하팀의 타직종과 협력하여 제작하는 것이 중요하다. 설접촉보조상을 사용한 식사 또는 직접훈련 때의 구강내 잔류에 관한 정보는 형태를 수정하는데 도움이 된다. 담당치료사로부터의 정보가 가장 바람직하나, 가족이나 간호사로부터의 정보도 물론 유익하다.

✻ 설접촉보조장치의 완성과 사후관리

제작 후에도 계속 조정하여 형태를 더이상 변화시킬 필요가 없는 시점이 되면, 점막조정재를 레진으로 바꾸어 완성시킨다. 그러나 완성 후에도 충분한 사후관리가 중요하다. 설접촉보조장치를 사용하여 섭식하는 것 자체가 혀의 재활치료가 되어 가동범위가 개선되는 경우가 있다. 그 경우에는 설접촉보조상의 부피가 너무 크면 방해가 되므로 구개부의 형태를 조금 깍아내는 등의 방법으로 수정을 해 주어야 한다.

2. 연구개거상장치

❋ 연구개거상장치

연구개거상장치(palatal lift prosthesis : PLP)는 연구개의 운동장애에 의한 비인강폐쇄부전을 보이는 환자에 대하여 사용하는 구강내 장치이다. 특징은 의치, 혹은 구개상의 후방에 설치된 거상자에 의해 기계적으로 연구개를 거상시켜서 발성을 하거나 연하할 때 비인강을 폐쇄하는 것이다. 본 장치의 주목적은 개비성(hypernasality, 과도한 콧소리)를 개선하는 것이지만, 음식물의 비인강역류을 방지하는 작용이 확인된 증례도 있다. 그러나 기본적으로 연하운동에는 방해요소로 작용한다. 종래의 PLP에 사용되어오던 연구개거상자는 레진을 직경 0.8~1.0mm 정도의 철사와 연결한 것이다. 그러나 이 형태, 성상은 구음개선에 대하여는 효과가 있으나 연하시에 연구개, 혀안쪽 부분, 인두후벽에 닿을 뿐 아니라 인두수축을 방해하기 때문에 연하운동에는 많은 악영향을 미친다. 또한 구음, 연하시에 거상자에 대해 아래방향으로 힘이 가해지고 그것이 PLP가 본래 위치에서 이탈하는 힘으로 작용한다. 따라서 통상의 의치보다 빠지기 쉽기 때문에 상악 양측 구치부에 지지할만한 단단한 치아가 남아있는 환자에게 적용하기가 유리하다.

❋ 탄력형 PLP

전술한 바와 같이, 섭식연하장애 환자에게 기존의 PLP를 설치하면, 연하기능에 악영향을 미치는 단점이 많다. 그러나 거상자의 형태를 연구하여 연하운동에 방해가 덜 되도록 제작하는 것이 가능하다. 실리콘 등 연질의 재료를 사용해서 거상자를 제작하여 가동성을 가지게 하는 것이다. 이 PLP를 필자 등은 탄력형(후지시마 타입) PLP라고 칭하고 있다. 거상자를 이용하여 구음시에는 연구개를 거상하고, 연하시에는 연구개 및 인두후벽의 움직임에 눌려 연질의 거상자가 휘어지는 특징이 있다. 또한 연구개의 자발적인 움직임이, 약하더라도 어느 정도 가능한 경우라면, 이 움직임을 돕는 작용도 한다. 장착 중에도 타액의 연하가 가능하여 통상의 PLP와 비교해서 불편감이 적다. 또한 연하시에 비인강 방향으로 압력이 빠져나가지 않기 때문에 인두잔류의 감소에 효과적인 영향을 주는 면도 있다.

❋ 탄력형 PLP의 제작법

• 구개상, 의치의 제작

먼저 연구개의 감각 유무를 확인한다. 설압자나 덴탈미러 등으로 연구개를 들어올려 구역질을 유발하는지 확인한다. 구역질을 유발하지 않으면 본을 뜬다(인상 채득). 연구개까지 본을 뜨기 때문에 본뜨는 트레이의 뒷면에 유틸리티왁스 등을 사용하여 트레이를 연장시켜, 구개수의 바로 앞 부근까지 덮도록 한다. 본뜰때는 연구개에 압력을 가하는 본뜸(가압인상) 또는 압력이 가해지지 않는 본뜸(무압인상) 중 어느 쪽이라도 좋다. 단 인상재가 너무 부드러우면 인두로 유입되어 위험하므로 가능하면 딱딱하게 제작해서 본을 뜬다. 연구개부를 포함한 모형을 제작하여 그 모형상에 구개상이나 치열결손이 있는 경우에는 의치를 제작한다.

• 전통적인 유형의 PLP 제작

먼저 레진과 직경 0.8~1.0mm의 철사에 기존형의 연구개 거상자를 제작하여 위쪽에 연결한다. 미리 덴탈미러나 설압자 등을 사용해서 실제로 구강 내에서 연구개를 거상하고 발음하도록 하여 거상자의 길이를 설정한다. 완성된 종래형의 PLP를 구강 내에 장착시켜, 재차 발음이나 불기(blowing)을 하게 하여 철사를 구부리거나 거상자의 레진 부분의 두께를 변경함으로써 거상자의 수직적인 위치를 설정하여 연

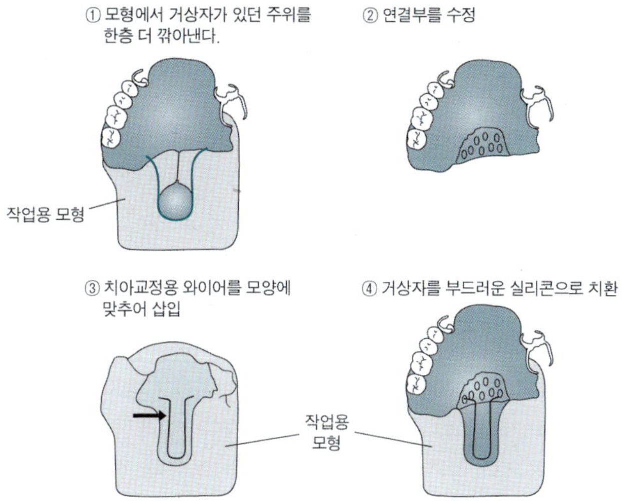

그림 8-5 거상자를 탄력형(모바일형)으로 치환하기

구개를 얼마나 들어줄 것인지(거상량)를 결정한다. 필자가 일하는 병원의 치과에서는 손가락으로 콧구멍을 막고(폐비) 불 때와 코를 막지 않고(개비) 불 때 양자의 불기 시간을 기록하여 개비시 부는 시간이 폐비시 시간의 절반보다 조금 긴 시간이 되도록 거상자의 위치를 설정하고 있다.

• **거상자를 탄력형으로 변환** [그림 8–5]

위치설정이 끝난 전통적인 유형의 PLP의 거상자 및 상(床)의 일부 주위에 석고를 부어서 작업용 모형틀을 제작한다. 그 때 거상자의 두께가 확실하게 모형틀에 표시되도록, 또한 모형틀을 파괴하지 않고 상을 모형틀에서 떼어낼 수 있도록, 그리고 떼어낸 상이 원래의 위치로 되돌아가도록 충분한 양의 석고를 부어서 모형을 제작한다. 석고가 굳은 뒤, 전통적인 유형의 PLP를 모형에서 떼어낸다. 이 때 분량이 많지 않다면 석고 모형의 일부를 제거해도 괜찮다. 떼어낸 후 PLP로부터 철사를 포함한 거상자를 제거한다. 그 후 [그림 8–5] ①의 진한 선과 같이 되도록 석고모형을 깎아 낸다. 이 깎아낸 부분이 그대로 탄력형 거상자의 형태가 된다. 거상자의 표면을 매끄럽게 하기 위해 깎아낸 석고면에 매니큐어 등으로 한 겹 바른다. 구개상과 거상자에 사용하는 실리콘 접착제에는 프라이머를 사용하는데, 그것만으로는 접착력이 약하여 거상자가 떨어질 위험이 있다. 그때문에 물리적인 결합력 즉, 톱니처럼 서로 맞물리는 힘을 더해 주는 것이 좋다. 구개상과 거상자의 연결부를 점막면과 연마면 양쪽 방향에서 제거하면서 중앙에 약 1mm 두께의 레진을 남겨둔다.

이에 남겨진 레진부에 구멍을 몇 군데 뚫어준다 [그림 8-5 ②]. 다음에 교정용의 직경 0.406mm 초탄성 NITI 철사를 [그림 8-5] ③과 같이 구부린다. 그 기저부를 구개상과 소량의 즉석중합레진으로 연결한다. 그 뒤 실리콘으로 상과 거상자의 연결부를 포함해 철사를 감싸면서 모형틀로 흘려보내 거상자를 제작한다.

- **거상자의 조정**

완성 후 실제로 구강 내에 장착시켜, 구음이나 연하기능에 관하여 평가한다. 거상량이 너무 큰 경우나 불편감이 있기 때문에 깎아 낼 필요가 있는 경우에는 실리콘 제거용 바를 사용하여 깎아 낸다. 만약에 거상량이 부족한 경우에는 거상자에 실리콘을 첨가시켜 두께나 길이, 경우에 따라서는 폭을 수정하여 재차 실제로 구음이나 연하운동을 시켜 평가를 반복한다. 그러나 첨가한 실리콘은 쉽게 부서져 떨어지기 때문에, 거상자는 하나의 덩어리로 제작해야만 한다. 다시 전술의 공정을 시행하여 실리콘을 다시 부어서 만들 필요가 있다.

❋ 구강내 장치 제작시의 주의점

제작 전에 환자의 섭식연하기능을 잘 파악하여 적용할 수 있는지 여부를 판단해야 한다. 또한 필자가 일하는 병원에서는 담당치료사와 공동으로 구음이나 연하평가를 하면서 PAP, PLP의 제작 조정을 실시하고 있다. PAP, PLP에 제한하지 않고 그 밖의 다른 치과 처치를 할 때에도 타 직종과의 연계는 중요한데, 언어재활사는 물론이거니와 의사, 물리치료사, 작업치료사, 간호사, 보조인력 등과도 밀접한 연락을 취하는 것이 대단히 중요하다. 그 때문이라도 연하컨퍼런스 등에 적극적으로 참가하여 환자의 현재 음식형태나 향후의 방침을 포함한 섭식연하에 관한 정보를 공유하고 그것을 항상 고려해서 치료계획을 세우고 변경해야 한다. (오노 토모히사)

Ⅲ. 구강위생관리, 구강케어

섭식연하장애 환자의 구강 안이 잘 관리되어 좋은 컨디션을 유지하는 것은, 적절한 연하기능평가와 훈련, 안전한 섭식으로 이어지기 때문에 매우 중요하다. 구강 안은 세균이 증식하기 적당한 습도와 온도를 유지하며 영양(음식물찌꺼기, 점막상피)이 항상 공급되는 환경에 있으므로 신체 중에서도 가장 세균수가 많다고 한다. 방치해두면 구강내의 세균수가 증가해서 흡인성 폐렴을 발생시키는 세균도 증식한다. 또한 노화나 복용중인 약제의 부작용 등으로 타액분비가 감소하고 구강기능이 저하되면 자정작용이 감소한다. 더구나 인지기능의 저하나 마비 때문에 스스로 구강위생을 관리하지 못하게 되면 구강내 환경은 더욱 악화된다. 또한 섭식연하장애가 매우 심해서 입으로 음식을 섭취하지 않는 환자는 입을 사용하지 않기 때문에 구강기능이 더욱 떨어지고 자정작용이 감소하며, 기도분비물이 구강내에 저류되거나 쉽게 부착되어 구강내 환경이 더욱 악화될 가능성이 높다. 따라서 섭식연하장애환자는 구강내 환경이 악화되기 쉬우므로, 그것을 개선하기 위한 조치가 필요한데, 이것이 바로 구강위생관리 또는 구강케어이다.

1. 구강케어는 왜 필요한가?

폐렴은 일본인의 중요 사망원인인데, 그 중 고령자의 흡인성 폐렴이 다수를 차지하고 있다(Kikuchi 등, 1994). 음식이나 타액의 흡인이 흡인성 폐렴의 대표적인 두가지 원인인데, 타액의 무증상흡인이 원인인 경우가 많다(Teramoto 등, 2008). 흡인 자체를 완전히 없애는 것은 어려운 경우도 있기 때문에, 적절한 구강케어를 통해 구강내 세균수를 제어하고 흡인이 폐렴으로 이어지는 것을 방지하는 것이 중요하다(쓰즈키 등, 2011). 따라서 섭식연하장애환자에게는 구강내 세균수를 감소시킨다는 의미에서 구강케어가 대단히 중요하며 실제로도 효과가 있음이 보고되고 있다(Yoneyama 등, 1999). 또한 구강케어는 세균수의 감소 뿐 아니라 케어할 때의 자극이 감각자극이 되어 타액 중의 P물질(substance P)이 증가함에 따라 연하반사가 개선된다는 보고도 있다(yoshino 등, 2001). 따라서 구강케어는 섭식연하장애환자에 대해 필수불가결한 관리이다. 구강케어는 치과직종 뿐 아니라, 간호사, 돌봄자 또는 가족에 의해 시행되는 것으로, 최근에는 부적절한 구강케어 때문에 발병하는 구강케어 유발성 폐렴이라는 것도 보고되고 있다(키시모토 등, 2012). 이런 이유로 특히 중증의 섭식연하장애 환자를 치료한다면, 구강케어를 실시하는 모든 직종이 적절한 구강케어를 익혀 실천할 필요가 있다. 아래에서 구강케어의 기본적인 지식이나 기술, 증례별 대응방법에 관하여 기술하겠다.

2. 구강케어의 기본

구강케어는 치아나 점막에 부착된 오염물을 ① 분리시킨 후, ② 제거하는 2개의 단계를 기본으로 한다. 오염물을 분리하기 위해서는 칫솔이나 치간솔을 치아에 대고 기계적으로 오염물을 솔질해 내는 것이 필요하다. 치아에 부착되는 플라그는 풀처럼 바이오필름을 형성하고 있어서 기계적으로 칫솔질을 하지 않으면 분리되지 않는다. 때문에 함수제나 소독액만 사용해서는 거의 효과가 없다(Ishikawa 등, 2008). 점막에 부착된 오염물은 부드러운 칫솔이나 혀솔로 부드럽게 솔질하여 부착물을 분리시킨다. 그 후에 분리된 오염물을 양치(가글, 입안을 헹구어서 뱉어냄)나 닦아내는 방법으로 제거하여 구강 밖으로 배출하는 것이 기본적인 흐름이다. 전술한 바와 같이 기계적인 청소를 해도

6~8시간 지나면 세균이 재증식하기 때문에 경구섭취를 하는지 비경구섭취를 하는지 여부와 상관없이 하루에 3회 이상의 구강케어가 필요하다. 그러나 인지기능이 저하되어 구강케어를 강하게 거부하는 경우, 또는 구강내 오염이 심한 경우가 있을 수 있으므로 환자의 상황에 따라 구강케어의 횟수를 변경할 필요가 있다. 무엇보다도 중요한 것은 계속해서 구강케어를 실시하는 일이다.

섭식연하장애환자에게 있어서 주의해야 할 점은 구강내의 균을 흡인하지 않도록 하는 것이다. 구강케어의 과정 중에는, 타액 속에 세균덩어리가 있는 플라그가 섞여 있어서 평상시보다 타액 중에 세균수가 증가한다(가와세 등, 2007). 따라서 구강케어 중에 타액을 흡인하는 것은 평상시보다 더 위험하기 때문에, 구강케어는 폐렴의 위험요소가 될 수 있음이 지적되고 있다(와타나베, 2014). 또한 섭식연하장애 환자는 뇌혈관질환이나 신경근질환을 이미 가지고 있으므로 자세의 제한, 기능장애, 지각의 둔화에 의해 위험도는 더욱 높아진다. 이처럼 위험도가 높은 환자를 구강케어할 때는 흡인의 대책을 강구하면서 시행해야 한다.

3. 구강케어의 실제

❋ 구강케어 전의 확인사항

• 전신상태의 확인

전신상태는 구강내 환경에 크게 영향을 미치기 때문에 의무기록 등을 통해서 ADL이나 인지기능, 현재의 병증, 이전의 병력, 활력징후, 혈액검사결과, 복용중인 약 등을 확인한다. 또한 평소의 식사형태나 수분섭취 상황, VFS, FEES의 정보를 참조해서 섭식연하기능에 관해서도 확인해 두는 것이 중요하다.

• 구강케어 능력의 확인

일상의 구강케어 상황에 관하여 가족, 주된 간병인이나 타직종 의료진으로부터 정보를 수집한 뒤에 실제로 환자를 접하여 의식수준이나 의사소통 수단, 지시를 따를 수 있는지의 여부나 구강케어를 받아들이는 상황을 확인한다. 또한 구강케어를 스스로 할 수 있는지, 부분적 도움이 필요한지, 전적인 도움이 필요한지를 확인하여 환자의 자립을 최대한 지원하는 방향으로 개입한다. 또한 편마비환자에서는 주로 쓰는 쪽 손을 반대쪽(건강한 쪽) 손으로 바꾸도록 한다. 치매나 고차뇌기능장애 등을 가진 환자는 얼핏 보기에 스스로 구강케어가 가능해 보이지만 사실 불충분한 경우가 많다. 이런 경우에는 사전에 구강케어를 준비하는 모습과 실제로 케어하는 모습을 관찰할 필요가 있고, 구강케어 후에 다시 구강내 상태를 확인해서 마무리 손질이 필요한지의 여부를 판단해야 한다. 가글을 할지 여부에 대해서도 확인을

표 8-1 구강 관리의 기본 물품

칫솔	양치용으로 준비한다. 쉽게 건조되어 청결하게 사용할 수 있는 나일론 칫솔을 권장한다. 헤드의 크기는 환자에게 맞는 것을 선택하지만 일반적으로 너무 크지 않은 것을 고른다. 경도는 '보통모~부드러운모'를 선택한다. 구강케어 대상자는 구강점막이 취약하고, 한편 돌봄을 제공하는 사람은 자신의 힘의 정도를 정확히 파악하지 못하므로 과도한 힘이 가해질 가능성이 있기 때문이다.
컵	오염된 구강관리용품을 세척하는 용도, 오염되지 않은 물을 담을 용도로 구분하여 2개의 컵을 준비한다.
스펀지 솔	볼, 혀, 입천장 등의 점막을 닦아내거나 오염물을 제거할 때 사용
일회용 배액관	구강관리 중에는 자극에 의해 타액 분비량이 증가하여 타액의 흡인을 유발할 위험이 있으므로 석션이 가능한 환경에서는 적극적으로 사용하는 것이 바람직하다. 배액관은 점막에 흡착되지 않도록 고안되어 있고 타액을 흡입하기 쉽게 자유롭게 구부릴 수 있으므로, 필요에 따라 고리형태로 입에 걸어놓으면 양손을 구강관리에 사용할 수 있다.
구강 보습제	점막의 부착물과 설태를 부드럽게 하고 구강케어 후 보습 목적으로 사용한다. 많은 종류가 시판되고 있으며 점도나 맛이 다르므로 환자에게 맞는 것을 사용한다.
종이타월, 티슈 페이퍼	세척한 칫솔이나 스펀지 솔의 수분과 타액을 적당히 닦아내기 위해서 준비한다. 잘 찢어지지 않는 페이퍼타올을 사용하는 것이 바람직하다.

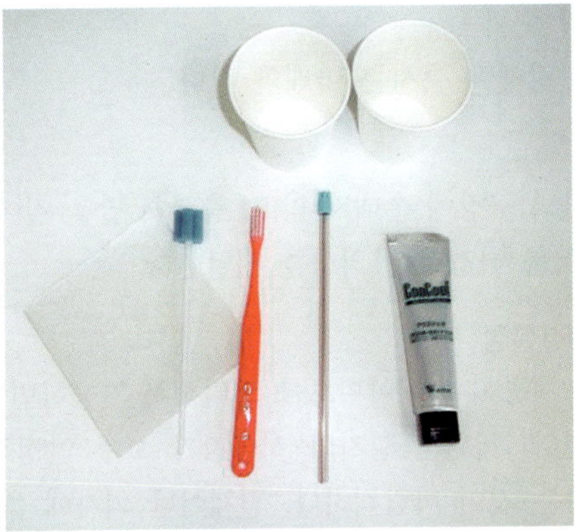

그림 8-6 구강 관리에 사용하는 기본적인 물품

해야 한다. 인지기능에 문제가 있어 지시에 따르지 못하거나 또는 구강내 기능이 불충분하여 증점제를 추가하지 않은 수분에서는 흡인이 일어나는 환자는 물로 입을 헹구기가 불가능하다고 판단한다. 또한 남아있는 치아의 수가 적을 때는 칫솔을 측면 방향에서만 대면 청소가 충분히 되지 않는 경우가 흔하다. 그러한 경우에는 칫솔의 선택이나 대는 방향 등을 적절하게 교육하거나, 도움을 제공해야 한다. 때문에 환자의 구강 청소수준이나 기능을 확인하여 스스로 청소관리가 되는 경우에는 거울을 보면서 오염된 부분을 확인하고 청소하는 방법을 실제로 지도한다. 스스로 케어가 가능한 환자들은 타인의 도움을 받지 않기 때문에 오히려 구강의 청결 상태가 더 불량한 경우가 있다. 환자에게만 맡기지 말고 마땅히 의료진이 직접 확인해야 한다.

❋ 구강케어용품

구강케어에 사용하는 기본적인 용품을 소개한다. 구강케어를 시작하기 전에 환자의 구강내 환경에 맞는 물품을 구비하고 정리해 두는 것이 효율적이다. [표 8-1], [그림 8-6]에 기본적인 물품들을 정리하였다. 그 밖에 환자의 상태와 상황에 맞추어 여러 가지 도구를 사용함으로써 효율적으로 구강을 관리할 수 있다.

❀ 구강케어의 순서

기본적인 구강케어 순서는 아래와 같다.

① 말걸기

갑자기 환자의 구강에 손대지 않고, 충분히 말을 걸어 각성을 촉진한다. 구강케어를 하겠다는 의사를 전달한다.

② 체위, 환경설정

구강케어는 채광이나 시야확보를 고려해서 가능하면 넓고 밝은 장소에서 시행한다. 체위는 환자와 시술자가 모두 안정적이고 편안한 자세로 시행하는 것이 바람직하다. 휠체어나 의자에 옮기는 것이 가능하다면 되도록 앉은 자세를 취하고, 침대 위에서 하게 되면 복압 상승을 유념하여 편안한 범위 내에서 체위를 일으킨다. 좌위라 하더라도 구강케어 중에는 위를 보게 될 가능성이 높으므로 베개 등을 이용하여 고개가 뒤로 젖혀지지 않도록 고정한다. 경부가 신전된 환자는 흡인의 위험성이 크기 때문에 옆으로 누워 얼굴을 아래로 향하는 것도 추천한다. 어떠한 경우에도 구강케어 중에 오염물이 포함된 타액이나 수분이 인두에 유입되지 않도록 주의해야 한다.

③ 입술, 구강 내의 보습

특히 입으로 먹는 음식을 끊은 환자는 구강안이 건조된 경우가 많아, 구강 점막이나 치아에 건조된 가래나 박리상피 등의 오염물이 부착되어 구강내 환경은 열악해지기 쉽다. 구강건조를 방치하면 충치나 치주염, 구강점막의 염증 등 여러 가지 문제가 발생한다. 섭식연하장애 환자에게는 구강기능저하나 복용약제의 부작용, 탈수 등의 전신상태에 의한 타액분비저하 등 구강건조의 원인이 여러 가지이다. 구강이 심하게 건조한 경우에는 입술이 건조해서 입을 열 때 살갗이 터서 출혈의 원인이 되기도 하고 구강점막이 쉽게 손상되므로 오염물의 제거가 어려워진다. 따라서 먼저 구강용 보습제나 바세린 립밤 등으로 입술, 구강 내를 보습하는 것으로 시작한다. 구강내를 관찰하기 전에 먼저 충분히 보습하여 통증이 발생하지 않도록 배려한다.

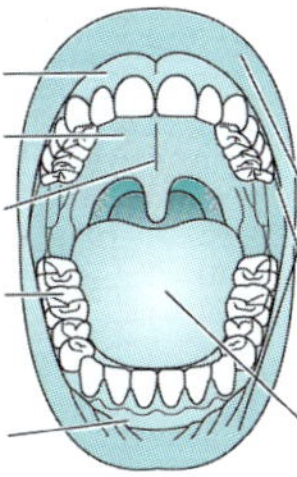

그림 8-7 구강 안에서 관찰해야 할 부위

표 8-2 구강 내 관찰 포인트

- □ 오염의 유무
  (가래/치구/치석/설태/박리상피)
- □ 개구상태
  (개폐여부/개구유지 가능여부)
- □ 구강점막/혀
  (상처/염증/출혈/궤양/통증)
- □ 안면/구강내마비
  (지각/감각/동작)
- □ 잔존치아의 유무
  (우식/치주병/동요치/파열)
- □ 의치의 유무
  (적합/저작)

④ 구강내의 관찰 [그림 8–7, 표 8–2]

구강케어를 시작하기 전에 구강내를 관찰하되 오염 등의 문제점을 명확히 관찰한다. 관찰시에는 구강 내를 밝게 하기 위해서 펜라이트 등을 사용하는 것이 바람직하다. 의치를 장착하고 있는 경우에는 관찰 시에 적합한지 확인하면서 제거한다. 그 후 구강내 전체를 [표 8–2]에 열거한 관찰포인트에 따라서 관찰(혀, 입천장, 치열의 안쪽, 교합면 등)한다. 입을 조금 다문 경우(볼의 점막이나 구강전정부, 치열의 뺨쪽 등을 관찰)에, 관찰할 수 있는 부위가 다르기 때문에 환자에게 부담을 주지 않는 범위에서 잘 관찰한다. 염증이나 이상이 있는 경우, 흔들리는 치아, 의치 부적합 등이 있으면 전문적인 구강케어 또는 치과치료가 필요하다. 또한 다직종간의 구강정보 공유를 위한 도구로서 구강 사정표(assessment sheet)가 있다. 그 중에서도 OHAT-J [표 8–3]는 간호사나 돕는 의료진이 장애인이나 도움이 필요한 환자의 구강내를 평가하는 간편한 도구이기 때문에 섭식연하장애 환자에게도 유용하다고 생각된다.

표 8-3 ORAL HEALTH ASSESSMENT TOOL 일본어판(OHAT-J)(chalmers JM et al., 2005를 일본어로 번역한 것)

ID :	성명:					평가일 : / /	
항목		0=양호		1=약간불량		2=병적	점수
입술	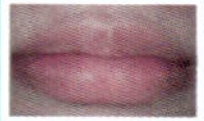	정상, 습윤, 핑크	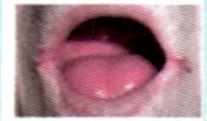	건조, 갈라짐, 입가의 발적	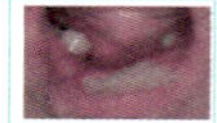	붓고 종양, 적색반, 백색반, 궤양성 출혈, 입가의 출혈, 궤양	
혀	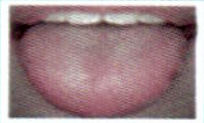	정상, 습윤, 핑크	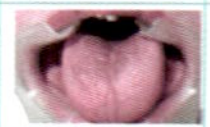	불결, 균열, 발적, 설태부착	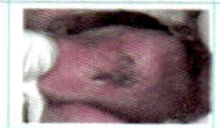	적색반, 백색반, 궤양, 붓기	
잇몸점막	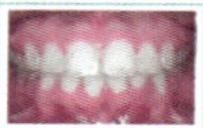	정상, 습윤, 핑크	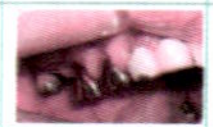	건조, 광택저조, 발적, 부분적인(1~6치분) 종창, 의치하의 일부궤양	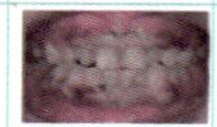	종창, 출혈(7치분이상) 흔들리는 치아, 궤양 백색반, 발적, 압통	
타액	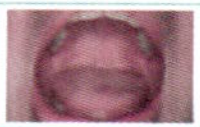	습윤 장액성	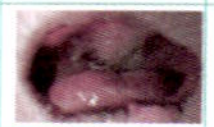	건조, 끈적거리는 점막, 소량의 타액, 약간 입마른 느낌	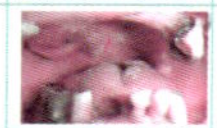	붉고 메마른 상태, 침은 거의 없음, 점성 높은 침, 입마른 느낌	
잔존치 □유 □무	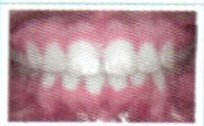	치아 및 치근의 우식 또는 파절 없음	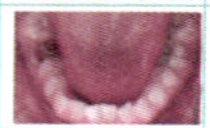	3개 이하의 우식, 치아의 파절, 잔근, 교모	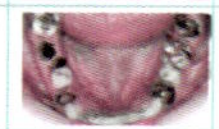	4개 이상의 우식, 치아의 파절, 잔근, 매우강한 교모, 의치 사용 없이 3개 이하의 잔존치	
의치 □유 □무	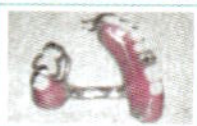	정상 의치, 인공치아의 파절 없음 보통으로 장착할 수 있는 상태	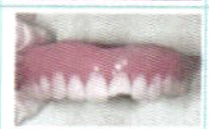	한 부위의 의치, 인공치아의 파절, 매일 1~2시간 장착만 가능	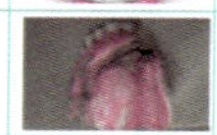	두 부위 이상의 의치, 인공치의 파절, 의치분실, 의치부적합으로 미부착, 의치접착제 필요.	
구강청결	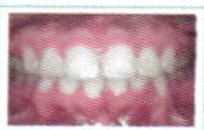	구강청소상태양호 음식물, 치석, 플라그 없음	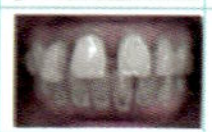	1~2부위에 식사, 치석, 플라그 있음, 약한 구취	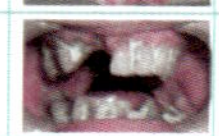	많은 부위에 식사, 치석, 플라그 있음, 심한구취	
치통	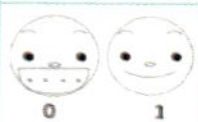 0 1	통증을 나타내는 언행이나, 신체적 징후가 없음	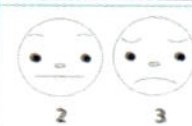 2 3	통증을 나타내는 언행이나 징후 있음 : 얼굴을 경련시킨다. 입술을 닫지 않는다. 식사하지 않는다. 공격적이다.	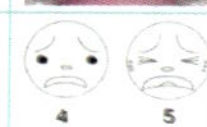 4 5	통증을 나타내는 신체적인 징후 있음 : 볼, 잇몸의 종창, 치아의 파절, 궤양, 잇몸하농양, 언동적인 징후도 있음.	
치과진찰(필요/불필요)			재평가 예정일 / /				합계

* 일본어번역 : 후지타 보건위생대학 의학부 치과 마츠오 코이치로, with permission by The Iowa Geriatric Education Center. Available for download : http://dentistryfujita-hu.jp/ revised Jan 15, 2016

⑤ 가글, 닦아내기, 석션

가글이 가능하다면 입안을 헹군다. 입을 딱 벌리고 위를 보고 하는 가글은 최대한 피하고 아래를 향해 부글부글 헹굼을 하게 한다. 불가능한 환자는 스펀지 브러시나 구강 관리용 물티슈로 깨끗이 닦거나 가능하다면 석션으로 제거한다. 또한 구강건조로 오염물이 진한 경우에는 먼저 구강 내를 습윤시키고 건조된 가래나 박리상피막 등의 오염물을 부드럽게 만든다. 구강 내에 보습제를 도포할 때는 구강내 전체를 마사지하듯이 전체적으로 타액선을 자극하고 타액 분비를 촉진시킨다. 오염물이 부드럽게 되어 제거할 수 있게 되면, 스펀지 브러시나 배액관 등으로 제거한다. 이 때 아직 부드러워지지 않은 오염물을 무리하게 제거하려고 하면 점막을 다치게 하여 출혈이나 통증을 유발할 위험이 있으므로 충분히 습윤되기까지 기다렸다가 제거하는 것이 바람직하다.

⑥ 치솔질

치아나 혀에 부착된 플라그는 앞서 설명한 바이오필름 구조를 띠고 있으므로 칫솔이나 혀솔로 솔질하여 제거할 필요가 있다. 오염되기 쉬운 부위는 치경부(치아와 잇몸의 경계면), 치간부(치아와 치아 사이), 교합면(이가 맞물리는 면)이다. 고령자는 노화에 따른 변화로 잇몸이 낮아지고 잇새가 벌어지는 경우가 많다. 치간부 청소 목적으로 치간솔을 사용하는 것도 필요하다. 또, 치아가 결손된 경우, 그 반대쪽(예 : 오른쪽 위 어금니가 없으면 오른쪽 아래 어금니) 주위가 특히 쉽게 오염되기 때문에 더욱 주의해서 청소할 필요가 있다. 또한 뿌리만 남은 잔근치도 칫솔만으로는 청소 효율이 떨어지기 때문에 앤드－터프트(end-tuft) 칫솔을 사용하면 좋다. 혀, 볼 안쪽의 점막, 입천장 등의 연조직에도 오염물이 부착되므로 혓솔이나 부드러운 칫솔, 스펀지솔, 적신 거즈 등을 이용하여 오염물을 제거한다. 혀에 달라붙는 오염물 인설태를 제거할 때는 안쪽에서 앞으로 부드럽게 솔질한다. 한번에 다 제거하기 어려운 경우가 많으니, 매회 조금씩 제거한다. 또한 설태

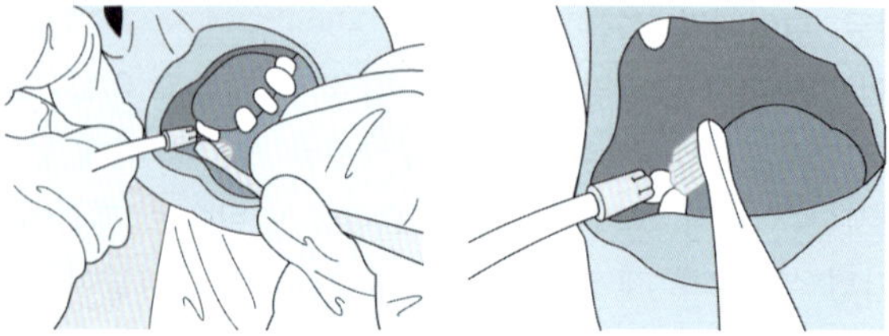

그림 8-8 흡입하면서 칫솔질

제거시에는 구토반사를 유발하기 때문에 그런 경우는 너무 압력을 가하지 말고 상태를 봐가면서 솔질한다. 솔질하는 사이에 적당히 가글이나 닦아내기, 석션으로 오염물을 배출한다.

⑦ **가글, 구강청소**

치솔질을 실시한 후에는 오염물이 떨어져 나온 상태이므로 오염물을 확실히 제거할 필요가 있다. 제거하는 방법에는 가글이나 스펀지솔이나 구강케어용 물티슈 등을 사용하여 닦아내거나 흡인(석션)하는 방법이 있다. 환자의 상태에 따라 선택한다.

⑧ **의치(틀니)청소**

의치는 주로 플라스틱과 같은 재료로 만드는데, 치아보다 더 쉽게 오염물이 부착된다. 그 때문에 의치를 사용하고 있는 경우에는 의치에 대한 청소도 구강케어 때 함께 한다. 의치를 제거한 후에 우선 의치를 잘 관찰한다. 오래 사용하면 파손되고 수리해야 하는 상태가 되기도 한다. 특히 클래스프(치아에 고정하는 금속 스프링)나 의치상(플라스틱 부분)의 파손이 없는지 꼼꼼히 관찰한다. 의치를 세정할 때에는 흐르는 물에서 칫솔이나 의치솔을 이용하여 실시한다. 의치솔은 칫솔의 단단함을 의치에 맞게 맞춘 것이라서 더욱 효율적으로 세정이 가능하다. 의치 청소시 치약은 의치를 손상시키므로 절대 사용하지 않는다. 의치로 오염물이 부착되기 쉬운 곳은 클래스프나 인공치아의 주위이다. 또 취침 시에는 의치를 분리하는 것이 바람직하고, 그 경우

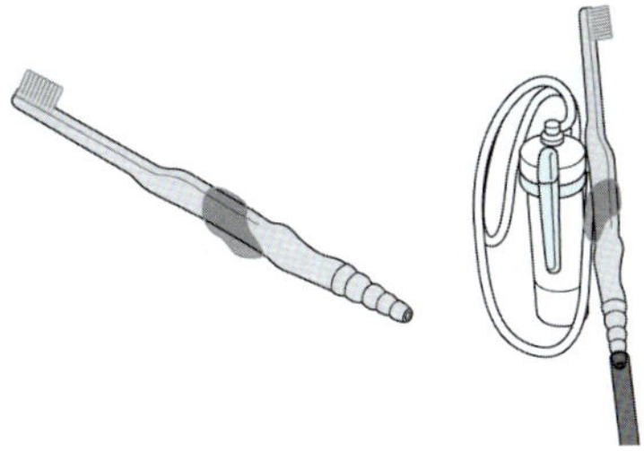

그림 8-9 흡입브러시

에는 의치를 청소한 후 의치 세정제에 담근다. 의치를 단시간 빼놓는 경우에도 물에 담근다. 또한 실수로 버릴 위험이 있으므로 티슈에 싸서 보관하지 않도록 교육해야 한다.

⑨ 보습

입을 열고 있는 상태나 구강호흡, 또는 구강기능이 약해지고 타액 분비가 적은 경우에는 구강내를 청결하게 한 후에 구강용 보습제를 구강 내에 도포한다. 수분이 증발하는 것을 방지하여 재차 구강건조, 구강내 세균증식을 방지한다. 구강건조는 가래나 박리상피막이 점막에 달라붙게 만들기 때문에 꼼꼼히 보습함으로써 다음 구강케어를 쉽게 할 수 있는 장점도 있다. 보습제는 종류가 많은데 점도나 맛, 성분이 다양하므로 환자에게 맞는 것을 선택한다.

❋ 구강케어 중 타액의 관리

구강케어 중 타액의 관리는 중요하다. 떨어져 나온 세균을 포함한 타액이 인두로 유입되지 않게 하기 위한 수단을 강구해야 한다. 이를 위해 배타관(침을 배액하기 위한 관)이나 흡입용 브러시를 사용해서 구강케어 중 지속적으로 흡입(석션)하여 제거하는 것(Chalmers 등, 2005) [그림 8-8, 9]과 젤타입의 보습제나 케어전용 젤을 사용해서 타액이나 플라그를 구강내에 머물게 하는 것이 필요하다(마츠오 등, 2006; 후지타 등, 2014). 석션기가 있는 환경이면 타액을 지속적으로 흡입하여 인

표 8-4 개구곤란의 원인과 대처방법

원인	대처방법
구강 통증	구강 관찰 통증 부위를 피하여 구강케어 통증의 원인 치료 표면 마취제 사용
구토반사	구토반사유발부위를 확인하고 피하기
치매 • 각성이 좋지 않음 • 무엇을 하는지 몰라서 무서워함 • 구강 관리의 필요성을 이해하지 못함	• 몸을 만지면서 말 걸기 • 자기소개, 몸짓 등을 이용한 설명 • 칫솔을 보여주고, 본인이 쥐도록 하고, 따라서 하도록 격려
과긴장 및 교반사	탈감작 및 개구 기술 사용
개폐구근 및 턱관절의 이상	원인의 치료 무리되지 않는 범위 내에서의 개구

두로 유입되지 않도록 한다. 석션기가 없는 환경이면, 스폰지솔이나 거즈 등으로 닦아내면서 시행하는 것이 바람직하다. 기본적인 것이지만, 칫솔이나 스폰지솔 등의 수분을 충분히 제거하는 것도 중요하다.

4. 증례별 대처 방법

입을 잘 벌리지 못하거나, 입을 열고 있는 상태(개구 상태)를 유지하지 못하는 환자의 경우에는 충분히 구강케어를 하기가 어렵다. 개구곤란의 원인은 여러 가지인데 원인을 정확히 평가한 후에 대처방법을 고려할 필요가 있다. 개구 곤란의 원인과 대처방법을 [표 8-4]로 정리했다.

[표 8-4]에 포함된 개구유지 곤란환자의 대처방법 이외의 방법을 아래에 기술하였다.

- **치아결손부의 이용**

구강내를 관찰하면 치아 결손 부위에 틈이 있는 경우가 있다. 그 결

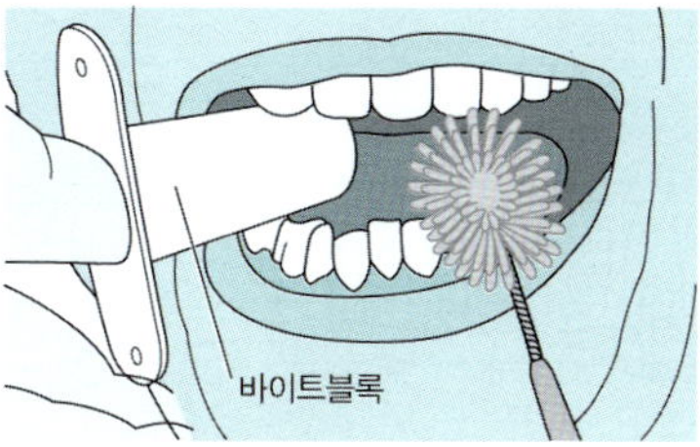

그림 8-10 바이트블록

손부를 이용하여 용구를 삽입하여 안쪽을 청소한다. 헤드가 작은 칫솔을 사용하면 조작하기 쉽다.

- **하악을 눌러내리는 법**

하악 구강전정의 좌우에 손가락을 삽입하여 천천히 내리누르는 방법인데 개구가 되는 경우가 있다. 힘을 너무 많이 주면 점막이 손상될 수 있어서 주의가 필요하다. 또한 구강외측의 아래턱 닿는 부위에 손가락을 대고 조금씩 천천히 하악을 눌러내리면 개구상태가 유지되는 경우도 있다.

- **K-point자극법**

양측의 대뇌병변이 있는 환자에게 효과적인, 개구 및 저작운동에 이어 연하운동을 유발하는 방법인데, 상세한 것은 6장 훈련법을 참조하기 바란다. 구강케어의 경우에는 개구운동을 이용한다.

- **바이트블록 [그림 8-10]이나 개구보조용구의 사용**

입열기는 가능하나 유지가 곤란한 경우에는 바이트블록을 사용하여 상하의 치아 간격을 만든 뒤에 안쪽을 케어한다. 흔들리는 치아나 앞니, 결손부에는 사용하지 않고 상하가 서로 맞물리는 치아에 적용하며 가능하면 작은어금니보다 뒤쪽으로 물리도록 한다. 바이트블록이나 개구보조용구에는 단단한 것부터 부드러운 것까지 여러 가지 종류가 있으므로 환자에 알맞는 것을 선택한다.

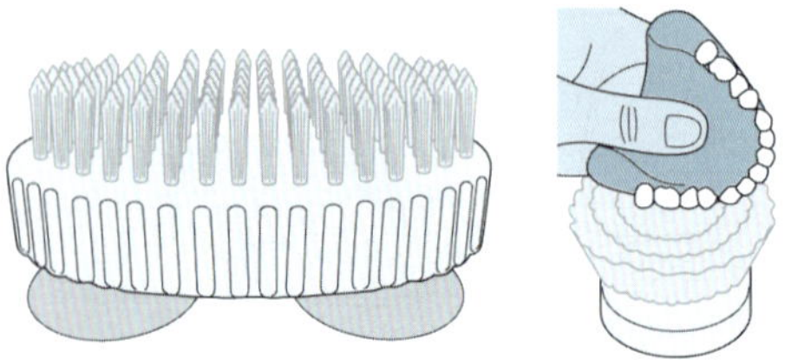

그림 8-11 흡착판이 달린 브러시

＊ 팔에 기능장애가 있는 경우

구강케어에 있어서도 가능하면 환자가 할 수 있는 것을 지원하는 형태가 바람직하다. 팔에 기능장애가 있어도 스스로 구강케어를 하고 싶어 하는 환자도 많다. 준비, 과정 관찰, 마무리 보조 등을 지원할 수 있기 때문에 환자가 어디까지 할 수 있는지 미리 알아두는 것이 중요하다. 또한 작업치료사와 연결해서 손에 쥐기 쉽게 자루가 두터운 칫솔 등의 자조구를 제작할 수도 있다. 또 칫솔을 쥘 수는 있지만 세세한 움직임이 어려운 경우에는 전동칫솔을 사용하는 것을 검토할 수 있다. 간과하기 쉬운 것인데, 통상 의치를 청소할 때 한쪽 손으로 의치를 잡고 주로 쓰는 손으로 칫솔을 쥐고 청소하기 때문에 양손을 모두 사용한다. 편마비로 인해 한손으로만 의치를 닦아야 할 경우, 흡판이 붙은 솔 [그림 8-11]을 사용하는 등, 특별한 도구나 연구가 필요하다. 그러나 이런 방법을 도입하여 어느 정도 구강케어가 되는 것 같아도 마비로 인한 감각저하 때문에, 본인도 모르는 사이에 관리가 불충분해지는 경우도 있기 때문에, 구강케어가 잘 되고 있는지 환자 본인 외 다른 사람이 확인할 수 있도록 체계를 만드는 것이 필요하다. 환자에게 양질의 구강케어를 제공하기 위해서는 의과와 치과의 협진을 통해 관련 직종간 정보를 공유하는 것이 바람직하다.

(노모토 아키코, 하시즈메 모모요, 하타노 마치코)

참고문헌

- 植松　宏·他 : 舌接触補助床(PAP)のガイドライン(案). 老年歯科医学. 2009, 24(2) : 104-116.
- 大野友久, 小島千枝子, 藤島一郎·他 : 舌接触補助床を使用して訓練を行った重度摂食·嚥下障害の一症例. 日摂食嚥下リハ会誌. 2005, 9(3) : 283-290.
- 大野友久 : 歯科医師からみたリハビリテーション診療との連携. MB Med Rehabil. 2012, 146 : 7-12.
- 大渡凡人 : 全身的偶発症とリスクマネジメント　高齢者医療のストラテジー. 2012, 医歯薬出版, p4.
- 片桐伯真, 藤島一郎, 小島千枝子·他 : 弾力のある可動域をもった軟口蓋拳上装置(モバイル軟口蓋挙上装置Fujishima type)の考案と使用経験. 日摂食嚥下リハ会誌. 2003, 7(1) : 34-40.
- 加藤健吾 : 特集·知っておきたい!高齢者の摂食嚥下障害—基本·管理·診療— 高齢者摂食嚥下障害患者と口腔ケア. MB ENT. 2016, 196 : 51-54.
- 河瀬聡一郎, 平井　要, 山田朱美·他 : 摂食·嚥下障害を有する重症心身障害者における介助歯磨き前後の唾液中細菌数の推移. 障歯誌. 2007, 28 : 583-588.
- 菅　武雄, 木森久人, 小田川拓矢·他 : 口腔潤滑剤を用いた口腔ケア手法. 老年歯学. 2006, 21 : 130-134.
- 岸本裕充, 菊谷　武 : 提言!「歯」の専門家から「口」の専門家へステップアップするために　口腔清掃後の「菌」の回収を意識する. デンタルハイジーン. 2012, 32 : 294-299.
- 小林賢一 : チェアサイドにおけるアトラス義歯修理の押さえどころ. 2007, 医歯薬出版, pp18-19.
- 都築智美·他 : あなたが始める摂食·嚥下·口腔ケア　絕食時からの口腔ケアはなぜ必要? エキスパートナース. 2011, 27(14) : 86-87.
- 藤田恵未, 松尾浩一郎, 角　保徳·他 : 【高齢者によくみられる肺炎】臨床に役立つQ & A 高齢肺炎患者への口腔ケアの考え方と手技. Geriatr Med. 2014, 52 : 1355-1357.
- 古屋純一 : 高齢者の口腔機能管理と摂食嚥下リハビリテーション. 口病誌. 2016, 83 : 2.
- 松尾浩一郎, 中川量晴 : 口腔アセスメントシート　Oral Health Assessment Tool 日本語版(OHAT-J)の作成と信頼性, 妥当性の検証. 障歯誌. 2016, 37 : 1-7.
- 宮原康太, 小笠原　正, 篠塚功一·他 : ジェルタイプの保湿剤を用いた介助歯磨き後の唾液中細菌数の増減. 障歯誌. 2016, 37 : 16-21.
- 守谷恵未, 大野友久, 角　保徳 : 口腔ケア. 臨床精神医学. 2016, 45(5) : 623-632.
- 渡邊　裕 : 口腔ケア　感染症対策としての口腔ケアを考える. 難病と在宅ケア. 2014, 20 : 53-56.
- Chalmers, King PL, Spencer AJ, et al : The oral health assessment tool－validity and reliability. Aust Dent J. 2005, 50 : 191-199.
- Ishikawa A, Yoneyama T, Hirota K, et al : Professional oral health care reduces the number of oropharyngeal bacteria. J Dent Res. 2008, 87(6) : 594-598.

- Kikuchi R, Watabe N, Konno T, Mishina N, et al: High incidence of silent aspiration in elderly patients with community-acquired pneumonia. Am J Respir Crit Care Med. 1994, 150 : 251-253.
- Ohno T, Fujishima I : Palatal and lingual augmentation prosthesis for patients with dysphagia and functional problems: A clinical report. J Prosthet Dent. 2017b, 117(6) : 811-813.
- Ohno T, Katagiri N, Fujishima I : Palatal lift prosthesis for bolus transport in a patient with dysphagia : A clinical report. J Prosthet Dent. 2017c, 118(2) : 242-244.
- Ohno T, Ohno R, Fujishima I : Effect of palatal augmentation prosthesis on pharyngeal manometric pressure in a patient with functional dysphagia : A case report. J Prosthodont Res. 2017a, 61(4) : 460-463.
- Okuno K, Nohara K, Tanaka N, et al : The efficacy of a lingual augmentation prosthesis for swallowing after a glossectomy: a clinical report. J Prosthet Dent. 2014, 111:342-345.
- Saitoh E, Matsuo K, Inamoto Y, et al : Twenty years of trans-disciplinary approach development for dysphagia rehabilitation in Japan. Dysphagia. 2015, 30(1) : 102-103.
- Sato T, Furuya J, Tamada Y, et al : Impacts of palatal coverage on bolus formation and swallowing and subsequent adaptive changes. J Oral Rehabil. 2013, 40 : 751-757.
- Teramoto S, Fukuchi Y, Sasaki H, et al : High incidence of aspiration pneumonia in community and hospital-acquired pneumonia in hospitalized patients : a multicenter, prospective study in Japan. J Am Geriatr Soc. 2008, 56 : 577-579.
- Yoneyama T, Yoshida M, Matsui T, et al : Oral care and pneumonia. Lancet. 1999, 354 : 515.
- Yoshino A, Ebihara T, Ebihara S, et al : Daily Oral care and risk factors for pneumonia among elderly nursing home patients. JAMA. 2001, 286(18) : 2235-2236.

9

경관영양

섭식연하장애환자는 경구 섭취량이 불충분하여 영양불량이나 탈수 상태에 빠질 위험이 있다. 따라서 어떤 방법으로든 영양과 수분을 공급할 필요가 있다. 이 때 가능하다면 정맥영양보다 경장영양을 선택한다. 경장영양이 영양학적으로 뛰어나고, 소화관을 사용하기 때문에 생리적이며, 장관의 비사용성 기능 저하를 예방할 수 있어서(일본정맥경장영양학회, 2013), 그 후의 섭식에 있어서도 유리하다.

Ⅰ. 경관영양의 방법에 따른 장단점

경관영양에는 주입방법으로서 지속적 방법과 간헐적 방법으로 나눌 수 있고, 튜브를 삽입하는 장소에 따라서 경구(입을 통해), 경비(코를 통해), 위루(위를 통해) 등으로 분류할 수 있다. 또한, 경관 영양 튜브(이하 튜브)끝이 위치하는 장소에 따라 식도 유치, 위 유치, 공장 유치 등 다양한 방법이 있다. 경비위경관영양은 섭식연하장애의 급성기부터 많이 사용되는 방법이다. 그러나 굵은 크기의 튜브를 유치하거나 그 주행상태에 따라서 불편감이 크고, 후두개나 연하의 움직임을 방해하여 타액이나 음식물의 흡인을 일으킬 위험이 있다(오노 등, 2006). 간헐적 구식도경관영양은 튜브를 입에서 식도까지 삽입하여 주입하고 종료 후에 제거하는 방법(후지시마, 2017)이다. 식도의 연동운동을 일으키기 때문에 소화관의 기능이 활발해져 단시간에 주입할 수 있으나, 튜브를 삼킬 때 인두반사가 강하거나 식도의 연동운동이 좋지 않거나 위식도 역류가 있는 경우에는 적용할 수 없다. 위루 및 공장루는 장기간의 영양관리에 적합한 방법이지만 설치를 위해서 시술이나 수술이 필요하고, 누공주위 피부의 청결 등 누공에 대한 관리가 필요하다.

환자의 병세나 삶의 질을 생각해서 고통이 가장 적고 섭식연하훈련에 유리한 방법을 선택한다.

Ⅱ. 경관영양의 수기

1. 경비위경관영양(nasogastric tube feeding)

경비위경관영양은 아주 간편하여 널리 사용하기 때문에 구체적인 수기에 대해서는 생략하며, 튜브 삽입에 관한 주의사항을 소개한다.

1) 가늘고 부드러운 튜브를 사용한다

튜브는 가능한 한 가늘고(8~10Fr) 부드러운 것을 선택한다. 필자의 병원에서는 8Fr을 우선 선택하여 경구섭취와 병용하고 있다. 8Fr이라도 일반적인 반소화 형태 영양제를 주입하는 데에는 문제가 없다. 반고형화 영양제는 주입하기 어렵지만 위내에서 고형화하는 영양제 등을 선택하면 문제는 해결된다(구체적인 것은 뒤에서 기술). 두꺼운 튜브를 유치하거나 튜브가 인두에서 교차하여 후두개의 접힘을 방해하게 되면 불편감이 심할 뿐 아니라 인두잔류가 증가하거나 흡인의 위험이 높아진다. 오노 등(2006)은 튜브를 빼낸 직후에 후두개 반전, 인두잔류, 식괴 통과, 흡인이 개선되어 삼킴이 가능하게 된 증례를 확인하여 보고하였다.

가늘고 부드러운 튜브는 잘 휘어지기 때문에 삽입하기 어려운 경우가 있어서, 가는 철사 유도관(stylet)이 달린 튜브를 사용하기도 하지만 그럴 때는 천공 등의 합병증을 매우 주의해야 한다.

약은 갈아서 미지근한 물에 잘 녹이면 가는 튜브라도 지장이 거의 없다. 최근 후지시마 및 쿠라타에 의해서 간이현탁법(쿠라다, 2006)이라고 하는 약제의 경관투여 방법이 소개되어 일본에서도 널리 시행되고 있다. 이것은 55°C의 미지근한 물 20ml 안에 약제를 파쇄하지 않고 넣어 10분간 방치하여 약제를 자연스럽게 용해하는 것으로, 각 약제의 용해여부를 일람표로 소개하고 있다.

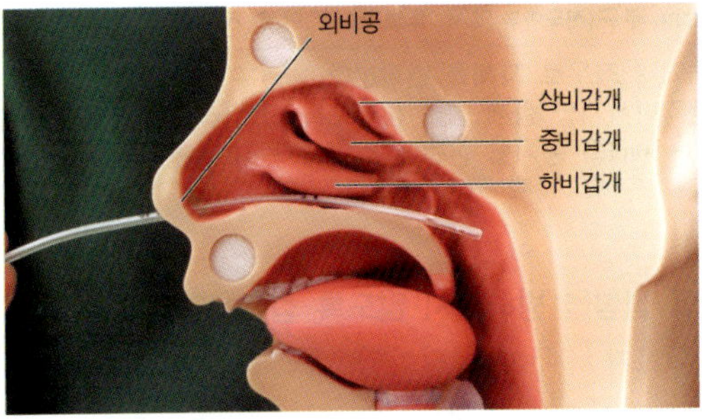

그림 9-1 **외비공을 통한 튜브 삽입 방향**

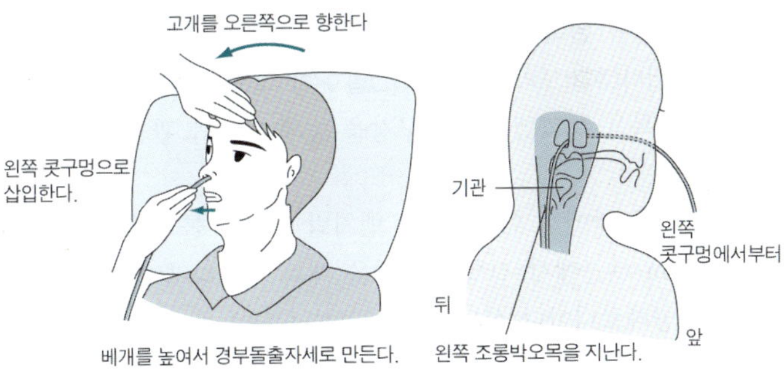

그림 9-2 **경비위관의 삽입 수기**

2) 외비공에서의 삽입방향에 주의한다

비강 내부는 비중격과 상, 중, 하 비갑개에 둘러싸여 있고, 튜브는 그 좁은 틈을 통해 인두까지 통과한다. 외비강을 향하지 않고 비근부[1]를 향해서 위쪽 방향으로 튜브를 삽입하면 튜브 끝이 점막과 부딪치면서 환자가 통증을 호소한다. 튜브는 안면에 대해 외비공(콧구멍)에서 거의 수직방향으로 삽입하면 인두로 들어가기 쉽다 [그림 9-1].

1) 비근부(鼻根部, nasion)는 코의 상단이 이마와 만나는 지점이며, 두 눈 사이에 코가 가장 낮아지는 지점이다(역주).

표 9-1 40cm 부근(식도하부)에서 튜브가 더 이상 진행하지 않는 경우의 대처방법

1. 완전히 눕거나 좌우로 자세를 변환한다.
2. 인두의 냉각마사지와 함께 침을 삼키도록 하여 식도의 연동운동을 유발한다.
3. 식도에 20~30ml의 공기를 한번에 주입해서 식도 연동을 유발한다.

3) 후두개의 접힘을 방해하지 않도록 삽입한다

유치된 튜브가 후두개에 닿아있으면 매우 불편하여 후두개의 접힘이 방해되고 흡인으로 연결될 위험성이 있다.

튜브는 삽입하는 외비공과 같은 쪽의 조롱박오목으로 삽입한다. 그 때문에 삽입하는 외비공과 반대쪽으로 고개를 돌려서 삽입하는 것이 좋다. 예를 들어 왼쪽 콧구멍에서 삽입할 경우에는 얼굴을 오른쪽으로 향하면 된다(후지모리 등, 2005) [그림 9-2]. 삽입한 콧구멍과 같은 쪽의 조롱박오목을 통과했는지는 구강을 통해 인두를 관찰하여 확인할 수 있다.

튜브는 인두 안에서 휘어지거나 뱀처럼 똬리를 틀 수도 있다. 튜브 삽입시 40cm 부근에서 진행되지 않을 때는 무리하게 삽입하지 않는다. 식도열공헤르니아나 식도의 사행(구불구불함), 분문부 부근의 만곡 등이 있는 경우, 튜브 끝이 먼저 닿아있을 가능성이 있다. 이런 경우에는 식도의 연동운동을 촉진하기 위해서 침을 삼키거나 식도로 공기를 주입하거나, 자세를 변경하는 등의 방법을 사용해 본다 [표 9-1].

2. 간헐적 구식도 경관영양법(OE법)

(후지시마, 2017; 후지모리, 2005; 일본섭식연하재활학회 의료검토위원회, 2015)

주입할 때마다 입으로 튜브를 삽입하여 튜브 끝을 식도내에 유치 [그림 9-3]하고 주입 종료 후에 튜브를 빼내는 방법으로 간헐적 구식도 경관영양법 또는 OE법이나 IOE 법(intermittent oro-esophageal tube feeding)으로 줄여서 표시하기도 한다. 이 방법은 일본에서 2016년도부터 진료수가로 인정을 받게 되었다[2]. OE법은 주입할 때마다 튜브를

2) 국내에서는 2021년 현재 아직 수가로 인정받지 못하고 있다(역주).

표 9-2 간헐적 구식도 경관영양(OE법)의 수기

1. 대상자의 자세는 앉은 자세 또는 30~60°의 리클라이닝 자세(뒤로 젖혀지는 자세)로 고개를 숙여 튜브를 삽입하기 쉬운 체위를 취한다.
2. 구강 안을 청결하게 한다. 가래나 침이 남아있는 경우에는 스스로 뱉어 내거나 필요에 따라 흡입(suction)하여 인두를 청결하게 한다. 또 구강 안이나 인두가 건조하면 튜브를 삽입하기 어렵기 때문에 사전에 목안의 냉각 맛사지를 시행하여 구강과 인두를 습윤하게 만든 후에 삽입하면 좋다.
3. 튜브는 16Fr 정도의 두께로 토크가 전달되기 쉽고 끝이 둥근 것을 사용한다. 튜브 끝 15cm 정도를 얼음물에 담가 두었다가 사용하면, 잘 미끄러져서 삽입하기 쉬움과 동시에 차가운 자극으로 삼킴반사가 원활하게 일어나게 한다.
4. 아래턱을 수평전방으로 가볍게 내미는 것처럼 해서 가볍게 입을 열도록 하자. 턱이 올라가면 기관에 들어가기 쉬우므로 주의한다. 입을 여는 것이 충분치 못하면 치아의 틈새를 이용하면 좋다.
5. 입꼬리에서 반대쪽 인두벽을 향해 튜브를 삽입하면 인두측벽을 통해서 조롱박오목에 들어가기 때문에 후두개에 닿지 않도록 삽입할 수 있다. 삽입하는 입꼬리쪽으로 고개를 돌리면 튜브가 통과하는 쪽의 조롱박오목이 넓어져서 한 층 삽입하기 쉬워진다. 고개를 돌리면 정중앙을 향해서 삽입하더라도 인두측벽으로 튜브가 유도되어 부드럽게 잘 들어간다.
6. 튜브를 15cm전후로 삽입하여 조롱박오목에 이르면(가벼운 저항이 있어서 알 수 있음) 연하를 유도하고 삼킬 때 박자를 맞추어 함께 삽입한다. 연하운동이 발생하지 않아도 삽입되는 경우도 있다.
7. 50~55cm까지 삽입하면 구강 내에서 튜브가 구부러지지 않는지 청진기를 상복부에 대어서 공기를 주입하여 명료한 기포음이 들리는지, 발성이 깨끗하게 나오는지(만약 두꺼운 튜브가 기도에 들어가면 깨끗한 목소리가 나지 않음), 그리고 위액이 흡인되는지 등을 확인하여 튜브 끝이 위 안으로 삽입되었는지를 확인한다.
8. 미리 정해놓은 입꼬리에서부터의 길이(입꼬리에서 식도 제2협착부 아래까지의 거리는 35~40cm전후임)까지 튜브를 뽑아내어 뺨에 고정한다.
9. 주입중인 대상자의 자세는 앉은 자세 또는 약간 뒤로 기댄 자세(기댄 각도는 45°이내)로 하며, 중력에 의해 주입하는 물이 역류되지 않는 체위로 한다.
10. 실온 혹은 사람의 체온으로 데운 영양액을 손으로 혹은 매달아서 주입한다. 주입속도는 50ml/분 정도까지도 가능하지만 주입중인 대상자의 반응에 따라 속도를 조절한다.
11. 주입이 종료되면 튜브의 뚜껑을 닫거나 클램핑 한 뒤(튜브 내의 액상물이 튜브를 빼낼 때 인두에 흐르지 않도록) 튜브를 빼낸다. 주입을 종료한 후에는 역류를 예방하기 위해서 적어도 30분 이상, 위식도 역류가 있는 경우는 2시간 이상 앉은 자세를 유지한다.

삼키는 것 자체가 연하훈련이 된다. 또한 식도에 주입함으로서 식도의 연동운동을 일으키고 보다 생리적인 식괴의 흐름에 가까워진다.

표 9-3 간헐적 구식도 경관영양(OE법) 개시 전에 확인해야 할 사항

확인사항	대응
1. 의식이 청명하며 협조적이다	튜브를 스스로 빼낼 위험성이 높은 경우에는 원칙적으로 적용 제외
2. 청명한 발성이 가능하다	언어장애가 있더라도 유성음(有聲音)은 발성가능하다고 판단한다
3. 튜브 삽입시에 구역반사가 없다	구역반사가 강한 경우에는 비강으로 삽입하는 것을 검토한다
4. 식도, 위의 수술 등의 병력	수술력이 있는 경우에는 안전하게 시행이 가능한지 검토한다
5. VFS에서 식도 내 역류의 유무와 튜브 유치 위치	식도하부에 주입하기 때문에 적절한 튜브 유치 위치와 길이를 확인한다. 식도 내 역류를 보이는 경우에는 튜브의 앞쪽 끝을 위(胃)에 유치하는 OG법을 검토한다
6. 구강 내 청결 유지	구강 내 및 인두 내의 청결을 유지한 상태로 시행한다

이로 인해 소화관의 활동이 활발하게 되어 설사와 위식도 역류가 감소할 것을 기대할 수 있다. 또한 주입 시간도 짧게 끝나고 간헐적이기 때문에 주입 이외의 시간은 튜브에 얽매이지 않고 보낼 수 있어서 환자에게는 고통이 적은 방법이다 [표 9–2]. 튜브는 연하를 훈련하는 목적과 함께, 기도로 잘못 삽입하는 것을 방지하는 목적에서 굵고 탄력이 강한 것(16Fr 정도)을 이용한다.

시작 전에는 체크리스트 [표 9–3]를 검토하여 미리 VFS로 역류의 유무나 적절한 튜브의 길이를 확인할 필요가 있다. 환자의 협조가 어렵거나, 스스로 뽑아버릴 위험이 높은 경우, 또는 튜브 삽입 시 구역반사가 심하여 주입 중에 기침이나 딸꾹질이 일어나면서 구토로 이어지기 쉬운 경우 등은 원칙적으로 OE법 적용 대상에서 제외한다. 튜브 끝을 식도에 위치하기 어려운 경우에는 튜브 끝이 위(胃) 내에 위치하도록 하는 간헐적 구위경관영양(oro-gastric, OG법)도 있다.

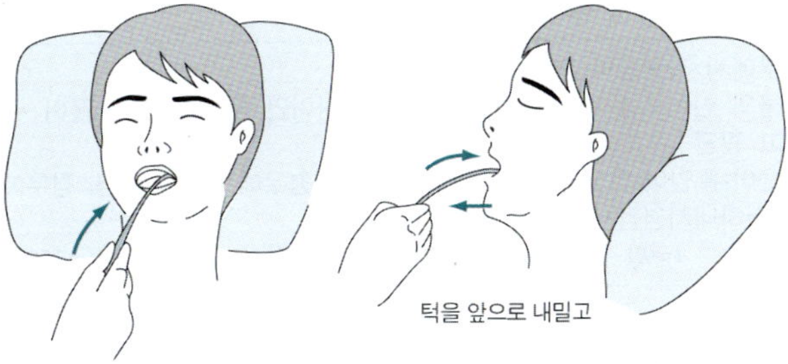

그림 9-3 OE튜브의 삽입수기

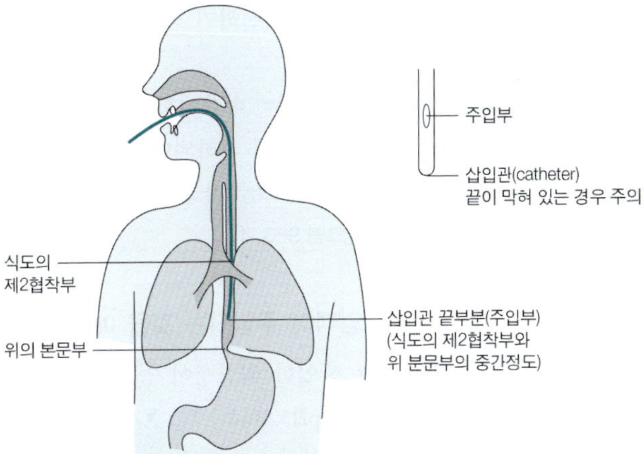

그림 9-4 OE법에서 주입위치

1) 삽입할 때 주의할 점

① 삽입하는 입꼬리 쪽으로 고개를 돌려 턱을 약간 내밀면 튜브가 통과하는 쪽의 조롱박오목이 넓어진다.

② 튜브를 입에 넣어 "오~"라고 발성하게 하면 혀가 하강하기 때문에 구협[3]이 열려, 중인두에 튜브를 내려보내기 쉽다. 다음에 "이

3) 구협(口峽, fauces, isthmus of the fauces)은 구강에서 인두로 넘어가는 길목으로, 연구개와 혀뿌리로 이루어진 통로를 지칭한다. 본서에서는 '구협'으로 옮기기도 하였으나, 경우에 따라 '목구멍'으로 쉽게 풀어쓴 곳도 있다(역주).

표 9-4 튜브 삽입 후의 위치 확인 방법

1. 상복부에서 기포음의 확실한 청취
2. 흡인물의 산성도를 측정, 흡인물이 pH5이하이면 튜브의 앞쪽 끝이 위 내에 있다고 판단
3. 흡인물이 흡인이 안되는 경우나 pH6 이상의 경우에는 X선 촬영, 경우에 따라서는 연하내시경검사로 확인

(권말-참고자료, '영양 튜브 삽입 위치 확인 매뉴얼(p.359)' 참조)

~" 또는 "애~" 발성을 시키면 중인두부터 하인두에 이르는 공간이 넓어지면서 피열연골과 성대가 내전하기 때문에, 조롱박오목으로 삽입하기 쉬워진다.

③ 구강으로 삽입하기 어려운 경우에는 비강에서 시행한다. 마비가 있는 경우에는 마비측의 비강도 감각이 저하되어 있기 때문에 고통이 적다. 그 때에는 튜브의 두께를 조금 가늘게 하여(14Fr) 비점막 손상을 방지하도록 배려한다 [그림 9-3, 4].

3. 튜브가 기도로 삽입되어 영양액이 주입되는 것을 예방해야 한다.

튜브 삽입시에 기관으로 잘못 삽입할 위험성이 있다. 일본간호협회(2002)는 ① 위액과 흡인물의 확인(pH5.5이하), ② X선 촬영으로 위치를 확인할 것을 권장하고, 기포음 청취(보조적 수단), CO_2검출기를 사용하는 것을 포함하여 여러 방법으로 확인할 것을 권장하고 있다. 필자가 일하는 병원에서는 흡인물의 pH를 측정하여 pH5 이하인 경우에는 주입을 개시하고, 그 이외에는 X선 촬영 또는 FEES를 사용하여 확인하고 있다 [표 9-4].

Ⅲ. 경관영양제

농후 유동식은 보통 1kcal/ml 제품을 사용한다. 구토를 예방하기 위

표 9-5 경관영양제의 종류와 특징

〈식품〉

제품명		E-7 II	자네프K-5S	글루서나-REX	그루모케어-EX
판매회사		크리니코	큐피	애보트재팬	애보트재팬
종류		반소화영양제	반소화영양제	반소화영양제	반소화영양제
주사용처		표준적 영양조성	표준적 영양조성	당대사이상	호흡부전
1ml당 kcal	kcal/ml	1.0	1.0	1.0	1.5
100kal당ml	ml	100	100	100	66.7
수분 g		84	84.7	85	52.4
용량	ml/개 g/개	200, 300, 400	300, 400	200, 400	250
에너지	Kcal/개	200, 300, 400	300, 400	200, 400	375
특징		*비타민이나 미네랄은 일본인의 식사섭취기준을 중심으로 균형 있게 배합. 당질대사에 유리하도록 EPA, DHA 함유	*REF-P1를 먼저 주입한 뒤에 주입하면 위 내에서 겔화되어 위식도 역류방지 효과 *E-7II에 비해서 식물섬유가 2배, 올리고당을 포함하여 장내세균에 유리	*고지질(5.55g/100kcal)저당질(8.8g/100kcal)로 급격한 혈당상승을 억제 *당뇨병 환자에게 적합	*고지질(6.1g/100kcal)저당질(7.0g/100kcal)로 호흡계수(RQ)를 고려 *지방조성은 흡수 잘되는 MCT를 배합하여 지질대사에 관여하는 L-카르니틴 배합

한 목적 등 주입량을 적게 하고 싶은 경우에는 1.5~2kcal/ml의 농후 제품을 선택할 수도 있다. 종류에 따라 영양성분이나 삼투압이 조금씩 다르며 특정 질환의 특성에 맞게 조정한 것도 있기 때문에, 환자의 전신상태에 알맞게 선택할 필요가 있다. 필요 에너지 영양소, 수분을 고려해서 상태에 알맞게 선택한다 [표 9–5].[4)]

4) 본장에 기술된 경관영양제제는 일본에서 시판 중인 제품을 기준으로 정리된 것이다. 국내에 시판 중인 제품의 특징은 대한영양사협회에서 정리한 정보(https://www.dietitian.or.kr/work/business/kb_c_tubefeeding_ingredient.do)를 참조하기 바란다. 일본에 비해서 국내에는 아직 선택의 폭이 넓지 않다(역주).

표 9-5 경관영양제의 종류와 특징 (계속)

〈식품〉

제품명		메이지리나렌MP	메이지리나렌LP	오키시파
판매회사		메이지	메이지	애보트재팬
종류		반소화영양제	반소화영양제	반소화영양제
주사용처		신부전	신부전	면역조정
1ml당 kcal	kcal/ml	1.6	1.6	1.6
100kal당ml	ml	62.5	62.5	66.7
수분 g		46.8	47.4	52.4
용량	ml/개 g/개	125	125	250
에너지	Kcal/개	200	200	375
특징		*단백질3.5g/100kcal(NPC/N 비해 157) *저인, 저칼륨, 저나트륨, 저칼슘, 저크롤 *당질흡수속도를 배려한 당질조성(팔라티노스위주) *단백질 보급 *인공투석중에 적합	*단백질 : 1.0g/100kcal(NPC/N비해613) *저인, 저칼륨, 저나트륨, 저칼슘, 저크롤 *당질흡수속도를 고려한 당질조성(팔라티노스위주) *단백질, K, P를 제한 *신부전 투석 전에 섭취	*면역조정을 고려하여 EPA, GLA의 배합을 강화시킨 영양식품 *알기닌 무첨가

〈의약품〉

제품명		에렌탈	헤판ED	아미노레판EN
판매회사		EA파머	EA파머	오츠카제약
주사용처		성분영양제	간성뇌증 동반하는 간부전	간성뇌증 동반하는 간부전
1ml당 kcal	kcal/ml			
100kal당ml	ml	26.7(g)	26.7(g)	25.0(g)
수분 g				
용량	ml/개 g/개	80g (분말)	80g(분말)	50g(분말)
에너지	Kcal/개	300	약 310	210
특징		*질소원은 유리아미노산으로 이루어지며 단백소화가 불필요 *잔사물이 적음 *장관연동운동 항진 *지방함유량 적으므로, 장기 사용시에는 보충필요 *신생아, 영유아에게는 에렌탈P; 인유조성의 아미노산 패턴으로 지방함량이 많음	*160g(2포)당 아미노산 22.4g, 620kcal	*150g(3포)당 당백질40.5g, 630kcal

표 9-5 경관영양제의 종류와 특징 (계속)

〈식품〉

메이지 메이발란스1.5	아인칼2K	하이네이글(**)	GFO
메이지	네수시일본	오츠카제약	오츠카제약
반소화영양제	반소화영양제	소화영양제	
표준적 영양조성	표준적 영양조성	표준적 영양조성	Bacterial translocation의 억제
1.5	2.0	0.8	일포15g중
66.7	50	125	
153.6	35	110	15g (분말)
200	150,200,250	500	36
300	300,400,500	400	
*양질의 유청단백질을 포함한 전유단백질 사용 *바닐라향	*2.0kcal/ml때문에 소량으로 고에너지를 투여하고 싶을 때 사용 *유당 무함유	*단백질은 펩타이드와 아미노산을 사용하여 소화흡수에 유리 *식물섬유는 펙틴을 사용 *위액이 pH1~2의 산성이면, 위내에서 액체에서 반고형화 상태로 변함	*글루타민 : 3.0g 식이섬유 : 5.0g락토스크로스 : 1.45g *1포를 물 또는 국에 약 100~150ml로 용해, 목표량 3포/1일 *장관면역기능 활성 목적 *유당소량 함유. 유당불내증에는 부적합

**표 9-8 참조 : 위내에서 반고형화 되는 것으로 '마메드'도 있음

〈의약품〉 (계속)

츠인라인 배합경장용액	엔슈어리키트	엔슈어리킷H	라콜
오츠카제약	애보트재팬	애보트재팬	오츠카제약
소화태영양제	표준적 영양조성	표준적 영양조성	표준적 영양조성
1.0	1.0	1.5	1.0
100	100	66.7	100
85	85.2	51.7	85
A액 200ml, B액200ml	250	250	200
	250	375	200
*A액 200ml과 B액 200ml를 혼합시켜 사용 *와파린 작용을 감소시킬 수 있음	*경구섭취에도 적당. 바닐라향, 딸기향, 커피향 있음	*엔슈어리키트를 농축한 것, 주입량을 줄일 때 적합	*리노렌산을 다량함유한 시소유, 소화흡수에 뛰어난 MCT를 배합 *단백질과 지질의 비율이 일본인용으로 나트륨 함량도 적음 *비타민K 함유량이 많아 와파린의 작용감소에 주의 *입으로 먹기 좋은 맛과 향

Ⅳ. 반고형화 영양법

경관영양법의 합병증으로 위식도역류나 설사 등의 소화기 증상이 있다. 최근에 영양제를 반고형화함으로써 역류를 예방하는 방법이 널리 사용되고 있다. 고오다(2006)는 반고형영양제 단시간 섭취법이라고 칭하며, 위루에서 적절한 점도(6,000~20,000cP)의 영양제를 적절한 양(300~500ml)만큼 단시간(5~15분 정도)에 주입함으로써 위벽이 충분히 신전하고 연동운동에 의한 정상적인 배출능력이 발휘된다고 한다. 가나에(2003)는 한천을 사용하여 고형화해서 주입하는 방법을 소개하였고, 이것은 널리 활용되고 있다. 현재 반고형화 영양제로는 의약품을 포함해서 많은 종류가 있는데 [표 9-6] 영양제 전용의 증점제도 많이 시판되고 있다 [표 9-7].[5)]

위루 등에 사용하는 튜브가 두꺼운 경우에는 반고형화 영양제를 주사기로 주입하는 것이 가능하다. 그러나 경비경관영양법은 가느다란 튜브를 사용하기 때문에 주입하기가 어렵다. 이 경우에는 펙틴을 먼저 주입한 후에 영양제를 주입하여 위 내에서 반응에 의에 응고시키는 방법(자네프REF-P1)(이나다, 1998)이나, 영양제에 증점제를 혼합하여 점도가 강해지기 전에 주사기로 주입하는 방법(미노니, 2009)이 소개되고 있다. 최근에는 투여 후에 위 내에서 pH의 저하에 의해 액체에서 겔 상태로 유동성이 변화하는 유동타입도 발매되어서 가는 튜브로도 투여가 가능하게 되었다 [표 9-8]. 그러나 위산의 분비량이나 산도 차이가 있기 때문에 겔형태로 변화하지 않는 경우도 있다는 것을 알게 되었다. 이 두 가지 방법은 모두 완벽하지 않기 때문에 환자가 어떤 상태이든 주의 깊게 관찰할 필요가 있다.

반고형화영양법에는 특히 수분을 주입할 때 주의가 필요하다. 하마마츠시재활병원에서는 영양액을 주입하기 30분 전에 수분만 먼저 주입하여 수분을 위 내에서 십이지장으로 배출해 내는 방법을 채택하고

---

5) 2021년 현재 아직 국내에는 도입된 제품이 없다(역주).

표 9-6 반고형화 영양제

판매회사	상품명	kcal/용량	점도	수분함유량/1개	Kcal/g 또는 kcal/ml
네슬레 헬스 사이언스	메디에프R푸쉬케어R2.5	300kcal/120g	약 2,000mPa·s	52g	3.0kcal/ml
	메디에프R푸쉬케어R2.5	300kcal/120g		70g	
테루모	F2숏TMEJ200	200kcal/200g	2,000mPa·s	154g	1.0kcal/g
	F2숏TMEJ300	300kcal/300g		231g	
	F2숏TMEJ400	400kcal/400g		308g	
	F2라이트TMEJ300	300kcal/400g		330g	0.75kcal/g
	F2라이트TMEJ400	400kcal/533g		440g	
	F2라이트TM55300	300kcal/545g		450g	0.55kcal/g
뉴트리	리커버리뉴트리트R300kcal	300kcal/200g	5,000mPa·s	126g	1.5kcal/g
	리커버리뉴트리트R400kcal	400kcal/267g		168g	
오츠카 제약	하이네R제리	300kcal/300g	6,000mPa·s	228.1g	1.0kcal/g
	하이네R제리 – 아쿠아	200kcal/250g		202g	0.8kcal/g
크리니코	액트스루300	300kcal/167g	5,000~10,000mPa·s	94g	1.8kcal/g
	액트스루400	400kcal/222g		125g	
뉴트리	캄솔리드R300	300kcal/400ml	10,000~20,000mPa·s	349g	0.75kcal/ml
	캄솔리드R400	400kcal/400ml		333g	1.0kcal/ml
	캄솔리드R500	500kcal/400ml		313g	1.25kcal/ml
오츠카 제약	라콜RNF배합 경장용반고형제*	300kcal/300g	6,500~12,500mPa·s	228g	1kcal/ml
네슬레 헬스 사이언스	아이소칼R세미솔리드서포트400	400kcal/200ml	20,000mPa·s	132g	2.0kcal/ml
	아이소칼R세미솔리드서포트500	500kcal/250ml		165g	
	아이소칼서포트R소프트300	300kcal/200ml		153g	1.5kcal/ml
	아이소칼서포트R소프트400	400kcal/267ml		204g	
크리니코	아크토엘아쿠아300	300kcal/400g		328g	0.75kcal/g
	아크토엘아쿠아400	400kcal/400g		304g	1.0kcal/g
테르모	PG소프트에스TM300	300kcal/400g		330g	0.75kcal/g
	PG소프트에스TM300	400kcal/533g		440g	
	PG소프트TMEJ300	300kcal/200g		131g	1.5kcal/g
	PG소프트TMEJ400	400kcal/267g		175g	
메이지	메이지메이굿300K	300kcal/300ml		250g	1kcal/ml
	메이지메이굿400K	400kcal/312ml		250g	1.28kcal/ml

표 9-7 영양제의 반고형화에 사용하는 전용 점도 조정제

제조회사	제품명	종류	온도 조절	사용방법
이나식품공업	한천쿡	한천류	필요	물에 한천을 넣고 끓으면 데운 영양제와 섞어 냉각시킨다.
	수제 아빠 한천	한천류	필요	80도 이상의 물에 한천을 넣고 저은 후, 데운 영양제와 섞어 냉각시킨다.
큐피	쟈네프REF-P1	점도조정 식품	불필요	REF-P1를 위 내에 주입한 후 1시간 이내에 영양제를 주입하고 반고형화시킨다.
킷세이약품공업	스루 소프트 리퀴드	점도조정 식품	불필요	영양제의 종류에 따라 적당량을 혼합한다. 30초 이내에 점도가 안정된다.
뉴트리	소프티아[R] ENS	유동식용 푸딩화제	필요	1포 7g을 뜨거운 물 75ml에 넣고 용해한 후 실온 이상의 영양제 250ml를 넣어 균일해질 때까지 저어 섞은 후 냉각한다.
	소프티아[R]iG	유동식용 푸딩화제	필요	1포 5g을 뜨거운 물 50ml에 넣고 용해한 후 실온 이상의 영양제 200ml를 넣어 균일해질 때까지 저어 섞은 후 냉각한다.
크리니코	츠루린코우유·유동식품	점도조정 식품	불필요	영양제에 적당량을 넣어 1분간 섞은 후 5분간 둔다.
	리프라논	농후유동식 전용 반고형화 보조식품	불필요	실온의 영양제 200ml에 일정량을 넣고 저어 섞은 후 5~10분간 두어 형태가 안정되면 주입한다.
헬시푸드	리프라논 파우더 PG	농후유동식 전용 반고형화 보조식품	불필요	실온의 물 100ml에 일정량을 넣고 저어 섞은 후 실온의 영양제를 넣으면서 저으면 5~10분만에 형상이 안정된다.
뉴트리	페그멜린	농후유동식 전용 반고형 조정식품	불필요	실온의 영양제 200ml에 일정량을 넣고 저어서 5분 두었다가 다시 30초 저어 섞어서 형상이 안정되면 주입한다.

표 9-8 위 내에서 반고형화하는 액상유동식(pH저하로 점도 상승)

제조회사	종류	상품명	kcal/용량	수분함유량/1회	Kcal/ml
오츠카 제약	소화형태 영양제	하이네이겔R300	300kcal/375ml	390g	0.8kcal/ml
		하이네이겔R300	400kcal/500ml	440g	
테르모	반소화 형태 영양제	마메드브라스R300	300kcal/400ml	354g	0.75kcal/ml
		마메드브라스R400	400kcal/400ml	472g	
		마메드R300	300kcal/400ml	252g	1.0kcal/ml
		마메드R400	400kcal/400ml	336g	

있다. 수분을 반고형화로 조정한 상품으로 뉴트리트워터(뉴트리), PG 워터, EJ(테르모) 등을 이용해도 좋다.

Ⅴ. 가정에서 경관영양 관리하기

경관영양은 수분과 영양을 수동적으로 주입하는 방법이다. 외래진료나 방문진료, 방문간호로 전신상태를 관찰하여 환자의 상태에 적합한 주입량이나 방법을 조언함으로써, 탈수나 영양상태의 저하, 설사, 구토 등의 합병증을 방지할 필요가 있다.

위루는 오래 유치할 경우 육아종형성이나 범퍼매몰증후군(buried bumper syndrome)이 발생할 수 있다. 또한 풍선을 사용한 위루관을 가정에서 관리하는 경우에는, 풍선에 물을 정기적으로 교환하는 방법과 의도치 않게 관이 빠진 경우의 대처 방법에 대해서 가족을 교육할 필요가 있다.

간헐적 구강식도경관영양(OE법)은 일상적으로 보조영양은 물론 수분공급이나 식사섭취량이 적을 때 보충하기에도 편리한 수단이다. 구역반사가 약해진 환자에게는 입으로 넣은 튜브를 삼키는 것은 의외로 간단하여, 인지기능이나 손조작 기능이 있는 경우 튜브를 스스로 넣어 삼키도록 지도하면 가족의 부담을 덜 수 있다. 구마비로 풍선훈련 등을 시행하고 있는 사람은 잘 적응하는 편이다. 혼자 사는 80대 환자도 장기간 독거하면서 경관영양을 지속한 경우도 있다. 이 환자는 입원 중에 교육을 하였고, 퇴원한 후 초기에는 방문진료와 방문간호로 전신상태나 체중의 변동을 정기적으로 관찰하면서 계절 등 상황에 맞게 의사의 지시를 받아 수분과 영양액의 주입량을 증감하며 유지하였다. (후지시마, 2011)

경비위경관영양은 재택에서 튜브를 교환할 때 X선 촬영이 안 되기 때문에 확실하게 위에 유치되었는지 여부를 판단하기 어렵다. 입원 중에 실시한 튜브 삽입의 기술이나 위치를 확인하는 방법을 재택의료팀에 전달해야 한다. 튜브 삽입 후에 흡입액의 산성도를 측정하는 pH 시험지를 사용하는 경우도 있다.

경관영양에 사용한 물품은 감염예방을 위해 매회 사용 후에 0.02%의 차아염소산나트륨액에 60분간 담가 세척하고 건조하도록 하며, 정기적으로 교환하도록 지도한다.

튜브 내부에 잔여물이 부착되어 막힐 위험이 있는 경우에는 베리팀[6] 캡슐을 미지근한 물에 녹여 맑은 액체 부분(상청액)만 이용하거나 1% 탄산수(다부치 등, 2011)를 채워 녹여 내리는 방법이 있다. 또한 잔여물이 튜브 내에 부착하는 것 자체를 막기 위해서, 주입이 끝난 후에 뜨거운 물로 씻고 나서 식용식초 10배 희석액을 튜브 내에 충전하는 방법(카토, 2001)이 있다. 또한 약제는 튜브가 막히는 원인 중 하나이다. 간이현탁법(구라다, 2006)은 튜브 폐색을 방지하는 매우 우수한 방법이다. (후지모리 마리코, 다나카 나오미)

6) 일본에서 시판중인 소화제의 상품명이며 췌장소화효소 제제의 일종이다(역주).

참고문헌

- 稲田晴生, 金田一彦, 山形徳光：胃食道逆流による誤嚥性肺炎に対する粘度調整食品REF-P1 の予防効果. JJPEN. 1998, 20(10) : 1031-1036.
- 大野　綾, 藤島一郎, 大野友久・他：経鼻経管栄養チューブが嚥下障害患者の嚥下に与える影響. 日摂食嚥下リハ会誌. 2006, 10(2) : 125-134.
- 加藤幸枝：PEG カテーテル内腔汚染の対策. 在宅医療と内視鏡治療. 2001, 5；9-13.
- 蟹江治郎：経腸栄養剤固形化によるPEG 後期合併症への対策. 臨床看護. 2003, 29(5) : 664-670.
- 合田文則：胃瘻からの半固形短時間摂食法ガイドブック　胃瘻患者のQOL 向上をめざして. 2006, 医歯薬出版, pp9-45.
- 田渕裕子, 大石雅子, 辻本貴江・他：1%重曹水による経腸栄養チューブ閉塞防止に関する基礎的および臨床的検討. 静脈経腸栄養. 2011, 26(4) : 51-55.
- 日本看護協会：経鼻栄養チューブの誤挿入・誤注入事故を防ぐ, 協会ニュース付録　医療・看護安全管理情報. 2002, 8 : 422.
- 日本摂食嚥下リハビリテーション学会医療検討委員会：間歇的口腔食道経管栄養法の標準的手順. 日摂食嚥下リハ会誌. 2015, 19(3) : 234-238.
- 日本静脈経腸栄養学会(編)：経腸栄養アクセスの管理　静脈経腸栄養ガイドライン　第3 版. 2013, 照林社, pp14-15.
- 藤島一郎(監修), 倉田なおみ(著)：経管投与ハンドブック—投与可能医薬品一覧表　第2 版. 2006, じほう.
- 藤島一郎：オーイー法にまつわる思い出の患者さんたち. 総合リハ. 2011, 39(8) : 811-813.
- 藤島一郎：脳卒中の摂食嚥下障害　第3 版. 2017, 医歯薬出版, pp221-223.
- 藤森まり子：経管栄養法の最前線　①間欠的口腔食道経管栄養法(OE法)について. 看護技術. 2000, 46(12) : 20-23.
- 藤森まり子, 大野　綾, 藤島一郎：経鼻胃経管栄養法における新しい胃チューブ挿入技術としての頸部回旋法. 日本看護技術学会誌. 2005, 4(2) : 14-21.
- 三鬼達人, 馬場　尊：細いチューブでも検討できる半固形化栄養法. エキスパートナース. 2009, 25(9) : 32-37.

10

연하조정식 레시피

Ⅰ. 연하조정식이란?

연하식(嚥下食) 또는 연하조정식이란 섭식연하장애가 있는 사람에게 각각의 기능을 고려하여 물성과 음식의 형태를 신중하게 고려한 식사이다. 그것은 균질한 훈련식, 균질성과 불균질성이 섞인 연하식, 불균질 돌봄식으로 구분된다. 영양 공급은 물론 저영양과 탈수도 예방하는 것이 중요하다.

Ⅱ. 연하조정식에 필요한 조건

연하조정식의 조건은 다음과 같다[표 10-1]. 연하조정식은 음식형태를 중시하여 물성조건에 따라 계층화하여 기준을 수립하고 품질을 관리한다.

표 10-1 연하조정식의 조건

물성	유동성이 강하지 않고 적당한 응집성이 있는 물성 온도에 의해 음식물의 형태 및 질의 변화가 적은 것 액체와 고체 등 여러 가지의 물성이 혼재하지 않는 것 너무 딱딱하거나 너무 연하지 않고 쉽게 씹기에 적당한 것
씹기와 관련	씹어도 잘 흩어지지 않고 구강 내에서 정리되어 모이는 것 치아나 구강 내 또는 목 등에 잘 달라붙지 않는 것
기호	시각적으로 먹음직스럽게 느껴질 것 간이 분명하고 향기가 좋을 것
온도	연하반사를 유발하기 쉬운 차가운 것(10~15°C) 따뜻한 것(60°C 전후)
양	티스푼으로 뜰 수 있는 정도의 양 전체량이 많지 않은 것

표 10-2 젤라틴 젤리의 특징

1. 밀도가 균일함
2. 끈적이지 않아서 점막에 잘 달라붙지 않음
3. 적당한 점도가 있어 식괴 형성이 용이함
4. 구강이나 인두를 지나갈 때 변형하면서 부드럽게 통과함

Ⅲ. 연하조정식 학회분류 2013

일본섭식연하재활학회는 연하조정식에 대한 공통의 이해를 도모하기 위해 '연하조정식학회분류 2013(학회분류 2013)'을 작성했다(일본섭식연하재활학회 홈페이지 참조). 이 분류는 급성기 병원뿐 아니라 만성기 병원이나 고령자 복지시설에도 적용되며 다른 분류와의 대응표도 작성되어 있다. 또한 식사뿐 아니라 점도(viscosity)도 분류되었다.

식사는 크게 5단계로 나누는데, 코드 0j, 0t, 1j, 2-1, 2-2, 3, 4로 분류된다. 점도(걸쭉함)는 연한 점도, 중간 점도, 진한 점도의 3단계로 분류되며, 외형적인 성상과 입에 넣었을 때의 성상이나 점도 범위, 선상전개검사(line spread test법)에 의한 간이 측정법도 기재되어 있다.

Ⅳ. 연하에 적합한 식품

연하조정식 0j로 분류되는 젤리는 중증의 연하장애인에게 적합한 조건을 충족한 식품으로, 각 단계의 식사에서 사용될 수 있다. 기본적인 젤라틴 농도는 1.6% 농도의 젤라틴 젤리이다(수분 100ml당 젤라틴 1.6g 사용이 원칙이나 제품에 따라 젤리 강도가 다르기 때문에 확인이 필요하다).

만에 하나 흡인했다고 해도 체온에 녹아 액체가 되기 때문에 질식의 위험이 낮고 흡인물의 객출도 비교적 용이하다[표 10-2]. 그러나 젤라틴 젤리도 만능은 아니다. 구강 내에서 음식을 모으는 속도나 식도로 내려 내는 속도가 느린 환자에서는 젤라틴이 녹아 액체가 되어

흡인될 위험이 있으므로, 젤라틴 성분이 아닌 0j로 분류되는 시판품인 엥겔리드, 브이클레스젤리, 증점된 수분 등을 선택한다.[1]

Ⅴ. 삼키기 부적합한 식품 [표 10-3]

원래의 형태로는 삼키기에 적합하지 않은 식품이라도 조리방법을 달리하면 안전하고 맛있게 먹을 수도 있다. 각각의 음식의 상태에 따라 대처 방법이 다르다.

표 10-3 삼키기 부적합한 식품

부적합한 식품	식품의 예	먹기 쉽게 만드는 법
줄줄 흐르는 액체	물, 차, 주스, 국물	걸쭉하게 점도를 높여 젤리처럼 만든다
딱딱한 것	고깃덩어리, 오징어, 곤약, 버섯, 깨	믹서로 분쇄하고 뭉치게 하는 재료[2] 또는 효소가 들어간 증점제를 첨가하여 단단한 정도를 조정한다
식이섬유가 많은 것	생채류, 우엉, 연근, 어류	
푸석푸석한 것	구운 빵, 삶은 달걀,	유지류(지방)를 첨가하여 잘 뭉치게 만든다
후루룩 빨아들이듯이 먹는 음식	면류, (국)물에 말은 밥	면류는 적당한 길이로 자른다. 국물을 걸쭉하게 한다
신맛이 강한 것	식초, 감귤류 등	식초는 가열을 함으로써 신맛을 날리거나 양을 조절하거나 묽게 한다
덩어리가 큰 것, 목에 걸리기 쉬운 것	떡, 땅콩, 콩 등	자르는 방법을 궁리하고, 만약 어려운 경우에는 없앤다

1) 국내에서 구입 가능한 제품은 아니지만, 원문에 기술된 것을 그대로 옮겼다(역주).
2) 뭉치게 하는 재료, 일명 쯔나기(つなぎ)란 푸석하거나 헤식은 식재료를 단단하게 하거나 뭉치도록 하기 위해 추가하는 식재료를 뜻한다. 예를 들어 메밀로만 국수를 만들면 잘 끊어지기 때문에 이를 보완하기 위해서 밀가루를 쯔나기로 추가하는 식이다(역주).

Ⅵ. 온도 및 영양관리

식사 온도는 물성과 맛을 좌우하고 식음료에도 영향을 미친다. 재활치료를 받을 수 있는 영양상태를 유지하기 위해서는 섭취량을 충분히 확보하는 것이 중요하다. 식사 온도는 체온과 20℃ 차이가 나는 온도대가 적당하다. 찬음식은 10~15℃ 전후, 따뜻한 것은 60℃ 전후의 온도일 때 연하반사가 잘 일어난다.

Ⅶ. 단계적 섭식훈련과 평가

앞서 언급한 바와 같이 '연하조정식학회분류 2013(식사)' 표를 바탕으로 필자가 일하는 병원에서는 연하식을 5단계로 설정하고 있다. 환자들의 연하기능은 VFS와 FEES를 실시하여 병태생리를 파악하고 효과적인 치료법을 결정한다. 또 연하기능 및 장애의 중증도를 표현하는 도구로서 '연하장애 단계'와 '섭식상황 수준'을 이용하여 치료방침이나 목표를 명확히 한다. 또한 연하장애 환자는 저영양이나 근감소증에 빠지기 쉽고, 식사섭취량이 부족할 때는 중쇄지방산이나 BCAA(branched-chain amino acid : 분지쇄아미노산)가 강화된 보조영양제를 병용하는 등 적절한 개입으로 영양관리에 대해 주의할 필요가 있다.

VFS를 실시할 때 사용하는 검사식은 일본섭식연하재활학회의 '매뉴얼 연하조영검사법(상세판) 2014년판'에 있는 모의식품을 사용한다.

Ⅷ. 조리기구

연하식을 조리할 때는 가정에서 일반적으로 사용하는 기구를 사용하여 조리한다. 아래 표에 연하식을 조리할 때 사용하는 주요 기구를 나타내었다 [표 10-4].

표 10-4 연하식 조리에 사용하는 주요 조리기구

1. 푸드 프로세서 : 음식을 잘게 다진다
2. 믹서(그림 10-1) : 식품을 갈아서 페이스트 상태(믹서식)로 만든다
3. 계량컵 : 수분량을 계량한다
4. 계량스푼 : 증점제를 계량한다
5. 거름망 : 끓은 국물과 속재료를 나눈다
6. 미니 거품기 : 증점제를 섞는다
7. 고무주걱 : 믹서기 내용물을 꺼낸다

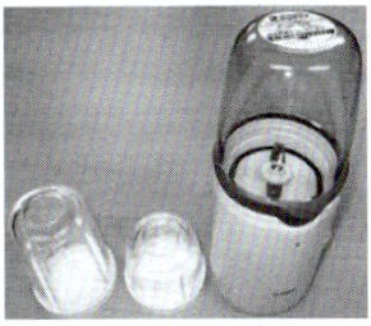

그림 10-1 믹서

Ⅸ. 증점제, 젤리 조정식품 [그림 10-2~4]

증점제는 음료나 식품을 걸쭉하게 만들 때 사용한다. 식품의 온도에 관계 없이 쉽게 걸쭉하게 할 수 있다. 증점제는 각 제조회사에서 다양한 종류의 제품이 판매되고 있으며 각각 특징이 있다. 시판되는 증점제는 소재별로 전분계, 구아검계, 잔탄검계 등 3종류로 되어있다.

- **전분 계열** : 주원료가 전분이기 때문에 색이 하얗고 탁해지며, 타액의 효소에 의해 점도가 변화한다.
- **구아검 계열** : 식물 종자 유래의 구아검이 주원료이며, 소량으로도 점도를 형성하지만 맛은 약간 변화한다.
- **잔탄검 계열** : 미생물에서 유래한 잔탄검이 주원료로서 색이 탁해지지 않고 맛의 변화도 적다.

점도의 기준은 '학회분류 2013 점도 요약표'를 참고한다. 증점제를 사용할 때는 덩어리지지 않도록 주의해야 하며 걸쭉해질 때까지 걸리는 시간에 대해 고려하고 있어야 한다.

젤리조정식품이란 액상, 페이스트 상태의 반찬 등을 모양 낸 상태로 가공하는데 쓰인다. 무스모양, 젤리모양으로 굳히거나 식재료마다 따로 굳힐 수 있어서 모양과 맛을 모두 즐길 수 있다. 또한 효소(아밀라아제)가 들어 있는 것도 있어, 녹말의 끈적거리는 성질(부착도)을 줄일 수 있고, 죽 등도 목넘김이 좋은 무스로 만들 수 있다. 따뜻한 온도

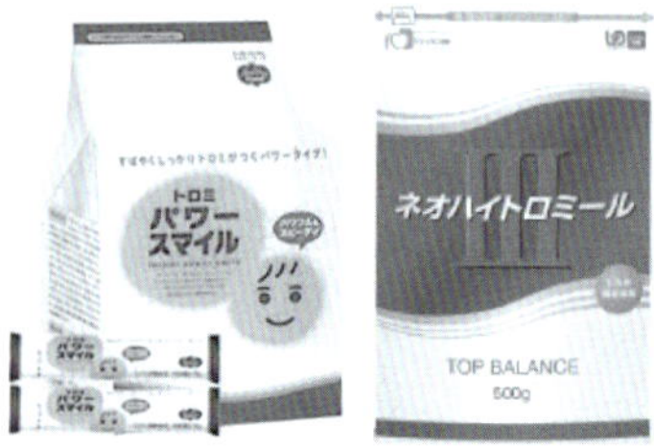

그림 10-2 **증점제**

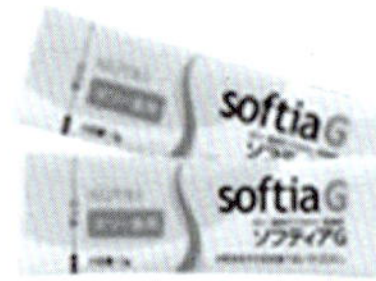

그림 10-3 **젤리조정식품**

대에서도 녹지 않는 것도 있으므로 따뜻한 무스나 젤리로 제공하는 것이 가능하다.

X. 시판품 이용

시판되는 제품들 중에서 연하식으로 이용할 수 있는 식품으로는 연두부, 수란, 떠먹는 요구르트, 푸딩, 계란찜, 지방이 첨가된 다진 참치(토로마구로[3], [그림 10-4])등이 있다. 이들은 구입한 상태 그대로 연하조정식 1j로 사용할 수 있다. 특히 토로마구로 참치는 붉은 다랑어에 15% 정도의 지방이 첨가되어 있어 인두를 미끄럽게 통과하기 쉽다.

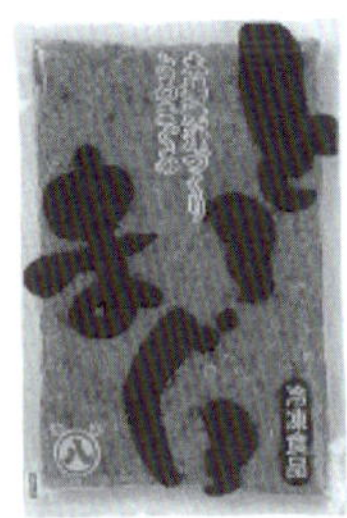

그림 10-4 **참치**

또한 레토르트 형태의 연하식도 여러 종류 판매되고 있다. 환자 각각의 식사형태에 적합한 식품을 선택할 때는 포장 패키지에 표시되어 있는 구분을 참고로 한다. UDF(유니버설 디자인 푸드)[4], 특별용도 식품, 스마일 케어 음식 등이 있다.

---

3) 일본에서는 '토로마구로'라는 상품명으로 시판되고 있으나, 국내에는 이에 상응하는 제품은 없다(역주).

4) 국내에서도 고령친화식품에 대한 분류와 표기가 정비되고 있다(역주).

XI. 가정에서의 연하조정식

자택으로 퇴원할 때, 음식조리를 담당하는 가족에게 연하조정식을 교육하는 것은 매우 중요하다. 대상자에게 맞추어 구두로 교육하는 것 외에도 실제로 조리를 실습하는 경우도 있다. 또한 교육 후의 사후관리를 실시하고, 이해도 및 습득상황에 따라 여러 번 교육한다. 교육내용은 경제적인 면과 요리기술적인 면에서 가족의 부담을 덜 수 있도록 배려하는 것이 필요하다.

XII. 시설에서의 연하조정식

시설마다 식사형태에 대한 명칭은 다양하기 때문에 연하식을 제공하기 위해서는 '학회분류 2013'을 사용하여 공통된 인식을 가지고 대응해야 하며, 또한 시설 간에 대상자가 이동할 때는 대상자의 정보를 제공함으로써 적절하게 대응할 수 있다.

XIII. 기본요리와 레시피

식사 형태별 대표적인 요리를 소개한다. 대상자의 취향 및 입맛을 고려하여 레시피를 고안하고 연하조정식을 제공함으로써 동기부여에도 도움이 된다.

1. 연하조정식 0j

연하조정식의 기본이며 각 단계에서 사용할 수 있는 젤라틴젤리 제조법을 소개한다. 포도젤리처럼 짙은 색이 들어있으면 흡인했을 때 그 상태를 확인할 수 있다.

* 포도젤리

(1) 재료(3회분)

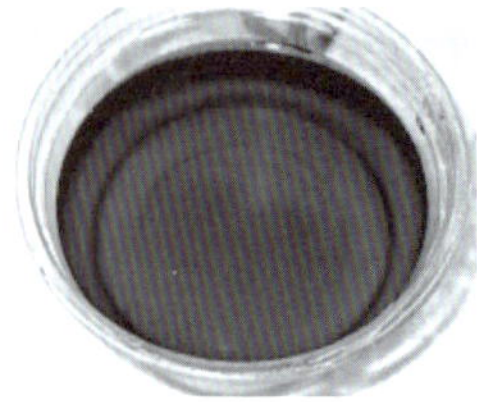

포도젤리

- 포도 주스 : 300ml
- 가루 젤라틴 : 5g
- 말토 덱스트린[5] : 45g

(2) 만드는 법

① 냄비에 포도 주스와 말토 덱스트린을 넣고 냄비 바닥에 미세한 기포가 올라올 정도로 가열한다(완전히 끓이면 잘 굳지 않으므로 주의한다).

② 불을 끄고 가루젤라틴을 넣어 거품기로 저으면서 녹인다.

③ 한 김 식혀서 굳기 전에 용기에 담고 냉장고에서 차게 굳힌다(젤라틴의 물성을 안정시키기 위해서 24시간 식힌다).

2. 연하조정식 1j

* 푸딩

(1) 재료(3회분)

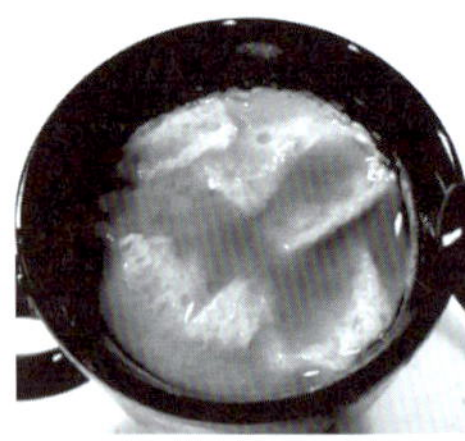

푸딩

- 우유 : 250ml
- 계란(중간크기) : 2개
- 설탕 : 30g
- (두껍게 썰린)식빵 : 1/2장

<캐러멜소스 재료>

- 설탕 : 10g
- 물 : 20g

(2) 만드는 법

① 볼에 달걀과 설탕을 넣어 섞고 우유를 넣으며 더욱 잘 섞어 푸

5) 원문에는 '가루사탕(粉あめ)'으로 되어 있다. 열량은 설탕과 유사하나 단맛이 적은 말토 덱스트린을 주 성분으로 한 '가루사탕'이 일본에서 시판되고 있다(역주).

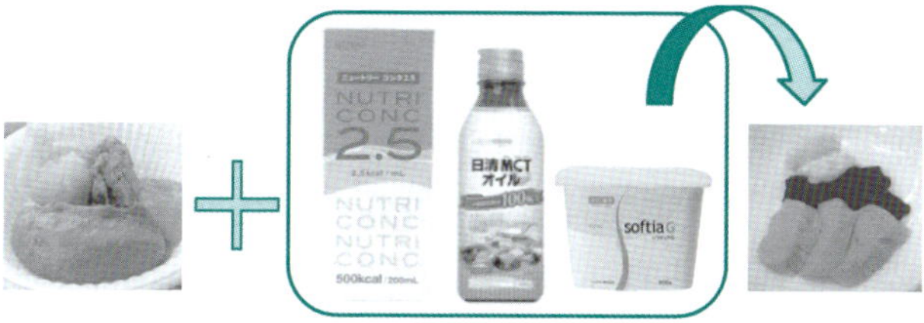

그림 10-5 보기에 먹음직스러운 믹서식(페이스트 음식) 만드는 법

딩액을 만든다.

② 식빵 가장자리를 제거하고 1.5cm의 정육면체로 깍둑썰기한다.

③ 내열성 용기에 ②의 빵을 3, 4조각을 넣고 거름망을 통해 ①의 푸딩액을 넣는다(빵을 너무 많이 넣으면 딱딱해지므로 주의).

④ ③의 용기를 냄비에 넣고 용기 바깥 2/3 높이까지 뜨거운 물을 부어 뚜껑을 덮고 약한 불에서 10분 중탕한 후, 불을 끄고 10분 뜸을 들인 후에 냉장고에서 식힌다.

⑤ 작은 냄비에 캐러멜용 설탕과 물을 넣고 끓이다가 갈색이 되면 불을 끄고 물 1큰술을 더하면 캐러멜 소스가 완성된다.

⑥ ④의 푸딩에 캐러멜 소스를 끼얹는다.

3. 연하조정식 2-1, 2-2

식재료를 믹서에 갈 때 안전한 물성으로 조정하기 위해 수분을 첨가하기도 하는데, 물이 더 들어가게 되면 영양가가 떨어진다. 필요한 영양 필요량을 제공하려면 식사의 양이 더 많아져야 하고, 이를 보충하기 위해 영양보조식품을 첨가하면 비용이 더 든다. 이를 해결하는 방법으로 '뉴트리콘크2.5'를 사용하여 조리한다. 이 상품은 250kcal/100ml의 농후 유동 타입의 식품으로, 믹서에 갈 때 수분을 대신해서 사용하는 것으로 에너지를 높일 수 있다.

또한 저영양 상태를 개선하기 위하여 일반적인 기름보다 신속하게 소화, 흡수되어 빠르게 에너지가 되기 쉬운 특징을 가진 MCT 오일

(medium-chain triglyceride oil)도 이용한다.

한편 믹서식은 요리로서의 외형, 맛, 향기 등이 일반 음식에 비해 떨어지기 마련이다. 그래서 젤리식용증점제를 사용하여 형태를 만듦으로써, 맛있어 보이고 먹고 싶은 생각이 드는 모양으로 식사를 제공하는 것도 중요하다 [그림 10–5]. (이시노 토모코, 코야나기 유이치)

참고문헌

- 日本摂食嚥下リハビリテーション学会(編) : 摂食嚥下障害患者の栄養. 2015, 医歯薬出版.
- 藤島一郎, 栢下　淳(監修) : 経口摂取アプローチハンドブック. 2015, 日本医療企画.
- 藤谷順子, 小城明子(編) : 摂食嚥下障害の栄養食事指導マニュアル. 2016, 医歯薬出版.

Note 10-1 발달기의 연하조정식

일본섭식연하장애학회 의료검토위원회가 '발달기 섭식연하장애아동을 위한 연하조정식분류 2018'을 발표했다. 본 분류의 목적은 발달기에 있는 섭식연하장애아동에게 적합한 음식형태 종류를 정하고 이를 공개하여 섭식연하기능 발달을 촉진하는 것에 이바지하는 것이며, 그 외에도 연하조정식의 명칭과 형태를 일치시킴으로써 의료, 교육, 복지 시설에서 동일한 명칭 및 형태의 식사가 제공될 수 있도록 기여하는 동시에 의료, 보건, 복지 영역에서의 팀 대응과 장애아동에 대한 원활한 지원에 공헌하는 것으로 명시하고 있다.

본문은 Ⅰ) 개념설명 및 총론, Ⅱ) 발달기연하조정식의 분류(식사), Ⅲ) 발달기연하조정식의 분류(액상식품 : 음료 및 우유), Ⅳ) Q&A로 이루어지며, 더불어 발달기연하조정식분류(주식표, 부식표), 이유식 구분과 발달기연하조정식과 관련된 그림, 식사 예시(주식 및 부식에 대한 컬러사진)로 구성되어 있다.

발달기 섭식연하장애는 다양한 원인질환이 있으며, 같은 질환이라도 장애시기에 따라 병태생리가 다르기 때문에 중등도 장애인보다 한층 더 개별화된 대응이 필요하다고 생각된다. 매우 유용한 도구이며, 많은 분들이 참조하길 바란다. (후지시마 이치로)

참고문헌

- 日本摂食嚥下リハビリテーション学会医療検討委員会 : 発達期摂食嚥下障害児(者)のための嚥下調整食分類2018. 日摂食嚥下リハ会誌, 2018, 22(1) : 59–73. https://www.jsdr.or.jp/wp-content/uploads/file/doc/formuladiet_immaturestage2018.pdf

11

신경근육질환, 외상성뇌손상, 정신질환과 섭식연하장애

I. 신경근육질환과 섭식연하장애

섭식연하장애를 가져오는 신경근육질환(neuromuscular disease)에는 여러 가지가 있다. 그 질환을 상세히 파악하는 일은 신경과 의사가 아니고서는 힘들겠지만, 각 질환의 개요를 아는 것은 섭식연하장애를 치료하는데 큰 의미를 갖는다. 예를 들어 근위축성측삭경화증과 중증근무력증에 대해 똑같은 침습적 양압환기치료법이 시행되고 있지만 근본적 치료의 유무나 예후가 다르고 자연히 섭식연하장애에 대한 치료방침도 달라질 수 있다. 다발근육염(polymyositis)과 봉입체근염(inclusion body myositis)은 모두 염증성근육병으로 분류되지만, 후자는 스테로이드 치료의 효과가 낮고 치료목표에 큰 차이가 있다. 신경근육질환의 섭식연하장애를 진료할 때에는 [표 11-1]에 제시한 주안점을 각 질환마다 확인하는 것이 좋다. 대표적인 신경근육질환과 관련한 섭식연하장애의 특징과 연하훈련의 주안점에 대해서 아래에 기술하였다.

1. 파킨슨병(Pakinson disease : PD)

❀ 질환의 개요

- 10만명 중 약 100명으로 유병율이 높다.

표 11-1 신경근육질환의 섭식연하장애를 진료할 때의 주안점

- 경과는 일과성인가, 진행성인가? 또는 재발과 관해를 반복하는가?
- 시간 스케일은? 병의 경과 및 진행을 일, 월, 년의 어느 단위로 보는가?
- 섭식연하장애 이외의 증상 유무, 특히 인지장애와 호흡장애에는 주의한다.
- 근본적인 치료법이 있는가, 증상대처법밖에 없는가?
- 진단은 확정되었는가?(신경근육질환은 확정 진단이 어려우며, 종종 추정진단 또는 의심진단을 내리기도 함)

- 4대 징후 : 진전(떨림), 근육강직, 무동, 자세반사장애
- 진행하면 자율신경장애, 인지장애, 정신증상 등의 비운동증상이 더해진다.
- 치료 : 레보도파, 도파민작용제(agonist) 등에 의한 약물치료인데 초기에는 약물에 대한 반응이 양호하다.

✻ 섭식연하장애의 특징과 훈련의 주안점

PD 중에는 폐렴으로 인한 사망이 가장 많고, 섭식연하장애는 예후를 규정하는 중요한 인자이다. 일반적으로는 PD가 중증일 때 섭식연하장애의 빈도도 높지만, 중증도와 섭식연하장애는 상관없다는 보고도 있다(Ali 등, 1996; Bushmann 등, 1989). 이것은 경증의 PD라도 섭식연하장애가 발생할 수 있다고 해석하는 것이 좋다. 항파킨슨약제가 추체외로 증상에 효과적인 한편, 섭식연하장애에는 효과적이라는 보고도 있고(Bushmann 등, 1989) 효과가 없다는 보고도 있어(Hunter 등, 1997) 아직 통일된 견해는 없다. 해부생리학적으로는 인두기보다도 수의성이 높은 선행기부터 구강기에 항파킨슨약제가 효과적인 것으로 추정된다.

PD의 섭식연하장애는 선행기에서 식도기까지 모두 나타날 수 있다. 섭식연하장애의 유형은 비특이적이라서, 특정한 소견이 PD의 섭식연하장애라고 진단할 수는 없다. 그것은 다른 신경근육질환도 마찬가지이다.

간접훈련으로서 입술, 뺨, 혀운동, 마사지, 칫솔질, 긴장이완, 연하체조를 실시한다. 이를 통해 근강직이나 자세의 이상에 대한 효과를 기대할 수 있다. 병이 진행하면 용모를 가다듬기가 어려워지므로, 구강케어를 제공하는 것도 고려한다. 최근에는 발성훈련(El Sharkawi 등, 2002)이나 호기근육강화훈련(Troche 등, 2010)의 효과가 주목되고 있다. 직접훈련으로는 음식물 형태의 선택이나 자세 조절이 중요하다. 본인이 느끼는 증상과 관찰되는 소견이 일치하지 않는 경우가 있고 무증상 흡인도 드물지 않으므로(Bushmann 등, 1989), 가능하면 VFS로 평가하면서 훈련을 진행하는 것이 바람직하다. 항파킨슨약제가 섭식연하장애에 주는 효과는 보고에 따라 다른데, 식사하기 30~60분 전에 항파킨슨약제를 복

용하는 방법은 시험해 볼 가치가 있다. 또한 레보도파의 흡수는 식사의 영향을 받기 쉬우므로 공복에 복용하는 것이 보다 확실한 흡수와 약효를 가져온다. 단, 메스꺼움 등 소화기 증상에 주의해야 한다.

2. 그 밖의 파킨슨증후군(Parkinsonism)

PD 이외에 진행성핵상마비(progressive supranuclear palsy : PSP)나 다계통위축증(multiple system atrophy : MSA) 등도 파킨슨 증상을 초래한다. PD와 그 밖의 파킨슨 증후군의 큰 차이는 항파킨슨약제의 반응성과 병의 진행 속도이다. 증상이 발생하면서부터 섭식연하장애가 나타나기까지의 기간은 PD가 130개월인데 비하여, PSP는 42개월, MSA는 67개월로 알려져 있다(Muller 등, 2001). PD와 그 밖의 파킨슨 증후군은 확실히 구별해야 한다.

PSP에서는 연구개와 혀안쪽의 사이가 닫혀있기 때문에 식괴를 인두로 보내는 것이 매우 오래 걸릴 수 있다(이치하라 등, 2002). 이 증상에는 리크라이닝 자세를 취하면 구강내 이송이 개선될 수 있다. 단, 경부근 긴장이상증에서 경추부가 너무 신전되어 있을 때에는 주의가 필요하다.

MSA에서는 자율신경장애에 의한 식도의 운동이상을 보인다. 식괴가 대량으로 식도에 정체되어 있는 경우가 있어서, 역류를 방지할 수 있는 식후 체위를 취한다. 또한 기립성저혈압이나 식후성저혈압에 의한 의식수준저하에 주의한다.

3. 근위축성측삭경화증(amyotrophic lateral sclerosis : ALS)

❋ 질환의 개요

- ALS에서는 운동신경의 1차 및 2차 뉴런이 선택적으로 침해된다.
- 전형적으로는, 상지의 근력저하에서 시작하여 하지로 진행하고, 그 뒤에 섭식연하장애나 호흡근 마비가 온다.
- 감각장애나 자율신경장애는 없지만 인지장애를 나타내는 사례도 있다.

- 효과적인 치료법은 없고, 진행이 빨라 증상발생 후 수년 내에 사망하는 예가 많다.

❃ 섭식연하장애의 특징과 훈련의 주안점

상지에서 증상이 발생하는 것이 많으나, 입과 관련한 증상으로 시작하는 사례도 약 20% 존재한다. 상위뉴런장애에 의한 가성구마비, 이차뉴런장애에 의한 구마비 모두가 나타나며, 구강기와 인두기의 여러가지 장애가 드러난다. 이전에는 구강기의 장애가 인두기의 장애보다 먼저 발생하는 것으로 알려져 왔으나(타야마, 1995), 실제는 인두기 장애가 선행하는 증례도 있고, 구강기와 인두기에 동시에 장애가 진행되는 증례도 있다. 체성감각장애가 없더라도 무증상흡인(silent aspiration)을 보일 수 있으므로 주의한다.

섭식연하장애에 한하지 않더라도 ALS의 중요한 특징은 진행이 빠른 것이다. 주 단위로 증상이 진행하는 경우도 드물지 않다. 따라서 근력강화를 목적으로 한 간접훈련을 실시하여 기능회복을 기대하는 것은 어려운 일이다. 주로 증상에 대처하기 위해 직접훈련을 실시한다. 구강기의 장애를 대처하기 위해, 위를 쳐다보고 구강내 식괴를 중력을 이용하여 인두로 보내고 그 후 턱을 당겨서 삼키는 연하법(dump and swallow)이 효과적일 수 있다. 목 주위 근력이 저하되어 위를 바라보고 삼키는 것이 어려울 때는 리크라이닝 자세를 취한 후 중력을 이용하여 식괴를 보내는 것이 개선되는지를 테스트해 본다. 구강내 이송 기능 개선에 설접촉보조장치가 효과가 있다고 언급되고 있으나, 진행이 빠른 ALS의 경우 장치를 제작할 시간여유가 없다.

상지의 근력저하 때문에 무리한 자세로 하는 식사는 흡인으로 연결되므로 보조기구를 적절히 사용하는 것도 중요하다. 특히 견관절 주위의 근력이 조기에 저하되기 쉬우므로 이같은 증상에는 스프링밸런서가 효과적임이 알려져 있다.

장기적으로는 필연적으로 경관영양을 해야 하지만, 강제폐활량이 예측치의 50% 이하이면 위루술에 따른 위험도가 증가한다(Miller 등,

1999). 필자의 병원에서는 그와 같은 증례에 대하여 코마스크(nasal mask)로 비침습적양압환기(NPPV)를 시행하며 PEG를 시술하고 있다(타니구치 등, 2017).

4. 길랑바레증후군(Guillain-Barre syndrome : GBS)

❋ 질환의 개요

- 바이러스나 세균의 감염이 있은지 며칠 내지 몇 주 후에 발생하는 염증성 신경질환이다.
- 주로 운동장애를 보이고, 감각장애나 자율신경장애를 나타낼 수도 있다.
- 증상은 1~2주간 진행한 후에 제일 심한 상태가 되는데, 그 후 서서히 개선된다.
- 치료는 혈장교환치료나 대량의 감마글로불린 치료가 효과적이며 스테로이드의 효과는 적다.
- 예후는 양호한 편이지만, 중증일 경우 후유증도 드물지 않다.

❋ 섭식연하장애 특징과 훈련의 주안점

삼차신경, 안면신경, 설인신경, 미주신경, 설하신경 중 어떤 것이라도 장애를 입을 수 있고 여러 가지 패턴의 섭식연하장애를 가져온다. 각 신경이 장애를 입는 빈도는 삼차신경이 0%~7%, 안면신경이 24%~46%, 설인미주신경이 13%~23%, 설하신경이 0%~5%라고 보고되었다(Loffel 등, 1977; Soffer 등, 1978; Samantray 등, 1977). 증상의 분포에 의해 어느 정도의 아형(subtype)이 있는데, 섭식연하장애를 가져오는 아형으로는 pharyngeal-cervical-brachial weakness (PCB)와 acute oropharyngeal palsy (AOP)가 알려져 있다. PCB는 경부와 상지의 근력저하도 가져오지만, AOP는 섭식연하장애 이외의 증상은 약해서 진단하는 데에 어려움이 있다.

GBS에서는 병의 시기와 중한 정도에 따라 섭식연하훈련을 시행하는 것이 주안점이다. 증상발생에서 1~2주간은 증상이 진행하므로 중

등~중증의 상태에서는 무리한 직접훈련은 하지 않고, 구강케어나 호흡물리치료에 머문다. 그 후 증상이 안정되면 직접훈련을 개시한다.

또 하나의 주안점은 호흡근마비가 존재한다는 것이다. GBS의 32%에서 인공호흡기가 필요하다는 보고가 있고(Cheng 등, 2004), 호흡근마비도 드문 증상이 아니다. 인공호흡기를 일찍 떼는 것은 어려운 경우가 많고, 조기에 기관절개를 시행한다. 호흡근 마비가 온 증례에서 병세를 꼼꼼하게 확인한 뒤에 직접훈련을 개시하는 것과 기관절개의 관리가 중요하다. 기관캐뉼러의 커프는 타액이나 식괴의 흡인을 완전히 막지 못하고 오히려 연하운동에 여러 가지 악영향을 미친다. 필자의 병원에서는 커프 달린 캐뉼러를 커프 없는 캐뉼러나 버튼형 캐뉼러로 변경한 후, 타액 흡인으로 폐렴에 걸리지 않는 것을 확인한 후에 직접훈련을 개시하고 있다.

5. 기타 말초신경장애

Fisher증후군은 GBS와 마찬가지로 감염으로 시작하여 수일 내지 수주 후에 일어나는 염증성 신경질환이다. 외안근 마비, 실조, 건반사 소실이 주 증상인데, 때때로 GBS(특히 PCB)와 증상이 겹친다. 섭식연하장애는 흔히 발생하는데 주로 연구개 마비를 보인다. 예후는 양호한 편이다(타니구치 등, 2014).

수두대상포진바이러스(VZV)에 의한 미주신경마비는 치료가능한 질환이라는 것을 잊지 말아야 한다. 안면신경마비를 동반하는 경우가 많지만, 단독으로 미주신경마비만 나타나기도 한다. 특징은 인후두나 귀 주위의 발진 및 해당 부위의 통증이다. 한쪽 인후두마비에 이와 같은 소견이 보일 때에는 면역학적 검사결과를 기다리지 않고 아시클로버(acyclovir) 또는 스테로이드를 투여한다. VZV에 의한 말초신경장애는 때로 발진이 나타나지 않는다(zoster sine herpete). Zoster sine herpete에 의한 미주신경마비는 발진이 없기 때문에 진단이 어렵고 인후통이나 귀통증이 진단의 단서가 된다(타니구치, 2006).

빈도는 낮지만 유육종증(sarcoidosis)이나 ANCA관련 혈관염도 미주신경을 포함한 다발성뇌신경마비를 초래할 수 있다. 진행이 빨라 GBS같은 경과를 밟을 수 있다. 치료법의 차이 때문에 GBS와의 감별이 필요하다.

6. 다발근염, 피부근염(polymyositis : PM/dermatomyositis : DM)

❋ 질환의 개요

- 주로 40~60세에 발생하며, 1 : 4로 여성이 많다.
- 주로 팔다리 주위 근육의 근력저하나 근육통이 주증상인데, 섭식연하장애를 수반하기도 한다. 호흡근마비는 적다.
- 그 밖에 Raynaud현상, 관절증상, 간질성 폐렴을 초래하는 경우도 있다.
- 치료는 기본적으로 스테로이드를 사용하고 반응은 양호한 편이다. 치료에 저항이 있을 때는 대량의 감마글로불린 치료를 시행한다.

❋ 섭식연하장애 특징과 훈련의 주안점

섭식연하장애의 빈도는 보고에 따라 다르지만 높은 것은 35%에 달한다(호시노 등, 1997). 섭식연하장애가 증상 초반에 시작되는 경우는 적고, 대부분 병이 진행하는 중에 나타나는 편이다. 팔다리의 근력저하는 스테로이드 치료로 개선되었음에도 불구하고 섭식연하장애가 도중에 나타나기도 한다(Porubsky 등, 1973).

PM/DM에 의한 팔다리 근력저하는 스테로이드 치료에 잘 반응한다. 섭식연하장애도 같은 약제로 개선될 수 있지만 다른 증상에 비해서는 개선이 불완전한 경향이 있다. 또한 스테로이드 치료에 의한 면역억제상태나 간질성 폐렴도 신경써야 한다. 즉 폐렴이 발생한 경우는 흡인성 폐렴인지 다른 요인에 의한 폐렴인지 신속히 감별해야만 한다.

PM/DM에서는 식도입구부가 잘 열리지 않는 개대부전을 보이기도 한다. 이것은 후두거상이나 인두수축이 잘 되지 않아서 식괴에 의해 생성되는 압력이 낮아지기 때문이기도 하지만, 윤상인두근의 반흔 구축(scar contracture)이 원인이 될 수 있다(Porubsky 등, 1973). 후자에는 풍선훈련법이나 윤상인두근 절제술이 효과적이다. 병태를 확실히 파악해서 치료법을 선택한다.

7. 근긴장디스트로피(myotonic dystrophy)

✽ 질환의 개요

- 상염색체우성유전을 따르며, 증상이 발생하는 연령은 15~35세가 많다.
- 유병율은 인구 10만명당 약 5명으로서, 성인의 유전성 근육질환 중에서 가장 많다.
- 증상은 근력저하, 근강직, 다장기장애(중추신경증상, 백내장, 내분비 이상 등)이다.
- 근력저하는 근위부근육과 원위부근육 모두에서 발생하나 원위부 근육에서 좀 더 심하게 나타난다. 인후두근육에도 장애가 발생하여 개비성(hypernasality, 콧소리)이나 섭식연하장애를 보인다.

✽ 섭식연하장애의 특징과 훈련의 주안점

부정교합이나 씹는 근육(저작근)의 근력저하로 씹기 장애를 보이는 경우가 많다(나카무라, 2004). 또한 구강케어가 불충분하여 치아를 잃는 경우도 있다. 구강케어나 보철 등의 치과적 접근이 중요하다. 인두기 장애에 대한 자각증상과 VFS의 소견이 항상 일치하지는 않기 때문에, 질병의 진행에 따라 VFS를 포함하여 확실한 연하기능검사가 필요하다. 식도기의 장애도 많은데, 식후의 체위조정 등으로 위식도역류나 인후두 역류에 대응해야 한다. 근긴장디스트로피는 성격변화나 지적 기능저하를 가져오는데, 독특한 고집이 생기는 경우가 적지 않다. 연하훈련을 시행할 때는 그 필요성을 끈기 있게 설명하여 이해를 구한다.

8. 기타 근질환

봉입체근염(inclusion body myositis)은 느리게 진행하는 근육질환의 일종으로 50대에 발병하는 경우가 많다. PM/DM과 달리 스테로이드

치료효과가 부족하고, 계속 진행하는 경과를 보인다. 손가락을 구부리는 근육이나 대퇴사두근의 근력 저하로 시작하며, 경과 중에 섭식연하장애를 보이는 경우가 많다. 식도입구부가 잘 열리지 않는 경우(개대부전)에는 윤상인두근 절제술(Oh 등, 2007)이나 풍선훈련법이 효과적이라는 보고가 있다.

중증근무력증(myasthenia gravis)은 안검하수(눈꺼풀이 아래로 처짐), 복시, 팔 주위 근육의 근력저하, 쉽게 피로해짐 등이 주 증상인데, 중증인 경우 섭식연하장애가 나타나기도 한다. 쉽게 피로해 지는 것과 하루 중에도 증상의 변동이 있는 것은 진단할 때 중요한 소견인데, 섭식연하장애의 측면에서도 그것을 염두에 두고 문진한다. 텐실론 검사(Tensilon또는 edrophonium 검사)는 민감도나 특이도가 우수하다. 섭식연하장애에서는 VFS중에 텐실론 검사를 시행하면 진단을 내리거나 연하훈련의 조건을 결정하는데 유용하다. 텐실론이 효과적일 때는 콜린에스테라제 억제제의 효과를 기대할 수 있으므로 식전에 이 약을 복용하게 하기도 한다. 전신형에서는 항아세틸콜린 수용체 항체(anti-AchR Ab)가 양성으로 나오는 경우가 많지만, 이와는 달리 항MUSK항체(anti-MUSK Ab)가 양성인 증례도 있다. 후자는 섭식연하장애를 보이거나 근무력증 위기(myasthenic crisis)를 잘 발생시키는 특징이 있다.

(야구치 히로시)

참고문헌

- 市原典子, 藤井正吾 : 進行性核上性麻痺の嚥下障害の評価と治療. 神経内科. 2002, 56(2) : 156-163.
- 木村文治, 藤村智恵子, 石田志門·他 : 筋萎縮性側索硬化症の進展様式—呼吸症状出現時正常に保持された四肢·球機能の検討. 臨床神経. 2007, 47(4) : 140-146.
- 谷口 洋, 藤島一郎, 前田広士·他 : 耳痛で発症し臨床経過からzoster sine herpeteが疑われた舌咽迷走神経麻痺の1 例. 耳鼻. 2006, 52(補1) : S71-S76.
- 谷口 洋, 井上聖啓, 楠 進 : フィッシャー症候群における球麻痺の検討. 嚥下医学. 2014, 3(1) : 75-78.
- 谷口 洋, 宮川晋治, 下山 隆·他 : 筋萎縮性側索硬化症における非侵襲的陽圧換気療法を併用した経皮内視鏡的胃瘻造設術の検討. 嚥下医学. 2017, 6(1) : 86-91.

- 田山二朗 : 筋萎縮性側索硬化症の嚥下障害—その機序と対策. 臨床神経. 1995, 35(12) : 1557-1559.
- 中村広一 : 筋強直性ジストロフィー患者の咀嚼障害と口腔ケアの問題点. 神経内科. 2004, 60(4) : 399-404.
- 星野　功, 岡本牧人 : 皮膚筋炎·多発性筋炎における嚥下障. 耳鼻臨床. 1997, 90(10) : 1163-1167.
- Ali GN, Wallace KL, Schwartz R, et al : Mechanisms of oral-pharyngeal dysphagia in patients with Parkinson's disease. Gastroenterology. 1996, 110(2) : 383-392.
- Bushmann M, Dobmeyer SM, Leeker L, et al : Swallowing abnormalities and their response to treatment in Parkinson's disease. Neurology. 1989, 39(10) : 1309-1314.
- Cheng BC, Chang WN, Chang CS, et al : Predictive factors and long-term outcome of respiratory failure after Guillain- Barré syndrome. Am J Med Sci. 2004, 327(6) : 336-340.
- El Sharkawi A, Ramig L, Logemann JA, et al : Swallowing and voice effects of Lee Silverman Voice Treatment (LSVT) : a pilot study. J Neurol Neurosurg Psychiatry. 2002, 72(1) : 31-36.
- Hunter PC, Crameri J, Austin S, et al : Response of parkinsonian swallowing dysfunction to dopaminergic stimulation. J Neurol Neurosurg Psychiatry. 1997, 63(5) : 579-583.
- Löffel NB, Rossi LN, Mumenthaler M, et al : The Landry-Guillain- barré syndrome. Complications, prognosis and natural history in 123 cases. J Neurol Sci. 1977, 33(1-2) :71-79.
- Miller RG, Rosenberg JA, Gelinas DF, et al : Practice parameter : the care of the patient with amyotrophic lateral sclerosis (an evidence-based review) : report of the Quality Standards Subcommittee of the American Academy of Neurology : ALS Practice Parameters Task Force. Neurology. 1999, 52(7) : 1311-1323.
- Müller J, Wenning GK, Verny M, et al : Progression of dysarthria and dysphagia in postmortem-confirmed parkinsonian disorders. Arch Neurol. 2001, 58(2) : 259-264.
- Oh TH, Brumfield KA, Hoskin TL, et al : Dysphagia in inflammatory myopathy : clinical characteristics, treatment strategies, and outcome in 62 patients. Mayo Clin Proc. 2007, 82(4) : 441-447.
- Porubsky ES, Murray JP, Pratt LL : Cricopharyngeal achalasia in dermatomyositis. Arch Otolaryngol. 1973, 98(6) : 428-429.
- Samantray SK, Johnson SC, Mathai KV, et al : Landry-Guillain- Barré -Strohl syndrome. A study of 302 cases. Med J Aust. 1977, 2(3) : 84-91.
- Soffer D, Feldman S, Alter M : Clinical features of the Guillain-Barr? syndrome. J Neurol Sci. 1978, 37(1-2) : 135-143.
- Troche MS, Okun MS, Rosenbek JC, et al : Aspiration and swallowing in Parkinson disease and rehabilitation with EMST : a randomized trial. Neurology. 2010, 75(21) : 1912-1919.

Ⅱ. 외상성뇌손상과 섭식연하장애

1. 외상성뇌손상의 개요

＊ 원인

외상성뇌손상의 원인으로는, 젊은 사람은 교통사고나 스포츠 외상이 많고, 고령자는 교통사고에 더하여 낙상이나 추락상 등이 있다. 젊은 사람은 남성에게서 많이 발생하는데, 이런 경향은 척수손상과 유사하다.

＊ 뇌손상의 병태생리

뇌손상의 병태생리에는 외상과 동시에 직접 뇌가 다치는 1차손상과, 일시손상이나 다발외상에 동반하여 전신상태가 악화된 계기로 발생하는 저산소, 뇌허혈, 뇌부종 등에 의한 2차손상이 있다. 1차손상에서는 뇌좌상이나 급성경막하혈종 등의 국소뇌손상과 미만성뇌손상(미만성축삭손상 등)이 있으나, 이런 것들이 혼재하는 경우도 있어 급성기 CT영상만으로는 손상부위나 정도의 판단이 어려울 수 있다.

＊ 증상

급성기에는 외상을 입으면서 의식장애가 문제가 되고 의식장애를 사용하여 중증도를 판별하는 경우가 많아서, GCS 8점 이하를 중증(severe) 뇌손상이라 정의한다. 의식장애가 중증인 경우나 의식장애가 길어지는 경우에 섭식연하장애가 생기기 쉽지만, 의식장애의 개선과 함께 섭식연하장애가 개선되는 경우도 많다.

외상에 동반하여 뇌실질뿐만 아니라 뇌신경에도 손상을 입는 경우가 있다. 그 발생기전으로서 외상충격에 따른 뇌의 이동에 의한 뇌신경으로의 충격, 두개저골절에 따른 뇌신경의 절단이나 압박, 신경주위의 출혈이나 부종에 의한 뇌신경의 압박 등을 생각할 수 있다. 뇌신경손상이 연하에 영향을 주는 경우도 종종 볼 수 있다[표 11-2].

다발외상의 경우 안면외상에 의한 구강기관의 운동장애, 경추손상에 따른 경추부의 고정 등도 연하기능에 영향을 주기도 한다.

급성기 이후에는 앞에서 서술한 것 외에 외상성간질이 발생하기도 하는데, 의식장애가 중증이며 지속될 때, 두개내 혈종이 발생할 때, 함몰골절이나 관통성뇌손상의 경우 등에서 발생율이 높다. 항경련제의 사용이 연하기능에 영향을 주는 경우도 있어 약제선택에 유의해야 한다.

고차뇌기능장애에서 실어증 등의 증상은 비교적 조기에 발견되나, 기억, 주의, 수행기능, 사회적행동장애의 경우는 급성기 이후에야 장애가 명확하게 드러나는 경우도 있어, 조기에는 진단하지 못하고 간과해 버리는 경우도 있다.

표 11-2 외상성 뇌신경손상에 따른 증상과 연하에 미치는 영향

뇌신경	특징	손상에 수반된 증상	연하에 미치는 영향
후신경	가장 많다	후각저하, 소실	미각의 저하 등
시신경	많다 (특히 시신경관 골절에서)	시력저하, 소실, 시야장애	음식물의 인식이나, 집어먹는데 영향
동안신경 활차신경 외전신경	두부외상의 3~4% (특히 외전신경마비) 전두부외상, 안와골절	안구운동장애 (복시)	음식물의 인식이나, 집어먹는데 영향
삼차신경	감각지가 손상되기 쉽다	안면의 감각장애, 통증, 교근의 힘빠짐	구강내에서 음식물 처리에 영향
안면신경	후신경 다음으로 많다 (측두골 골절로)	안면표정근의 마비, 미각장애	구강기의 장애
내이신경	안면신경손상과 합병하기 쉽다	난청, 이명, 어지러움, 안진, 평형장애	어지러움 등으로 구토를 유발하기 쉽다
설인신경 미주신경 부신경	뇌간부좌상에 합병	인두후두의 운동근군마비 감각장애에 수반하여 연하장애, 미각장애	구마비 같은 증상을 보일 수도 있다
설하신경	드물다	혀운동장애	구강기의 장애

* 두부외상에서는 Wallenberg증후군처럼 어느 한쪽으로 확실하게 치우친 구마비는 드물다.

2. 외상성뇌손상에 따른 섭식연하장애의 평가와 대응

외상성뇌손상환자를 대할 때는, 먼저 외상이나 급성기치료하의 전신상태와 의식상태를 포함한 신경학적 소견과 약물에 의한 영향 등을 평가하여 그 결과에 따라서 적절하게 대응방법을 결정할 필요가 있다.

❋ 의식장애를 동반한 경우

합병증에 시달리거나 부적절한 영양관리로 인해 저영양에 빠지기 쉽다. 열량 및 미량원소 등의 적절한 영양관리가 이루어지지 않으면, 감염이 발생하거나 비사용 증후군의 합병 등 이차적 장애로 연결된다. 의식장애가 있는 환자의 영양관리를 위해 정맥영양이 사용되는 경우가 많으나, 장관의 기능을 유지하고 안전한 영양관리를 위해서 가능하면 장관을 이용하는(use the gut) 경장영양도 조기에 고려할 필요가 있다.

의식장애가 길어지는 경우에는 흡인성폐렴은 요로감염과 함께 발생빈도가 높으므로, 영양관리와 함께 감염 예방에 신경을 써야 한다. 그 때의 구강케어는 기초적 연하훈련으로서도 중요하지만, 출혈경향이 있는 경우나 안면외상으로 입을 잘 못 벌리는 경우, 경구삽관시 등에도 치과위생사 등에 의한 전문적인 구강관리가 필요하다.

운동장애를 동반한 경우, 적절한 재활치료의 개입이 없는 상황에서 근긴장항진이나 바람직하지 않은 자세가 원인이 되어 관절의 움직이는 범위가 제한될 수 있다. 경부나 체간이 신전위가 되면 안전한 섭식연하에 필요한 '턱을 당긴 자세'나 '뒤로 기대어 앉는 자세'를 유지하기 어려우므로 섭식연하훈련의 방해요소가 된다. 또한 합병증으로 욕창도 생기기 쉽고, 저영양의 원인이 될 수 있다.

❋ 고차뇌기능장애를 보이는 경우

외상성뇌손상에 따른 고차뇌기능장애에는 기억, 주의력, 집행기능, 사회적행동장애 등의 여러 가지 장애가 있다. 이 경우, 인지기능을 중심으로 문제가 생기기 쉽다. 특히 한입양을 제한하는 방법, 여러 번 삼키기, 고개돌리기 연하 등의 재활치료 기술을 필요로 하는 경우에 이해하지 못하는 것은 물론, 도리어 스트레스가 되어 탈억제나 거부 등을 보여서 흡인이나 질식의 원인이 될 수 있다. 이를 대응하기 위해서는 환자 본인의 인지기능을 높이고 학습을 촉진하는 동시에 가능한 한 단순하고 안전한 섭식조건을 정해주는 등의 환경정비가 요구된다.

✻ 각종 약물이 투여되고 있는 경우

외상성뇌손상에 대하여 급성기부터 만성기(유지기)에 이르기까지 다양한 약물치료가 이루어진다. 특히 외상성간질을 예방하기 위한 항간질제나 탈억제 등의 고차뇌기능장애에 대한 향정신병약은 연하기능에 대하여 불리하게 작용할 수 있다. 따라서, 흔하게 처방되어 온 약물일지라도 그 사용과 관리는 신중해야 한다. (카타기리 노리마사)

참고문헌

- 片桐伯真 : 臨床編Ⅱ　1 章 2 外傷性脳損傷[才藤栄一, 植田耕一郎(監修) : 摂食嚥下リハビリテーション　第3 版]. 2016, 医歯薬出版, pp 297-302.
- 野手洋治·他 : 臨床解剖と神経症状 : 外傷性脳神経損傷. 救急医学. 1996, 20 : 631-637.

Ⅲ. 정신질환과 섭식연하장애

정신질환을 가진 환자도 그렇지 않은 환자와 마찬가지로 여러 가지 신체질환을 겪고, 섭식연하장애도 초래할 수 있다. 이는 정신질환 자체, 또는 그 치료에 따른 활동성 저하 및 진정·억제에 의한 비사용성(disuse) 변화로 더욱 조장된다. 한편, 조현병 등이 젊은 나이에 발병한 후에도 의학의 진보에 따라 고령까지 생존이 가능해지고, 치매·노인성 우울증 등 고령자에게 흔한 정신질환을 가진 환자도 증가함에 따라 노화로 인한 섭식연하장애도 증가하고 있다.

한편 항정신병약 자체의 부작용도 섭식연하장애를 초래하여 악화시키는 것이 알려져 있다. 진정작용, 항콜린작용, 추체외로 증상(Ruschena 등, 2003), P물질(substance P)의 저하에 의한 기침/연하반사의 저하(Nagamine, 2008) 등이 지적되고 있다. 각각의 약제의 대표적인 부작용을 [표 11-3]에 제시하였다.

실제 정신질환을 가진 환자는 9%~42%가 섭식연하장애를 보이고(Aldridge 등, 2012), 조현병에서는 37.8%가 액체의 흡인을 보이며 80.9%가 인두반사의 소실을 보이고(사이토 등, 2014), 질식사는 건강한 사람의 30배라고 보고되고 있다(Ruschena 등, 2003). 정신질환은 섭식연하장애의 중대한 위험 요인이라고 한다.

그러나 환자는 섭식연하장애를 자각하지 못하고 치료를 희망하지 않기도 하고, 의료진은 정신질환을 이해하지 못하고 경원시하여 섭식연하장애 재활치료를 받을 기회를 역으로 제한하기도 한다.

정신질환을 가진 환자의 섭식연하장애 평가는 보다 복잡한데, 여러 가지 문제점을 적절히 파악하면 대응이 가능하다.

먼저 선별검사 등의 검사를 시행하기 곤란하거나 섭식조건이 준수되지 않는 경우에는 임상적으로 평가하거나 받아들일 수 있는 식사 형태나 자세부터 결정하도록 한다. 시간과 노력이 요구되지만 그 가운데서 신뢰관계가 형성되기도 한다. 일단 신뢰관계가 성립되면 환자가 검사와 지도에 협력적이 되고 섭식조건을 엄밀하게 준수하는 경우도 있다.

다음은 약제의 조정이 필요하다. 나까무라 등(2013)은 섭식연하장

표 11-3 향정신성의약품이 섭식연하기능에 미치는 부작용

약제	작용
항정신병약	진정작용 타액분비의 저하 추체외로 증상 연하반사, 기침반사 저하
항불안제	진정작용 근이완
기분안정제, 항간질약	진정작용
항우울제, 항알레르기약	진정작용 타액분비의 저하

애가 발생하기 전부터 정형(typical) 항정신병약의 다제병용을 피하고 비정형(non-typical) 항정신병약을 단일제제로 투여하는 것이 경구섭취에 유리하다고 보고하였다(나까무라 등, 2013). 부작용을 일으키는 약제는 가능하면 중지하거나 서서히 감량 또는 변경하는 것이 바람직하나, 정신질환의 점진적인 악화가 섭식연하장애에 악영향을 끼치기도 하므로 정신건강의학과 의사와의 연계가 불가결하다.

이에 더해 신체기능이나 영양의 향상을 도모하는 것도 필요하다. 사이토 등(2014)은 조현병의 섭식연하기능은 ADL과, 흡인성 폐렴의 발생은 ADL이나 영양과 유의하게 상관이 있다고 보고하고 있다. 섭식연하장애나 이에 따르는 흡인성 폐렴은 전신상태에 영향을 미치고, 정신질환에 있어서도 마찬가지다. 신체적인 재활치료와 영양지원이 중요한 역할을 한다고 해도 과언이 아니다.

어떠한 접근법이라 하더라도, 정신건강의학과와 재활의학과 의료진 서로간의 이해가 부족하여 적절한 재활치료를 제공하지 못하는 현실을 개선하기 위해서는, 상호이해와 원활한 협력관계를 구축하는 것이 반드시 필요하다. 섭식연하재활치료는 다직종에 의해 이루어지는 것이며, 정신질환을 가진 환자에 대해서는 그 필요성이 더욱 크다고 하겠다.

(나카무라 토모유키)

참고문헌

- 斎藤　徹, 石井芝恵, 小池早苗·他 : 統合失調症の嚥下障害者における誤嚥をきたす要因の解析. 日摂食嚥下リハ会誌. 2014, 18(3) : 274-281.
- 中村智之, 藤島一郎, 片桐伯真·他 : 精神疾患を持つ患者における向精神薬の内服種類数·総量と摂食·嚥下障害の帰結との関係—高齢者を主な対象とした事後的検証. Jpn J Rehabil Med. 2013, 50 : 743-750.
- Aldridge KJ, Taylor NF : Dysphagia is a common and serious problem for adults with mental illness: a systematic review. Dysphagia. 2012, 27 : 124-137.
- Nagamine T : Serum substance P level in patients with chronic schizophrenia treated with typical or atypical antipsychotics. Neuropsychiatr Dis Treat. 2008, 4 : 289-294.
- Ruschena D, Mullen PE, Palmer S, et al : Choking deaths: the role of antipsychotic medication. Br J Psychiatry. 2003, 183 : 446-450.

12

중증심신장애아동의 연하장애치료

소아기에 연하장애를 초래하는 원인 질환은 연하에 관여하는 구조적 이상과 기능적 이상으로 크게 나눌 수 있다. 전자는 구강·인두 등의 선천성 기형(구개열등)이며, 후자는 각종 중추신경계 질환 및 신경근육 질환이 해당된다.

중추신경계질환 중 소아기(18세미만)에 발병하여 심한 지체장애와 중증지적장애가 함께 있는 상태를 중증심신장애아동이라고 부른다(소아기가 지나도 이렇게 부른다)[1]. 이는 복지법률용어로서 의학적 정의는 없지만 의료현장에서는 많이 사용되고 있다.

분류방법 중에는 요코지분류(공익사단법인 일본중증심신장애복지협회)가 있다 [그림 12-1]. 어디까지를 중증심신장애로 정할지 그 경계는 명확하지 않다. 필자의 시설에서는 A1～A4와 B1～B4를 중증심신장

						<지적발달>	<발달연령>
E6	E5	E4	E3	E2	E1	간단한 계산 가능	9세
D6	D5	D4	D3	D2	D1	간단한 문자, 숫자 이해 가능	6～9세
C6	C5	C4	C3	C2	C1	간단한 색상 및 수의 이해 가능	3.5～6세
B6	B5	B4	B3	B2	B1	쉬운 언어 이해 가능	1～3.5세
A6	A5	A4	A3	A2	A1	언어 이해불가	1세 이하
옥외보행가능	실내보행가능	실내이동가능	좌위유지가능	뒤집기가능	뒤집기불가능		

<이동기능>

<특기사항>

- C : 유의한 안검 운동 없음
- B : 시각장애(맹)
- D : 난청
- U : 양상지기능이 전혀 없음
- TLS : 완전감금상태

그림 12-1 요코지 분류

필자의 병원에서는 A1～A4와 B1～B4(그림 중 색이 짙은 부분)를 중증심신장애로 분류한다.

---

1) 원문에는 "중증심신장애아(자)"로 표현되어 있다(역주).

애로 판단하고 있으며, 이 중에서는 A1이 가장 많다.

유전자 이상, 태생기 이상, 주산기(周産期)이상, 후천성뇌장애 등 모든 병태가 원인이 될 수 있다. 경직성 마비와 추체외로성 운동장애가 혼합된 운동이상을 가진 경우가 많다. 이런 경우는 연하장애를 수반하는 경우가 많아 연하장애를 가진 소아환자 중 중증심신장애아동은 가장 흔한 유형이다.

I. 연하장애의 징후

1. 호흡곤란

연하시 호흡은 일시적으로 멈추고 호흡과 연하는 시간적으로 잘 조율되고 있다. 따라서 호흡곤란이 있으면 연하에는 불리하게 작용하게 된다. 호흡곤란은 중증심신장애아동에게는 흔히 볼 수 있으므로 관리상 중요한 문제이다. 대부분은 상기도의 기능성협착에 의한 것이다. 혀가 뒤로 밀려 기도가 좁아지는 경우(이것을 '설근침하'라고도 함)에 의한 인두부협착, 피열후두개주름연화(후두연화증의 일종)에 의한 후두부협착이 주요원인이다. 여기에 타액이나 기도분비물의 저류·흡인(연하장애로 인한)이 추가되어 호흡곤란은 심해진다. 이와 같이 흡인과 호흡곤란은 악순환을 형성한다.

빈호흡·함몰호흡·폐쇄성무호흡(대부분 수면시 악화)을 볼 수 있다. 천명(wheezing)은 상기도 협착에 의해 발생되지만, 타액이나 기도분비물의 인두부저류 때문에 습성(젖은 듯한) 천명이 되어 더욱 나빠진다. 단, 피열후두개주름의 연화가 있는 경우는 건성(마른) 천명이 되는 경우가 많다. 자세변화로 유발되는 기침은 타액의 흡인으로 사레가 드는 것으로 이해된다. 또한 청진에서 수포음이 청취되는 기관지 천식환자의 병태에도 흡인이 연관된 것으로 볼 수 있다. 이 경우에 흡인된 내용물로는 섭취한 음식만이 아니고 타액이나 역류한 위 내용물도 생각할 수 있다. 또한 중증심신장애아동의 기관지 천식 형태의 천명을 초래하는 또 하나의 원인으로는 기관연화증(tracheomalacia) 있다. 이는 무호흡 및 돌연사로 이어지므로 감별을 필요로 하는 병태이다.

중증심신장애아동들은 대부분 스스로 자세를 바꿀 수 없기 때문에 간병인이 자세를 관리한다. 이 때 호흡곤란을 줄이는 것이 최적의 자세를 규정하는 중요한 요인이다. 설근침하가 있는 경우 복와위(엎드려 누운 자세)나 측와위(옆으로 누운 자세) 자세가 유리하다. 이 자세는 섭식시 삼키는데 결정적으로 불리하고, 섭식 자세로 취하면 안 된다. 중증심신장애아동을 돌보는 자세로는 목을 뒤로 젖힌 자세를 취하는 경우가 많은데 이 자세는 호흡에는 유리하지만 흡인을 예방하는 데에는 불리하다. 또한 많은 중증심신장애아동은 나이가 들면 경추부가 신전자세로 구축되고 식사할 때 턱 당기기 자세(경부전굴 자세)를 취하는 것은 불가능해진다.

설근침하가 주원인인 경우에는 비인두에어웨이(삽관 튜브를 잘라 사용하는 경우가 많다)를 삽입하여 인두부를 넓히려고 하기도 한다. 비인두에어웨이를 삽입하면 연하할 때 인두부음압이 생기지 않으므로 삼키는데 불리하다. 깨어있을 때 삽입하면 오히려 타액 흡인이 증가할 가능성이 높기 때문에 수면시에만 적용하는 경우가 많다. 상기도 협착이 매우 심해지면 기관절개가 필요하다. 단순한 기관절개에서는 타액흡인이 악화될 가능성이 높기 때문에 현재는 후두기관분리술(laryngotracheal diversion)을 시행하는 것이 일반적이다.

2. 구강기관의 형태, 운동패턴

중증심신장애아동은 안정시에도 입을 벌리고 있는 경우가 많다. 나이가 들면서 턱 자체가 작아져서 입을 다물지 못하고 아래턱이 후퇴해 있는 경우가 많다. 이에 반하여, 강하게 입을 다물고 있어서 섭식시에 입을 열기가 어려운 경우도 더러 있다. 안정시에도 입을 벌리고 혀를 내밀었다가 입을 다물면서 혀를 집어넣기를 반복하는 경우가 있는데 이것은 침을 삼키는 것과 관련이 있는 것으로 보인다.

중증심신장애아동이 식사할 때 다음과 같은 구강운동이 나타난다. 이것들은 유아기 운동형태가 남아서 과장되어 나타나는 것으로 해석된다(Yokochi, 1997).

① 양쪽 입꼬리가 율동적으로 바깥쪽으로 이끌려 유아때 빠는 모양과 유사한 움직임

② 하악의 상하운동에 혀의 전후운동이 연결되어 함께 나타난다. 연하시에 입이 폐쇄되는 경우와 입을 연채로 그대로 있는 경우가 있다. 혀는 입술보다 앞에 나와 있는 경우('쩝쩝'하는 것처럼 보임)와 나와 있지 않는 경우(언뜻 "딱딱"하며 씹는 것같은 인상)가 있다. 연하를 할 때는 혀를 내밀고 입술보다 앞쪽까지 내미는 경우도 많다. 턱운동과 혀 전후운동에 의한 음식 넘기기와 삼킬 때 혀가 앞으로 나오는 움직임의 조합('혀 내밀고 삼키기' 또는 '설돌출연하'라고 한다)은 중증심신장애아동의 보상적 섭취패턴이다(Jokochi, 1996).

③ 턱이 좌우로 움직이는 것은 건강한 사람들의 저작에 해당하는 움직임이라 볼 수 있다. 턱을 과도하게 움직여서 부족한 혀의 운동을 보완하려는 것이라고 이해된다(무정위형 운동장애에서 자주 볼 수 있다).

3. 침흘림, 사레, 구토

침을 많이 흘리거나(유연) 저류된 타액에 의해 사레드는 증상이 보인다면 이는 침을 삼키는 기능이 불충분함을 나타낸다. 경구로 투여하는 액체와 타액을 처리하는 것은 서로 비슷하기 때문에 이 평가는 중요하다. 또한 자주 몸이 아픈 중증심신장애아동의 목구멍을 내시경으로 관찰하면 타액이 기관 안으로 유입되고 있는 것이 높은 비율로 확인된다. 이것이 확인되었다고 해서 모두 흡인성 폐렴을 빈번히 발생시키는 것은 아니기 때문에, 타액흡인의 병적 의미를 해석하는 것에는 신중해야 한다. 중증심신장애아동에게는 위식도역류(gastroesphageal reflux : GER)가 많고, 구토가 심해지면 경구섭취는 제한된다.

Ⅱ. 영양요구량

일반적으로 영양요구량은 표준 체중당 얼마로 설정된다. 표준체중은 키(신장)를 가지고 계산해야 한다. 그러나 중증심신장애아동들은 척추측만이나 관절변형 때문에 신장을 정확하게 측정할 수 없다. 이것을 보정하는 측정법이 고안되어 있으나 정확성이 떨어진다. 따라서 피하지방 두께로 영양상태를 평가하고 지방 두께가 적정할 때의 체중이 표준체중이라고 판단한다. 진료경험이 쌓이면 지방 두께가 적정한지 아닌지는 시진(inspection)만으로도 판단할 수 있고 이렇게 추정된 표준체중을 영양요구량의 기초로 한다. 지속적인 근 긴장도 항진이 있을 때는 이동기능에 제약이 많다 하더라도 많은 운동량 때문에 필요한 영양요구량이 증가한다. 또 항상 인공호흡을 시행하고 있는 경우에는 자발호흡을 위한 에너지가 필요 없으므로 필요한 영양요구량이 기초대사량 이하일 수도 있다. 이와 같이 중증심신장애아동의 영양요구량은 각각 큰 차이가 있다. 따라서 경험적으로 터득한 필요량을 기준으로 하여 안전하게 보정해 나가는 것이 현실적이라고 생각한다. 필요 칼로리는 40kcal/kg, 필요 수분량은 60ml/kg이 기준이 되는 경험치이다.

Ⅲ. 비디오투시연하검사(VFS)

흡인을 확인하고 인두잔류의 정도를 평가하는 것을 주된 목적으로 VFS를 시행한다. 중증심신장애아동은 검사에 대한 협조가 어렵기 때문에 전체적인 검사는 어려우며 식사 장면을 직접 관찰하는 것을 보충하기 위해 시행한다. 바륨을 첨가한 물, 걸쭉한 식품, 그리고 실제 음식(예를 들어 요구르트나 죽)을 주고 그 측면상을 투시하면서 비디오로 녹화한다. 몸을 뒤로 기울이는 각도, 고개를 앞뒤로 숙인 각도와 연하와의 관계에 특히 주의한다. 정면상이 필요할 수도 있다. 일본에 많은 후쿠야마형 선천성 근디스트로피에서는 한쪽 식도 입구 부분이 협착되므로 평가할 때에 정면상이 반드시 필요하다. 또한 VFS는 투시실 환경 내에서 특별한 자세로 1회만의 섭식이라는 제한된 정보로 그 사람의 섭식 전체를 가늠한다는 한계가 있다. 이 한계를 인식하고 결과를 해석해야 한다.

또, VFS에서 증명된 흡인의 임상적 의의는 중증심신장애아동과 일반 성인의 경우는 서로 다르다. 중증심신장애아동에게서는 VFS에서 흡인이 증명되어도 그 시점에서 과거에 흡인성 폐렴이 발생했던 적이 없는 경우가 적지 않다(흉부 CT에서 흡인성폐병변은 증명되더라도). 이런 경우에는 흡인과 함께 살아가는 것이다(물론 앞으로도 괜찮을지 여부는 알 수 없지만). 중증심신장애아동은 일반 성인보다 흡인에 대한 저항성이 있다고 간주하고, 대응방법을 검토해야 한다.

Ⅳ. 후두내시경, 연하내시경(FEES)

삼키기 전에 후두의 전체 모습을 관찰하는 것은 중요하다. 호흡곤란의 원인이 되는 피열후두개주름, 후두개 상태, GER을 시사하는 피열부위의 발적 및 종창에 대해서 특히 주목하여 관찰한다. 타액이나 기도 분비물의 저류와 흡인은 VFS에서는 관찰되지 않으므로 후두내시경에서 평가해야 할 중요한 점이다. 중증심신장애아동은 FEES검사에 협조를 할 수 없으므로 상세한 전체 검사는 어렵다. 그러나 실제 먹고 있는 음식으로 연하를 평가할 수 있고 연하 전의 식괴 상태, 인두잔류 상태를 입체적으로 파악할 수 있는 부분은 VFS보다 우수하다. 또한 물은 식용색소로 초록색으로 착색된 물로 검사한다.

Ⅴ. 경관영양법

음식물을 넘겨 보내는 상태가 매우 나쁘거나, 연하반사가 심하게 억제되어 있는 경우, 또는 흡인이 심한 경우는 경관영양을 적용한다.

VFS에서 사레를 동반하지 않는 무증상 흡인(silent aspiration)이 확인된 경우도 경관영양을 필요로 할 가능성이 높다. 경관영양은 코로 삽입하고 위에 유치하는 것을 원칙으로 하지만 큰 아이 또는 성인이 되어서는 위루로 바꾼다. 가능한 경우에는 간헐적 경관영양(식사할 때마다 튜브를 삽입)도 적용할 수 있다. GER이 심하다면 공장(ileum)에 삽입하거나 위바닥주름술(fundoplication)을 시행한다(많은 경우 위루 조성도 함께 시행한다). 경관 영양을 시작한 후에도 흡인성 폐렴이 반복되는 경우에는 후두기관분리술을 적용한다(기관절개술만으로는 타액흡인이 악화된다). 후두기관분리술 시행 후에는 흡인의 위험이 없으므로 경구섭취를 적극적으로 시도한다.

Ⅵ. 경관영양에서 경구섭취로 이행

경관영양 중에는 구강 운동을 향상시키기 위해서 훈련을 실시한다. 공갈젖꼭지를 물리거나 구강내를 손가락으로 마사지한다. 사레가 줄어들거나 침흘림이 감소하는 등 타액을 처리하는 능력이 향상되었다고 판단되면, 물같은 액체와 점도 있는 음식의 섭취를 시도해 본다. 필요한 수분을 비롯하여 대부분의 에너지를 경구로 섭취할 수 있게 되면 경관영양을 이탈(weaning)한다.

경관영양중인 환자 중에서 경관영양을 적용하는 원인이 되었던 섭식기능장애가 개선되었음에도 불구하고 경구섭취를 거부하는 경우가 있다(conditioned dysphagia 등 다양한 명칭으로 부르고 있으며, 확정적인 병명은 없다). 경구섭취에 대한 거부감과 경관영양에 대한 의존이라는 심리적 요인에 의한 것으로 생각된다. 유아기 이후 경관영양을 계속해 오고 있는 증례 가운데(중증심신장애아동 이외에도) 이와 같은 원인 때문에 경관영양을 지속하는 경우는 결코 적은 숫자가 아니다. 이 경우는 흡인의 위험이 적으므로 강제적, 단계적으로 경구섭취량을 늘리는 행동치료법으로 접근한다.

Ⅶ. 경구섭취 돌보는 방법

중증심신장애아동에게 좋은 섭식법은 ① 안전하게, ② 편안하게(혹은 빠르게), ③ 다양한 음식을 먹을 수 있는 조건이라고 할 수 있다. '안전하게'라는 말은 흡인의 위험이 무시될 수 있는 정도라는 것이다. VFS상 흡인이 있더라도 그것이 소량이고 사레를 동반하지 않으면 경구섭취를 금지하지 않는다. 음식을 편하게 먹는지 아닌지를 판단하는 것은 쉽지 않기 때문에, 빨리 먹으면 편하게 먹는다고 판단할 수 있겠다. 위의 조건을 충족시킨다면 굳이 건강한 사람과 똑같은 방법으로 먹을 필요는 없다고 생각한다. 기능적이라면 운동패턴이 비정상적이라고 하더라도 용인한다. 구체적으로는 설돌출연하를 전제로 한 섭취를 돕는 것이다.

1. 음식물 형태

대부분의 중증심신장애아동들은 저작을 할 수 없다. 일반적으로 중증심신장애아동은 수분이나 고형물의 섭취가 어렵고 걸쭉한(점도가 있는) 음식을 섭취하기 쉽다. 점도가 있는 음식이란 부드럽고 덩어리가 있으며 구강 인두 점막에 잘 부착하지 않는 것이다. 숟가락에서 툭 떨어지는 듯한 모양의 음식이 설돌출연하를 하는 중증심신장애아동들에게 가장 적합한 음식 형태라고 필자는 생각한다. 물에는 증점제를 첨가하여 앞서 기술한 것처럼 점도를 조절하여 투여한다.

가벼운 연하장애에서는 보다 고형화된 것(잘라서 나누어도 모양을 유지하며 스푼에 올라감), 약간 묽은 점도의 수분이 적합하다. 구강 안으로 음식을 집어 넣는 기능에는 장애가 심하지 않으나 삼키는 기능의 장애가 심한 경우(성인 연하장애의 대부분은 이에 해당한다)는 많은 음식이 인두로 보내지기 때문에 점도를 엄격하게 조정할 필요가 있다. 또한 구강 안으로 음식을 공급하는 능력에는 심한 장애가 있지만 삼키는 기능에는 장애가 가벼운 무정위형(athetoid)운동장애의 경우는 삼키기 쉬운 음식을 우선 제공한다(이 경우 스스로 목을 뒤로 젖혀서 중력을 사용하여 음식을 떨어뜨린다). 조롱박오목에 잔여물이 많은 경우에는 이를 씻어낼만한 물 형태의 음식을 간헐적으로 흘려주는 것이 효과적일 수 있다. 잘게 썬 음식은 식괴를 만들기 어려우므로 죽과 캐러멜 이외에는 주어서는 안 된다.

2. 식사 자세(섭식체위)

흡인을 방지하기 위한 관점에서는 몸통(체간)보다 목을 앞으로 숙인 자세(경부전굴위)가 유리하다. 음식덩이를 넘겨 보내는 관점에서는 목을 뒤로 젖힌 자세(경부신전위 또는 경부후굴위)가 유리하다. 섭식에 가장 적합한 체간각도와 경부전후굴 각도는 그 사람의 음식물을 목으로 보내는 능력과 연하능력의 균형에 따라 다르며 일률적으로 결정하기 어렵다. 중증심신장애아동은 호흡곤란을 동반하는 경우가 많으나, 경부후굴위가 호흡을 하기에는 유리하다. 또 대부분의 중증심신장애아동들은 경부후굴위가 안정을 취하기 쉬운 체위이다. 이 때문에 자세유지가 보다 쉽다는 점을 고려한다면, 몸통도 뒤로 기울이고 고개도 뒤로 젖힌 자세가 최초로 취하게 할 섭식자세로 좋을 것으로 생각한다(대부분의 어머니들이 아이를 안고 식사를 하는 것이 바로 이런 자세다). 하지만 이 체위에서 흡인이 문제가 되면 목을 앞으로 구부려야(경부전굴위) 한다. 이때, 입안에서 목으로 음식을 보내는 것(송출)이 어려워지고 입에서 음식이 쉽게 흐른다는 점을 명심해야 한다. 단, 나이가 들어가면서 대부분 경부신전구축(extension contracture) 때문에 경부전굴위는 취하지 못하므로 경부후굴위가 섭식자세가 된다. 구강 안에서 음식의 이송능력은 저하되어 있지만 연하능력이 상대적으로 양호한 경우에는 똑바로 누운 자세가 섭식자세로 효과적인 경우도 있다.

3. 투여법(먹이는 법)

음식 형태마다 내려보내기 쉽고 삼키기도 쉬운 가장 적합한 1회 섭취량이 존재하기 마련이다. 이것은 각 대상자의 섭식능력에 따라 달라진다. 이는 경험적으로 결정할 수밖에 없다. 저하된 내려보내기 능력을 보충하기 위해 음식물을 입 안에 넣을 때 음식을 넣는 부위는 혀 안쪽(깊은 곳)이 좋을 것이다.

많은 중증심신장애아동들이 설돌출연하 패턴을 보이는데, 혀는 앞뒤로 움직이고 턱의 위아래운동에 의해 음식물이 앞으로 밀려나가고 입밖으로 흘러나온다. 이를 막기 위한 돌봄 기술로서 혀 안쪽으로 음식물을 넣어주면 음식물의 이송을 효과적으로 보조할 수 있다. 이 패턴은 중증심신장애아동에게 유용한 보상적 섭식패턴으로 받아들여지고 있다. 턱 운동을 억제하고 강제로 입술을 닫게 만드는 것은 어려운 일이기도 하고 섭식효율도 떨어지므로 유용하지 않다고 생각한다.

(요코지 켄지)

참고문헌

- 公益社団法人日本重症心身障害福祉協会ホームページ
  http://www.zyuusin1512.or.jp/gakkai/yokochibunrui.htm
- Yokochi K : Tongue thrust swallowing in severely physically disabled children. Brain Dev. 1996, 18 : 242-244.
- Yokochi K : Oral motor pattern during in severely physically disabled children. Brain Dev. 1997, 19 : 552-555.

13

연하장애에 대한 구강 및 인두의 수술적 치료

Ⅰ. 윤상인두근절제술

윤상인두근은 안정시에 수축(식도입구부폐쇄)하고 있다가, 인두기 연하시에 순간적으로만 이완(식도입구부 개대)한다 [그림 13-1]. 상부식도괄약근이라고도 부르며, 위식도-인두역류를 방지하는 기구이기도 하다. 윤상인두부 식괴 통과장애를 치료하기 위해서 윤상인두근절제술 시행을 고려할 수 있다. 식도입구부를 통과할 때 저항을 줄여 주어서 식괴의 통과성을 향상시킴으로서 연하기능이 호전되는 것을 기대할 수 있다. 그러나 수술 후에 위식도 역류가 높은 빈도로 발생하며, 몸을 굽히는 동작 등 복압이 상승하는 것만으로도 불쾌한 역류증상(명치 부위의 통증, 신물, 악취)을 나타낼 수 있고, 역류물이 흡인되어 폐렴으로 이어질 수 있으므로 충분한 주의가 필요하다.

윤상인두부 식괴 통과장애에는 주로 ① 윤상인두근 이완부전(근육염, 반흔성 협착 등), ② 윤상인두근의 근긴장도 증가, ③ 후두거상 부전, ④ 경추질환이나 종양 등에 의한 기질적 협착 등의 병태를 생각할 수 있다. ①과 ②의 경우는 본 수술만 시행하더라도 어느 정도 연하기능을 개선하는 효과가 있을 것으로 기대되나, ③이나 ④의 병태에는 본 수술만으로는 효과가 제한적이거나 없다. ③에는 후두거상술을 함께, ④에는 뼈돌기절제술을 함께 시행하는 것을 검토한다(카나자와, 2016).

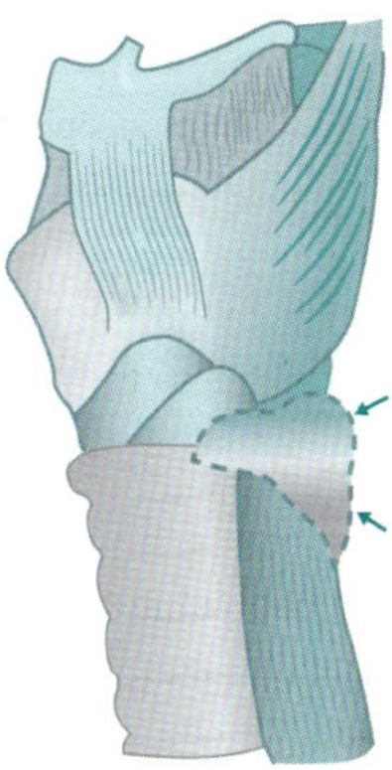

그림 13-1 윤상인두근

원래 소개된 방법은 윤상인두근절단술(cricopharyngeal myotomy)인데, 현재 많은 임상의들이 보다 확실한 효과를 얻기 위해 윤상인

표 13-1 윤상인두근절제술의 접근법

	외측절개 윤상인두근절제술	내시경적 윤상인두근절제술	윤상인두근기시부 절단술(transection)
방법	외측절개 식도 풍선으로 팽창시켜 윤상인두근 외층부터 접근	직접후두경으로 보면서 Posterior Bars를 명확히 확인하고 윤상인두근내측에서 접근	외측절개 윤상연골을 따라 등쪽에 박리 주로 성문 폐쇄술과 병행
	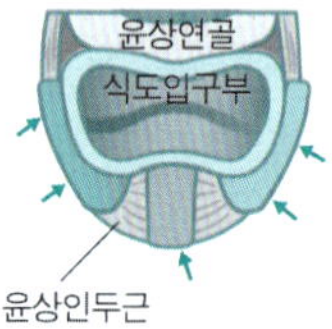	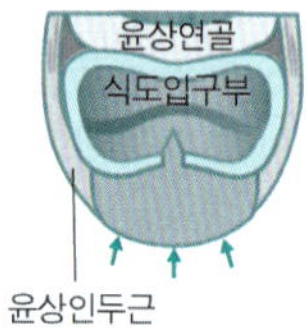	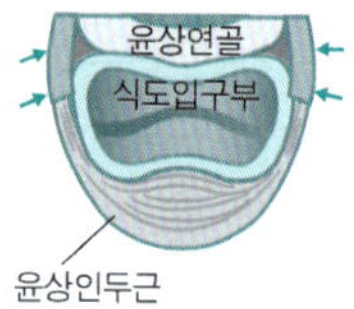 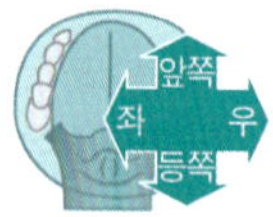
장점	• 시행 불가능한 케이스가 적다	• 확실히 보면서 수술을 계획 • 확실한 효과	• 국소마취로 실시가능 • 확실한 효과
단점	• 가장 침습적인 방법 • 식도천공, 반흔구축 • 효과가 불확실한 경우가 있다 : 잔존근육	• 실시 불가능한 경우 있음 • 식도천공, 종격염	• 되돌이후두신경손상 : 성문폐쇄술이 오히려 효과적인 대응이 됨
효과	불확실	확실	확실

두근절제술(cricopharyngeal myectomy)를 자주 시행하고 있다. 임상 평가결과에 기초하여 본 수술을 한쪽(편측)에만 시행하거나 양측에 시행한다. 수술할 부위로의 접근법에는 3가지가 있다 [표 13–1].

원래 소개된 수술법은 전신마취하에 외측 경부를 절개하는 것으로 시행되었으나(Kaplan, 1951), 최근 전신마취하에 경구 후두미세수술(내시경적 윤상인두근 절제술, endoscopic cricopharyngeal myotomy)(Halvorson 등, 1994; Chitose 등, 2011)을 실시하고 있다. 이 밖에 필자는 흡인방지 수술시 국소마취하에 윤상인두근 기시부(근부착부)를 박리하는 방법(카나자와, 2012)을 고안하여 시행하고 있다 [그림 13–2].

필자는 연하기능 개선을 목적으로 본 수술을 시행하는 경우에는, 경구 후두미세수술로 양측 절제를 우선 시행하고 있다. 이와 같이 수술할 경우 수술장에서 윤상인두근에 의한 통과저항이 사라진 것을 촉진으로 확인할 수 있다는 것이 큰 장점이다. 단점으로는 개구 장애, 경부 신전 제한, 소악증(작은 턱), 후두가 너무 아래쪽에 위치하는 후두하수 등에 의해 수술시야를 확보할 수 없는 경우가 있다는 점이다. 또한 윤상인두근층 아래쪽의 협인두근막이 손상되면 하강성 종격동염(매우 위험한 감염증임)으로 이어질 수 있는 위험이 있다.

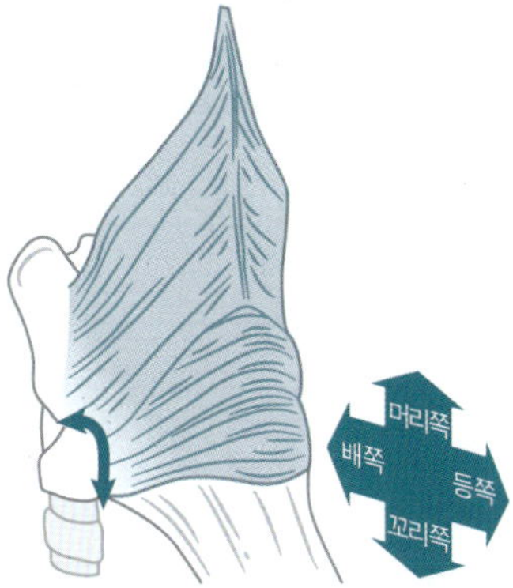

그림 13-2 윤상인두근 기시부 절단술

Ⅱ. 후두거상술

삼킬 때 후두는 앞, 위 방향으로 들어 올려지고 설골은 전, 후 방향으로 움직이며 그 후에 후두가 하강한다. 설골상근육군(suprahyoid muscle group)의 활동이 주로 일어나지만 설골하근육군도 복합적으로 작용하고 있다. 후두가 들어올려질 때 후두에 부착하는 윤상인두부도 전방으로 견인되어, 식도입구부가 열리는 것에 기여한다. 후두거상부전의 원인으로는 주로 ① 설골상근육군의 마비(구마비 등), ② 두경부암 치료 후 등의 의원성 장애(반흔 등에 의한 가동범위 제한), ③ 저영양이나 쇠약에 의한 근력저하 등의 병태를 생각할 수 있다(카나자와, 2016). ①은 수술하기 전에 보상적 기법 또는 기능 훈련을 통해서 호전될 수 있는지 판단해야 한다. 구마비에서는 마비측의 후두거상이 감소되기 때문에 후두가 한쪽으로 기울어지는 것처럼 거상되는 경향

표 13-2 후두거상술

	갑상연골설골고정술	갑상연골하악골고정술	갑상연골설골하악골고정술
	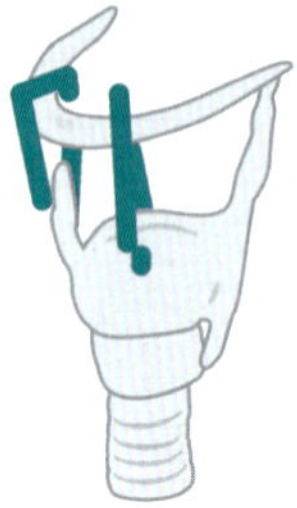	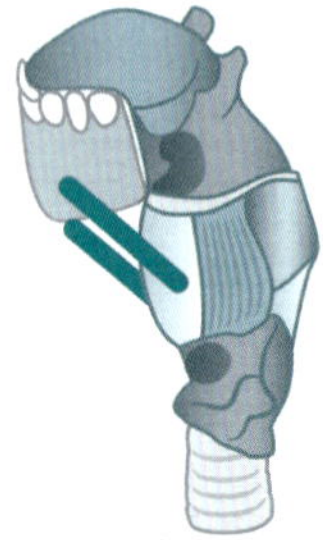	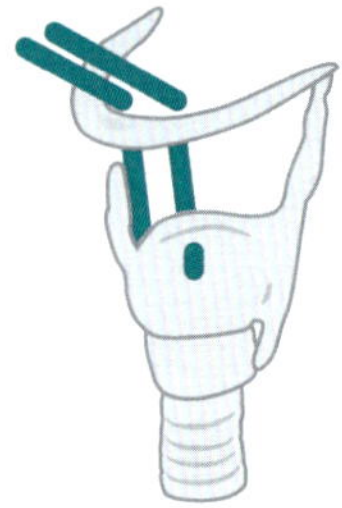
고려점	• 침습정도가 가장 낮다. • 후두거상 효과가 가장 적다 • 기관절개술 없이 시행가능	• 설근부가 가깝다. • 혀의 후방운동이 유지되어 있는 경우에는 인두기 연하를 방해하지 않는다. • 혀의 전방운동은 방해됨	• 후두거상효과가 가장 큼 • 혀의 후방운동을 방해하기 때문에 연하 시 구출압이 저하됨 • 주로 타나하시법에 효과적임

이 있어서 이것을 수술로 교정한다. ②는 수술 후 흉터나 화학방사선 치료 후 반흔이 많은데 대부분 치료하기 어렵다. 본 수술을 시행할 때는 반흔조직을 절제하여 수동적으로 후두를 거상하는데, 효과에 한계가 있고 혈류장애로 인해 수술 후 창상치유가 지연되는 경우가 많아 수술을 적용하기가 매우 어려운 경우도 있다. ③은 영양상태를 개선하고 기능훈련을 먼저 실시한다.

후두거상술에는 갑상연골설골하악골고정술(Naffiziger 등, 1948; 平野, 1976) 갑상연골하악골고정술, 갑상연골설골고정술(Denecke, 1961) 등이 있다 [표 13-2].

고령자에서 후두가 아래쪽으로 내려가는 '후두하수'에 대해서 갑상연골설골고정술을 시행하는 병원도 있다. 후두거상부전에 대하여 갑상연골설골하악고정술과 갑상연골하악골고정술 중에 선택하는데 있어서 일정한 견해는 없다. 필자는 연하반사를 일으킬 수 있고 인두기 연하압이 비교적 유지되는 증례에는 갑상연골하악골고정술을 선택하여 설골의 가동성을 지켜내는 쪽이 연하에 유리하다고 생각하고 있다. 한편 필자가 수술을 하는 경우는 후두거상부전과 함께 인두수축력의 저하도 분명하여 설근의 후방운동을 보존하는 것보다 설골의 전방운동을 확실히 보상할 있도록 갑상연골설골하악골고정술을 시행하는 것이 대부분이다. 이 경우, 연하반사를 일으키지 못하는 경우에는 턱 내밀기 연하법을 사용해서 수의적으로 상식도입구부를 열어 중력을 이용하여 식괴를 식도로 삼킨다(이른바 타나하시법)[1](타나하시, 1976).

연하반사를 일으킬 수 있는 인두수축력이 있어서 연하를 할 수 있는 경우는, 수술 후 비교적 신속하게 경구섭취를 늘일 수 있는 경우가 많다. 한편 턱 내밀기 연하법을 사용해서 중력에 의한 낙하로 경구섭취하는 경우는 식괴가 한입 통과하기까지 긴 시간이 필요할 뿐 아니라 음식 형태, 섭식자세도 종종 제한된다. 이와 같은 케이스에는 한끼를 다 먹으려면 대부분 40~60분 이상 걸린다. 턱을 내미는(하악돌출)의 타이밍을 습득하는 재활치료기간은 증례마다 다양한데, 수술 후 바로 뭐든지 먹을 수 있는 것은 아니다. 수술 전에 수술 후 경구섭취의 음식형태, 식사시간, 섭식 자세, 예상되는 재활치료기간을 가능한 구체적으로 환자에게 설명하고 이해시켜야 한다. 실제 수술을 위해서는 수술 후 재활치료가 가능한 의료환경과 환자 교육, 환자의 이해와 의욕이 요구된다.

갑상연골설골하악골고정술, 갑상연골하악골고정술에서는 후두강이 약간 좁아지기 때문에 필수적으로 기관절개술을 함께 시행한다. 수술 후 후두의 부종이 경감된 후에 조기에 기관공을 폐쇄하는 경우도 있고, 수술 후 연하훈련이 순조롭게 진행된 것을 확인한 후에 기관공을 다시 막기도 한다.

후두거상술, 윤상인두근절제술은 연하기능 개선수술로 불리우고 있지만, 실제 연하 기능을 개선하는 것이 아니고 불가역적인 장애를 극복하는 수단이다. 또한 연하 효율을 개선함으로써 흡인의 위험을

---

1) 제 6장, '2. 턱 내밀기 또는 경부돌출법' 참조(p.156)(역주)

낮추기도 하지만 흡인을 완전히 방지하는 것은 아니다. 즉 흡인해도 기침으로 객담을 배출하지 못하는 케이스에는 본 수술을 적용하기 어려운 경우도 있다. 수술 전부터 중증의 위식도역류가 있는 경우는 수술 후 더 악화되어 폐렴이 발생하거나 사망하는 경우도 보고된다.

Ⅲ. 후두개관 형성술

후두개를 통모양으로 봉합하여 가장 높은 곳에 작은 구멍을 형성하는 수술이다 [그림 13-3]. Biller가 설암에 대해 혀 전체을 적출하면서 흡인을 예방하는 목적으로 시행하여 처음 보고하였다(Biller, 1983). 현재는 대부분 뇌혈관장애 등에 의한 연하장애의 경우에 적용한다. 성대를 침습하지 않아서 수술 후에 발성이 가능하다.

1. 수술 적응증

적용이 가능한 케이스는 아래 3가지이다.

- 무증상 흡인 또는 지속적인 다량의 타액흡인이 있음
- 음성 기능을 어느 정도 보유하고 있음
- 환자가 발성과 경구 섭취 모두에 높은 훈련의지가 있음

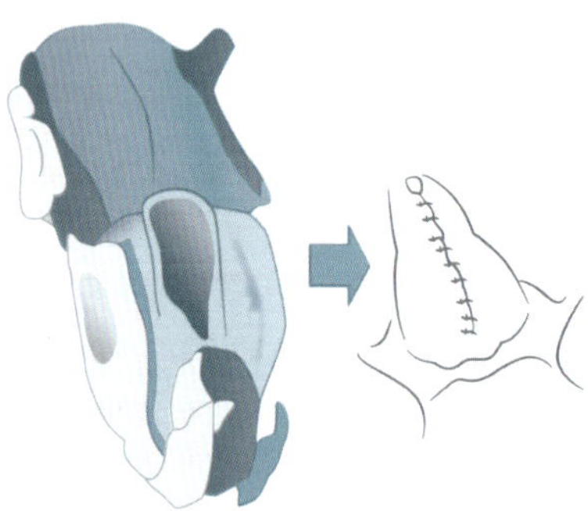

그림 13-3 후두개관 형성술(왼쪽 뒤쪽에서 비스듬히 바라 본 인두강의 모식도)

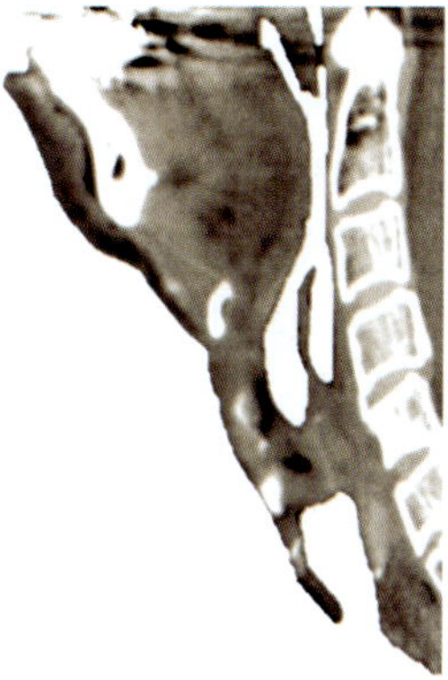

그림 13-4 수술 후 CT 시상단면 (sagittal section)

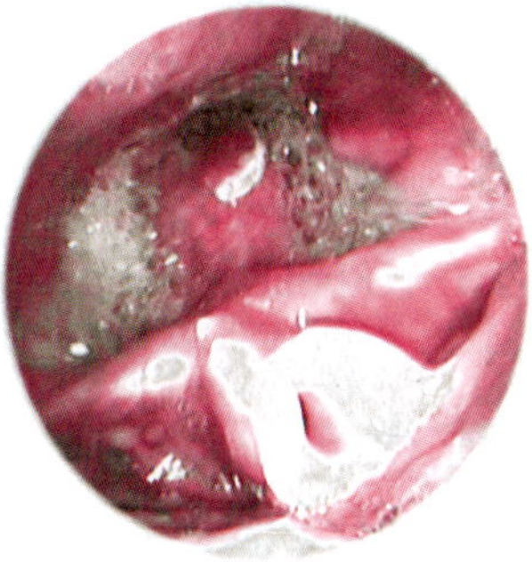

그림 13-5 수술 후의 후두내시경 소견

또한 보존된 음성기능을 가장 온전히 사용할 수 있는 요소는 아래 세 가지이다.

- 고차뇌기능장애나 치매가 없음
- 현저한 구음장애가 없음
- 발성시에 영구기관공을 손으로 막을 수 있는 정도로 팔의 운동기능을 유지하고 있음

2. 수술의 실제

수술은 전신마취로 진행한다. 설골의 높이에서 피부를 가로로 절개하고, 설골을 보존하며 설골 바로 아래서 인두강으로 들어간다. 이 방법으로 수술시야를 충분히 얻고, 설골 주위에 사강(dead space)을 만들지 않고 인두피부루의 위험을 낮출 수 있다. 또 후두거상술 중에도 본 접근법을 사용할 수 있다(카나자와 등, 2010).

후두개관의 형성은 흡수봉합사(absorbable suture)를 사용하여 갬비(Gambee) 봉합(소화관 문합에 사용하는 수기로, 점막하층과 근층 각각의 층이 맞도록 하여 한 번에 봉합하는 방법)을 시행한다. 절개면을 닫을

때, 후두거상술을 함께 시행한다(카노 등, 2004). 이 수술로 후두입구가 머리쪽으로 올라가서 위치하게 되면서 그 지름이 현저하게 좁아지므로 피열간절흔이나 피열후두개주름을 넘어서 흡인되는 것을 막을 수 있다. 또한 원래 조롱박오목에 해당하는 하인두의 용적이 크게 확대된다 [그림 13-4, 5]. 식도입구부 기능부전이 있으면 윤상인두근절제술을 함께 시행하는 것을 고려할 필요가 있다.

3. 수술 후

경구섭취는 수술 후 경과에 문제가 없으면 약 1주일 후부터 시작한다. 호기압에 의해서 후두개관 봉합부위가 벌어지는 위험을 줄이기 위해서, 수술 후 약 1 개월 동안은 커프가 있는 기관 캐뉼러를 사용하면서 발성을 금지해야 한다.

본 수술은 연하기능 개선수술과 흡인방지수술의 중간적 위치에 있는 것으로 보인다. 연하기능 개선수술이란 후두의 음성 기능을 지켜내며 삼킬 수 있게 하는 수술(요시다, 2001)이며, 그런 의미에서 본 수술은 연하기능 개선수술로도 부른다. 단, 다른 연하기능개선수술과 다른 점은 영구기관공이 필요하다는 것이다. 본 수술은 흡인을 완전히 방지하는 것이 아니며 기도 분비물의 배출과 제거는 기관절개공을 통해서 하게 된다. 기관 캐뉼러를 삽입하지 않는 것이 삶의 질이 더 높기 때문에 영구기관공은 엄지손가락 크기 정도로 크게 형성한다 [그림 13-6](카노 등, 2008). 이미 기관절개술이 되어 있는 경우는 기관공 확대성형술을 시행한다. 발성할 때 손을 사용해서 기관공을 막는 것에 어려움이 있다면 이 때에는 Provox Free Hands, HME [그림 13-7] 등을 기관공 주위 피부에 붙여 사용하는 방법도 있다. 장점이라면 기관공을 손으로 막지 않고 발성할 수 있는 것이다. 한편, 장치가 비교적 고가이고, 때로 부착면이나 기관공 주위에 피부트러블을 초래하는 것이 어려운 점이다.

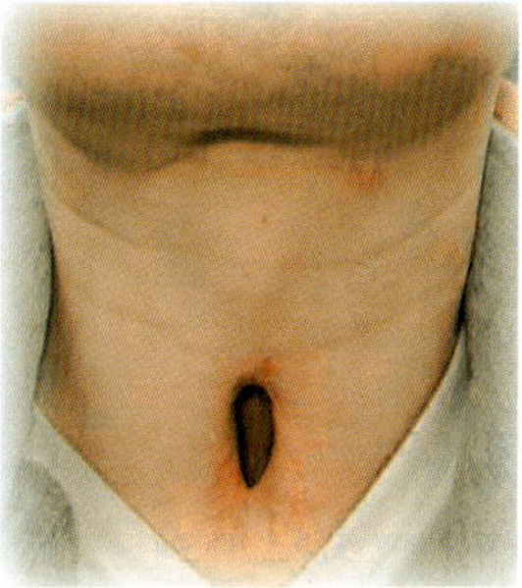

그림 13-6 영구기관공

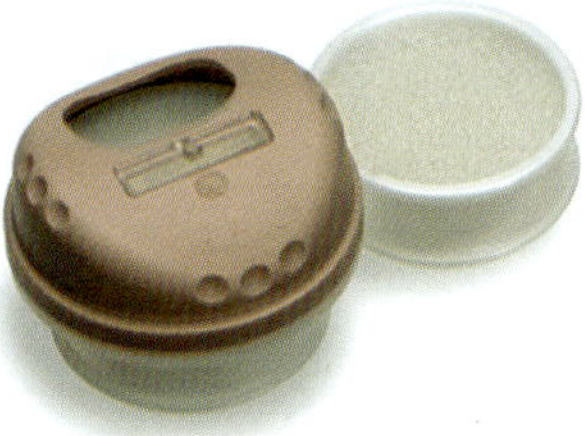

그림 13-7 Provox FreeHands HME (Atos Mecical)

Ⅳ. 연하에 관련되는 음성의 수술

연하장애(특히 구마비)는 종종 음성의 장애를 동반한다. 여기서는 음성에 대한 수술에 관하여 간단히 설명한다.

1. 음성장애와 섭식연하장애

음성은 정상적인 물성의 양측 성대가 내전되어 적절한 위치에 있고, 적당한 긴장(성대를 현에 비유할 때 줄이 팽팽한 상태)을 가진 곳에 안정된 호기류(날숨의 기류)가 통과함으로써 얻어진다. 어떠한 원인에서건 이런 상태를 얻을 수 없을 때 음성장애가 초래된다. 성대의 불가역적인 물성 변화(종양, 의원성 반흔, 이물질 등) 때문에 생기는 음성장애는 치료하기 어려운 경향이 있다.

연하시에는 양측 성대가 확실하게 내전되면서 성문을 폐쇄시켜 물리적으로 흡인을 방지한 다음, 인두기 연하압이 높아진다. 기도 분비물을 객출할 때도 강한 호기압(성문하압)을 얻기 위해서는 확실한 성문폐쇄가 필요하다. 섭식연하장애환자는 후두마비나 호흡기 질환이 동반되는 경우가 흔하고, 장애의 주된 요인이 되거나 기존 장애를 더 악화시키는 원인으로 작용한다. 연하장애를 가져오는 후두질환의 대

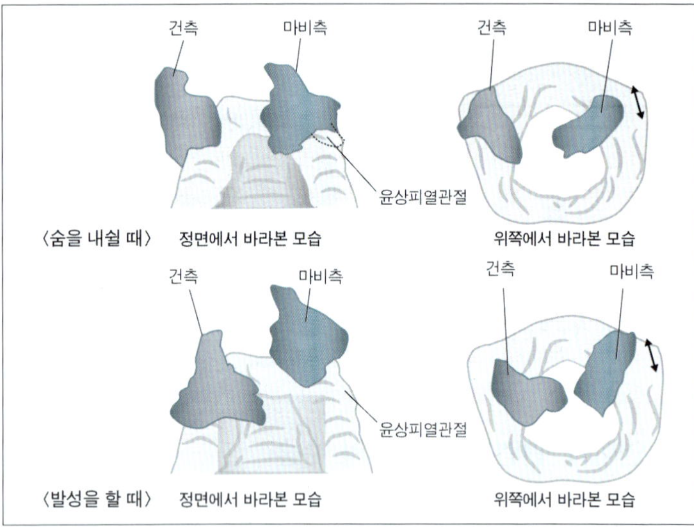

그림 13-8 **후두마비에서 피열연골의 움직임**(3D-CT)(히라마츠 등, 2006)

다수는 성문폐쇄부전 때문에 생긴다. 이 성문폐쇄부전을 해소하기 위한 하나의 수단으로서 기능적 후두 수술(一色, 1977)이 있다.

2. 음성의 수술방법

성문폐쇄부전을 개선시키는 음성 수술은

- 성대내(內) 주입술 : 성대 또는 거짓성대 사이에 물질을 주입하는 방법
- 후두골격수술(laryngeal framework surgery) : 성대에는 직접 침습하지 않고 성대의 위치를 이동시켜 긴장도를 조정하는 방법
- 신경지배재건술 : 마비된 되돌이후두신경에 목신경고리(ansa cervicalis)를 문합하여 갑상피열근 등의 신경 재지배(reinnervation)를 도모하는 방법

으로 크게 나눈다. 이론상 성대내 주입술은 성대를 안쪽(내측)으로

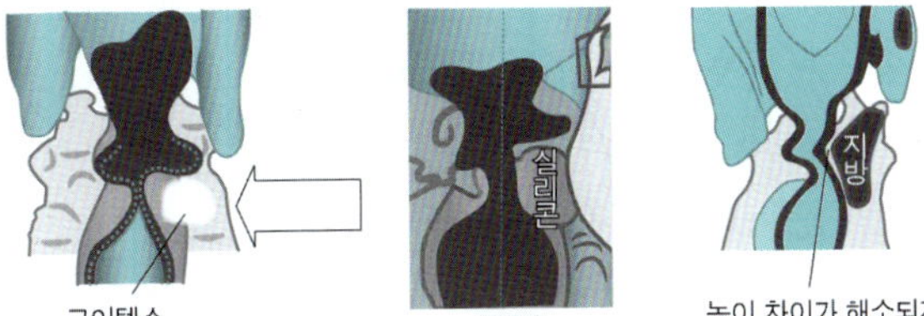

그림 13-9 후두의 관상면 3D-CT(히라마츠 등, 2010)

이동하는 수술(내방이동술)이며, 후두골격수술은 성대를 내측으로 이동시킴과 동시에 성대를 내전(adduction)시킬 수 있다.

1) 성문폐쇄부전의 병태생리

성대의 운동은 정중위(내전했을 때)로부터 측위(외전했을 때)까지 수평방향 뿐만 아니라 수직방향으로도 움직이는 3차원적인 것이다. 특히 성대마비에서는 마비 위치에 따라서 양측 성대간에 수준차가 발생하거나 성대가 긴장을 잃어버려서 날숨의 기류에 의해 머리쪽으로 불려 올라오는 현상(flaccid anytenoid, 이하 FA)이 자주 발생하고, 수직방향의 성문폐쇄부전도 생긴다 [그림 13-8](도카시키 등, 2007; 히라마츠 등, 2006). 이와 같은 증례에는 성대내방이동술만으로는 불완전하여 성대내전술이 필요하다.

2) 성대내 주입술

성대내 주입술은 전신마취 또는 국소마취하에 이루어지는데, 국소마취라면 전신상태가 좋지 않은 환자에게도 단시간에 시행할 수 있는 이점이 있다. 한편 양측 성대간에 수준차가 있거나 명백히 FA를 보이는 경우에는 교정할 수 없다 [그림 13-9](히라마츠 등, 2006). 주입량을 늘려 대응하면 오히려 음성이 악화되기도 한다(히라마츠 등, 2010).

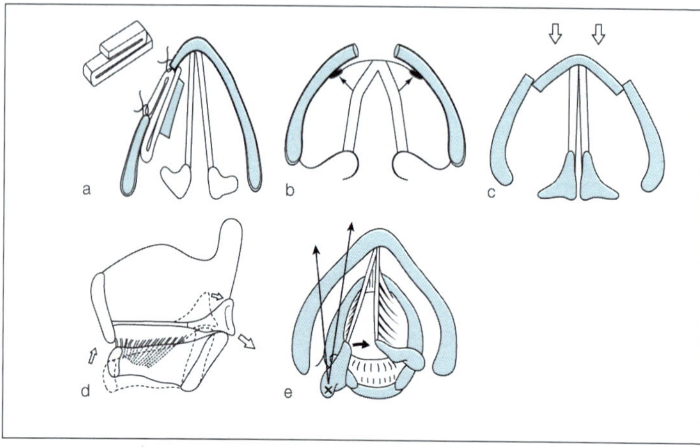

그림 13-10 **후두골격수술**

a : 갑상연골성형술 I형, b : II형, c : III형, d : IV형, e : 피열연골내전술

3) 후두골격수술(laryngeal framework surgery)

후두골격수술은 국소마취하에 수술을 하면서 환자에게 발성을 시키면서 미세하게 조정하여 환자의 필요가 충족되는지 확인할 수 있다(Isshiki, 2002). 전신상태가 좋지 않은 환자도 시행할 수 있다. 다만, 흡인 때문에 그르렁거리는 쉰 목소리가 수술 중 음성 모니터링에서 노이즈가 된다는 것을 이해하고 수술에 임한다. 가래가 많을 때에는 수술 중에 종종 가래를 들이마실 수 있으므로 호흡 상태의 악화나 질식에 주의해야 한다. 수술 자체는 간단하지만 성대 위치와 긴장도를 조정하는 것은 극히 정밀하고 숙달을 요한다.

후두골격수술에는 Isshiki(1977, 2002) 등이 고안한 갑상연골성형술(thyroplasty) I형([그림 13-10a] : 내측이동), II형([그림 13-10 b] : 외측이동), III형(13~10c : 이완), IV형([그림 13-10d] : 긴장), 피열연골내전술([그림13-10e] : 내전)이 있다. 이 수술법은 질환마다 개별대응하는 것이 아니라, 수술 중에 환자의 목소리를 들으면서 위 수술법을 조합하여 최선의 음성을 이끌어 내는 것이 본질이다.

4) 신경지배재건술(유모토, 2011)

목신경고리(ansa cervicalis)와 되돌이후두신경의 말초쪽을 문합하거나, 목신경의 흉골설골근 가지를 이용해서 신경근판을 갑상피열근에 고정한다. 후두골격수술과 함께 시행한다. 갑상피열근 등에 신경이 재지배(reinnervation)되면 마비측 성대의 형태와 긴장을 건강한 쪽과 동일하게 유지하는 것을 기대할 수 있다. 전체적으로 전신마취하에 시행하고 있다.

V. 흡인방지수술

흡인방지수술은 기도와 식도를 분리하여 흡인을 완전히 방지하는 한편 음성기능은 상실하게 되는 수술이다. 음성 기능을 상실한다는 것에 대해서 환자와 가족이 이해하고 동의해야 한다. 흡인을 방지하고 안전하게 경구로 섭식하는 것이 조기에 가능해지지만, 장기간 의식장애 상태인 환자이거나, 신경근육 질환이 급속히 진행하는 환자일 경우, 또는 거식증 등이 있으면 경구 섭취는 제한되거나 불가능하다. 흡인을 방지한다는 것이 곧 경구 섭취가 가능해지는 것이 아니라는 점을 잘 이해시켜서 오해를 초래하지 않도록 주의해야 한다.

필자는 흡인방지수술을 적용하는 환자에게는 원칙적으로 연하기능 개선수술(윤상인두근 기시부 절단술 등)을 함께 시행하고 있다(카나자와, 2012). 어디까지나 흡인방지가 주목적이지만, 흡인의 염려 없이 입으로 먹는 것에도 다시 도전 할 수 있다는 장점을 최대한 이끌어내기 위한 목적이다.

흡인방지수술은 만성적으로 지속되는 흡인에 의한 호흡기계 부담을 줄일 수 있으며 폐렴 사망율을 현저하게 낮출 수 있다. 특히 만성기 의료현장에서 흡인방지수술의 필요성이 증가하고 있다. 그러나 단지 의료진 입장에서 조절되지 않는 흡인을 방지할 목적으로 흡인방지수술을 하거나, 수술 후의 생활이나 환경적인 자원에 관심을 갖지 않는다면, 환자가 원치 않는 연명치료라는, 큰 윤리적 문제가 될 수도 있는 의료행위라는 것을 의료진은 깊이 생각해야 한다(카나자와, 2015, 미노오카 등, 2014).

필자가 수술을 적용하는 경우는, ① 무증상 흡인과 객담 배출기능이 아주 분명하게 저하되어 있을 때, ② 중증으로 지속되는 흡인성 폐렴이 있을 때, ③ 환자를 간병하는 가족의 부담을 경감할 수 있기를 희망할 때, ④ 음성 기능을 상실한다는 것에 관하여 납득할 때 등이다.

효오도오(2011)는 흡인방지수술을 적용하는 기준을 ① 연하기능 개선수술만으로는 개선될 것으로 기대되지 않음, ② 흡인이 없어지면 경구섭취가 기대됨, ③ 기도관리가 좋아지면 재택 생활을 할 수 있을 것으로 기대됨, ④ 반복되는 흡인성 폐렴에 대한 조치가 필요함, ⑤ 음성 기능 등의 상실을 환자 및 가족이 납득하고 있음으로 정리하고 있다.

흡인방지수술은 중증연하장애에 대한 최종적인 수단이나 목표는 아니다. '흡인만 없어지면 그 후의 인생을 어떻게 살 것인가, 버틸 수 있을까?' 라는 관점에서 환자와 가족으로부터 본인 스스로의 의사를 충분히 청취해야 한다. 수술을 하는 경우에는 수술 후 간병을 하는 사람에 대한 생활 지원과 환경 조성에 노력해야만 한다. 필자가 일하는 병원에서는 환자가 원한다고 해서 그냥 안이하게 수술하지 않는다. 우선 흡인방지수술을 피하기 위한 재평가 및 재활치료 기간을 원내 환경에서 마련하고 신중하게 검토하고 있다. 이 과정을 통해서 수술을 받지 않아도 되었던 증례가 적지 않다. 한편 흡인방지수술 이외에는 도울 방법이 없고 삶의 질의 개선이 어렵다고 판단되는 경우에서, 음성기능이 보존되는 쪽으로 수술을 시행했던 케이스도 있다.

흡인방지수술에서는 타인의 입장에서 연하기능을 평가하는 것에만 집중하지 말고 환자가 생활하는 지역에서의 생활환경(재활치료진이나 가족 및 수발자 입장에서도 케어를 향상시키기 위해서는 당장 수술이 불가피한 상황인지 여부), 원질환의 예후, 임상경과나 환자의 의사를 충분히 고려해야 한다. 실제로 흡인방지수술에 적합한 대다수 환자는 중증 신체장애나 병존 질환을 가지고 있고 수술 후에도 간병을 하는 사람이 없이는 생활이 어려우므로, 간병을 하는 사람의 생각과 현실도 반드시 고려해야 한다.

일반적으로 수술이란 환자의 병변과 병태생리를 감안하여 임상적으로 결정하는 것이다. 그러나 흡인방지수술은 간단히 환자의 병태만으로 결정되지 않고 환자 본인의 인생관, 수술 후 생활환경, 수발자(간병인)의 존재 등 재활치료의 관점을 충분히 고려한 후에 적용한다. 필자의 병원에서는 많은 증례에서 임상윤리 컨퍼런스를 시행하고, 의학적 적응증, 환자의 의향, 가족 등 주변의 관점에서 보는 삶의 질, 주위 환경 등의 논점을 각각 정리해서 의사결정을 지원한다. 수술 후에는 영구기관공 관리 교육, 경구섭취 지원, 대체의사소통 수단의 도입 및 연습을 지속하여 환자가 희망하는 생활환경에 연결된 지원을 아끼지 않는다.

흡인방지 수술에는 '후두전적출술(Cannon 등, 1982)', '성문상후두폐쇄술(Habel 등, 1972)', '성문폐쇄술(카노 등,2004; Mohtgomery, 1975)', '성문하후두폐쇄술, 후두기관분리술(Baron 등, 1980; Krespi등, 1984)', '기관식도문합술(Lindeman, 1975)'이 있다 [그림 13-11].

후두전적출술은 후두암에 대한 후두전적출술과는 달라서, 갑상연골, 윤상연골, 피열연골의 적출을 최소한으로 하는 수술법이 시행된다. 통과에 저항이 되는 후두의 구조가 없기 때문에 인두관을 통해서 삼키게 된다. 반면에 후두거상 능력은 잃게 되므로, 인두를 봉합하는 방법에 따라서는 통과 저항을 받을 수도 있다. 인두관을 통해서 전기후두[2]를 사용하여 발성을 할 때, 음파전도의 효율이 좋아서 의사소통이 비교적 용이하다. 전신마취하에 시행한다.

'성문상후두폐쇄술', '성문폐쇄술', '성문하후두폐쇄술', '후두기관분리술'은 기도와 식도를 분리하는 위치의 차이에 의해 구별된다. '성

2) 전기후두(electrolarynx)는 전기를 사용하는 음성변환장치로서, 진동판이 달려 있는 부분을 목에 대면 윙-하는 소리가 나면서 발성을 할 수 있다(역주).

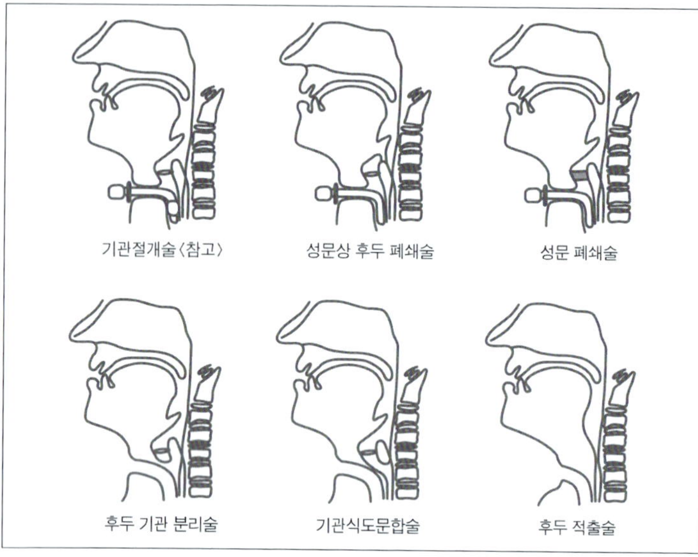

그림 13-11 **기관절개술과 흡인방지수술**(호리구치, 2013)

문상후두폐쇄술', '성문하후두폐쇄술'은 성대의 구조를 남기기 때문에 장기적으로 연하기능이 회복되었을 경우에 음성기능을 복원할 수 있는 여지가 있다. 그러나 실제로 음성기능이 복원되는 예는 극히 드물고, 전신마취하에 시행된다. '성문폐쇄술'은 좌우성대를 봉합폐쇄하는 수술이다. 성대의 구조를 파괴하기 때문에 음성기능의 복원은 불가능하지만 수술 방법이 쉽고 확실성이 높으며, 국소마취하에 시행할 수 있으므로 전신상태가 좋지 않은 환자에게도 시행하기 수월하다. 기관공을 높은 위치에 크게 만들 수 있기 때문에 기관 캐뉼러는 사용하지 않아도 되는 경우가 많다. '기관식도문합술'은 기관을 식도에 연결하기 때문에 흡인이 되더라도 육성 그대로 발성할 수 있는 증례도 있다. 음성기능이 보유되고 있는 경우라면, 기관식도 단락(TE shunt)을 만들어 대화할 수 있는 증례도 보고된다(Umezaki 등, 2018). 소아에게 적용하는 경우가 많다.

Ⅵ. 기관공의 관리 및 수술

우선 해당 환자에게 ① 왜 기관절개가 필요한지를 반드시 확인, ② 기관공이 영구기관공인지, 일시적 기관공인지를 반드시 확인, ③ 삽입되어 있는 기관 캐뉼러의 종류를 확인, ④ 스피치 캐뉼러가 무엇인지 이해하고, 조금이라도 생리적 호흡에 접근할 수 있도록 재활의학적 치료를 제공한다.

1. 기관절개가 필요한 이유

기관절개술이 필요한 이유는 크게 3가지로 나눌 수 있다[표 13-3].

- **상기도 협착**

양측 성대마비(정중위 고정), 염증(급성후두개염), 종양(두경부 종양), 외상 등으로 인해 발생한다. 증상이 급격히 발생하는 경우는 긴급하게 기도를 확보하기 위해 기관절개술을 시행할 수 있다.

- **보조환기(인공호흡기 관리)**

호흡부전이 있어서 인공호흡기를 사용하는 경우에 시행한다. 초기

표 13-3 기관절개술의 적응증

상기도 협착 및 폐쇄	장기적 보조 환기	중증의 객담 배출 곤란
• 급성 후두개염 • 두경부 종양 • 후두 기관 분리 수술 후	• 장기적으로 기관절개관을 발관하지 못하는 경우 • 인공 호흡기 사용자	• 만성 흡인시 객담 배출 보조
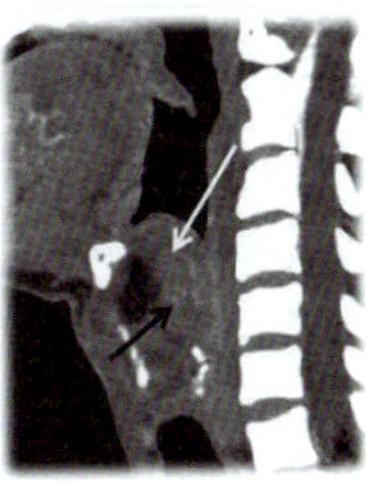	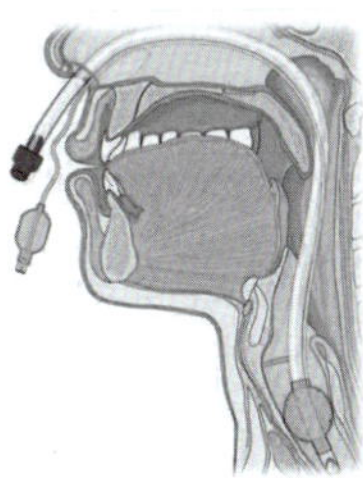	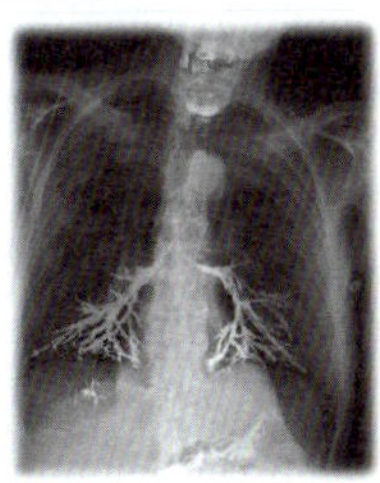

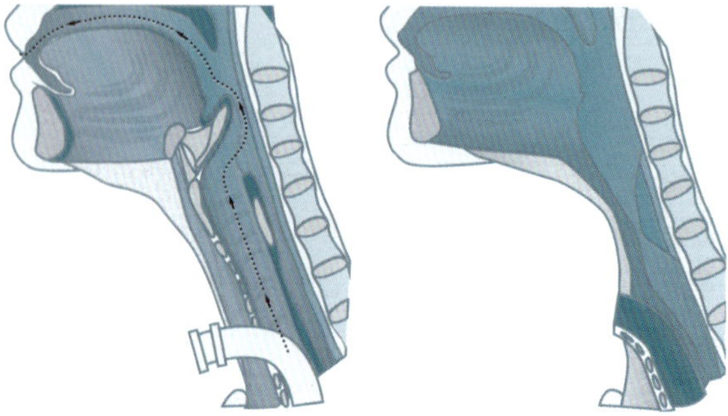

그림 13-12 왼쪽 = 일반적인 기관절개공, 오른쪽 = 영구기관공(후두적출술 후)

에는 입 또는 코를 통해 기관삽관을 하지만, 고통이 심하고 기관튜브가 성대를 지나 삽입되므로 당연히 발성이 불가능하고 인공호흡기가 장착되어 있으므로 침상을 떠날 수도 없다. 삽관 튜브를 빼버리는 것을 방지하기 위해 진정시키거나 두 팔을 억제하는 조치가 취해지는 경우가 많다. 중장기적으로 보조 환기가 필요한 경우에 기관절개술을 적용한다.

• 기도분비물의 관리와 흡입(suction)

만성적인 흡인이 있고 가래를 뱉어내는 힘이 충분하지 않으면 폐렴이 반복될 수 있다. 이와 같은 경우에 기관절개공을 통해 흡입(suction)하여 기도를 유지한다. 한편 기관 캐뉼러 자체가 기도 점막에 자극이 되어 가래가 증가하는 한 원인이 되는 경우도 있다. 이 때문에 호흡상태를 보면서, 보다 덜 자극되는 기관 캐뉼러(리테이너 캐뉼러 등)로 변경할 여지가 있는지 수시로 재평가한다.

위에서 설명한 세 가지 이유는 단독으로 또는 복합적으로 작용한다. 기관절개술을 시행하는 이유를 명확히 이해하면 병태생리에 맞게 적절한 대처를 할 수 있고, 오해 때문에 생길 수 있는 사고를 미연에 방지할 수 있다. 환자 안전을 위해서는 반드시 알아야 하는 지식이다.

2. 영구기관공, 일시적 기관절개공

후두암에 대해서는 후두전(全)적출술을, 만성흡인에 대해서는 흡인방지수술(기도와 식도를 분리하는 수술)을 시행하는 경우가 있다. 이 경우는 상기도협착 또는 폐쇄를 이유로 기관절개를 시행한다. 이 경우 기관공이 '유일한 기도'가 된다. 이 때문에 기관공이 자연히 좁아져서 폐쇄되지 않도록 기관공 절단면의 피부가 처리되어 있다. 이것을 영구기관공(또는 기관피부루, tracheocutaneous fistula)이라고 부른다. 육성으로 발성할 수 없으며 전기후두, 식도 발성법, TE션트 발성법, 필담, 스피치 에이드 등의 대체의사소통 방법을 사용한다. 언어로 소통하기 어렵기 때문에 환자와 치료진 사이에 오해나 사고가 발생할 위험성이 있다. 후두암으로 후두전적출술을 받은 병력이 있는 환자가 후두와는 관련이 없는 다른 질환으로 입원했을 때, 목욕을 도와주던 간호사가 '기관공에 물이 들어가지 않도록' 기관공에 테이프를 붙여 막는 바람에 환자가 질식사했고, 해당 간호사가 업무상과실치사로 문제가 된 것이 보도된 적이 있다. 기관공을 겉에서만 관찰하면, 일반적인 기관절개공과 영구기관공의 구별이 어려운 경우가 있다. 필자의 병원에서는 A4사이즈의 명패를 침상에 설치하고, 신용카드 크기의 명패를 가슴에 달아서 사고를 방지하기 위해 만전을 기하고 있다 [그림 13-13].

일시적 기관절개(일반적인 기관절개술)에서는 기관 캐뉼러를 빼버리면 많은 경우에 머지않아 자연적으로 폐쇄된다. 즉 만일 잘못해서 빠진 것을 발견하고 대처하는 것이 늦어지면, 기관공이 좁아지거나 폐쇄되어 호흡의 문제가 다시 발생할 우려가 있다. 기관공의 가장자리(변연)는 피하조직이 노출되어 있어 육아조직이 증식할 수 있고, 캐뉼러를 교환할 때 피하조직으로 잘못 삽입하는 등의 합병증이 발생하기 쉽다. 잘못하여 기관캐뉼러가 빠졌을 때 재삽입하면서 캐뉼러가 피하로 잘못 들어갔는데, 그 상태로 인공호흡기에 연결하여 종격동 기종(mediastinal emphysema)이 발생하면서 종격염(mediastinitis)으로 이어지고, 더욱이 효과적인 환기가 되지 않아서 호흡이 정지된 증례도 보고되고 있다.

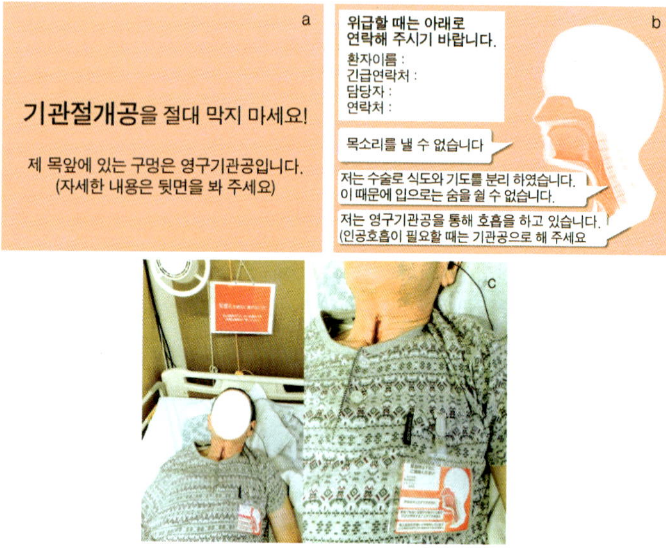

그림 13-13 **영구기관공환자의 표식**
a : 앞면, b : 뒷면, c : 실제 사용 예

커프(cuff)	있음	없음
측면의 구멍	있음	없음
관의 형태	단관	복관
흡인 라인	있음	없음

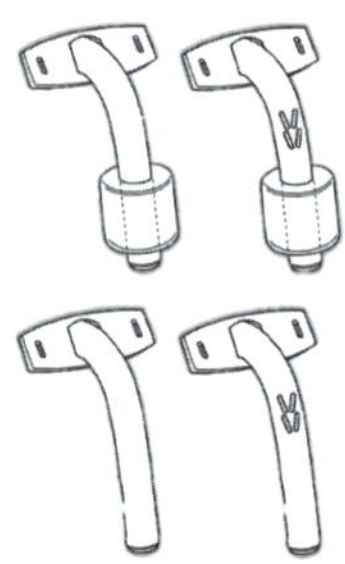

그림 13-14 **기관캐뉼러의 종류**

3. 기관캐뉼러의 종류 [그림 13–14]

크게 ① 커프(cuff) 즉, 기낭(氣囊)의 유무, ② 측면 구멍(측공)의 유무, ③ 복관식(double lumen)인가, 단관식(single lumen)인가, ④ 흡입

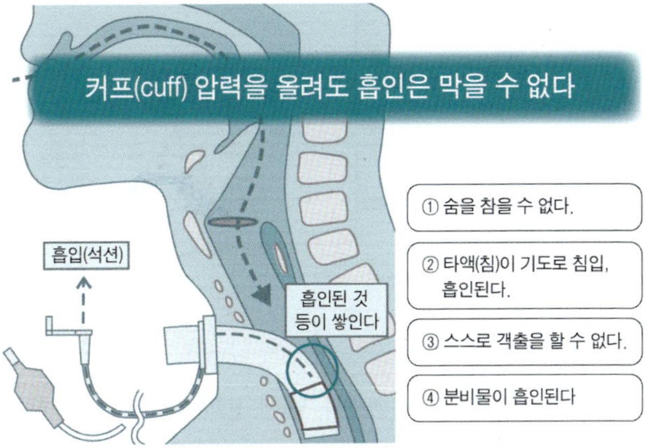

그림 13-15 **커프가 부착된 기관 캐뉼러는 흡인하기 쉽고 쉽게 배출되지 않는다.**

(suction) 라인의 유무 등으로 구분되며 이 4가지 요소들을 조합하여 제품화되어 있다. 제품명을 외우기보다는 캐뉼러의 종류(커프없음–측공있음–복관식 캐뉼러 등으로 표현한다)를 이해하여 치료진끼리 의사소통할 때도 이와 같은 표현으로 전달하는 것이 정착되도록 하는 것이 좋다.

• 커프(cuff)의 의의

커프는 보조환기(인공호흡기)를 할 때 기도내 양압을 유지하기 위해 필요한 것이다. 흔히 흡인을 방지하기 위해 커프에 바람을 넣는 것으로 오해하는 경우가 많다. 커프를 부풀리면 커프와 기도 점막이 밀착하기 때문에 캐뉼러보다 아래 쪽의 기관으로 타액이나 음식물이 들어가는 것이 줄어든다. 그러나 흡인 자체를 방지하지 못하고 오히려 연하를 어렵게 하므로 결과적으로 흡인을 증가시키는 경우도 이따금 발생한다. 커프가 있는 캐뉼러라고 해도 흡인을 막을 수 없다. 일단 흡인이 되어버리면 아무리 기침을 해도 날숨의 기류가 모두 기관공 쪽으로 빠져나가기 때문에 객출이 안되는 상태가 된다 [그림 13–15].

흡인이 있다고 해서 커프에 바람을 더욱 넣게 되면, 기관 점막에 혈액공급이 잘 되지 않고 기관 점막에 궤양을 형성할 수 있다. 이것이

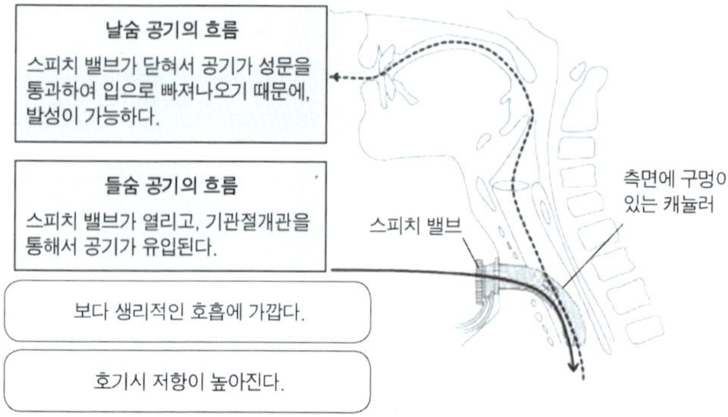

그림 13-16 **스피치 캐뉼러 착용시 발성이 가능한 원리**(KOKEN 홈페이지 중 일부 변경)

심해져서 천공이 생기면 기관식도루나 팔머리(brachiocephalic)동맥루에 의한 대량 실혈이라는 치명적인 합병증을 초래한다. 적절한 커프압은 20mmHg로 한다. 커프에 넣는 공기의 양은 기관직경 및 삽입되어 있는 기관 캐뉼러의 직경에 따라 달라지기 때문에 일률적으로 결정할 수는 없다.

4. 스피치 캐뉼러의 이해와 활용법 [그림 13–16]

스피치 캐뉼러는 스피치 밸브를 장착하고, 측면에 구멍이 있는 캐뉼러이다. 스피치 밸브는 필름으로 한 방향으로만 공기가 통하도록 설계되어 있는데, 들숨(흡기)에는 기관공을 통해서 숨을 들이마실 수 있지만 날숨(호기)에는 기관공이 막혀서 모든 날숨이 후두측으로 흘러가서 발성을 할 수 있도록 되어 있다. 본장의 처음에 설명한 것처럼 상기도 협착 때문에 기관절개술이 되어 있는 경우에는 호기시 기도의 저항이 매우 높아질 수 있기 때문에 스피치 캐뉼러를 사용하기 어려운 경우가 있다.

스피치 캐뉼러에는 커프가 있는 것과 없는 것이 있다. 보통 스피치 밸브를 사용할 때에는 커프에서 공기를 빼고(일부 예외적인 경우도 있다) 사용한다. 만약 커프에 공기를 넣으면 후두로 빠져나갈 날숨이 매

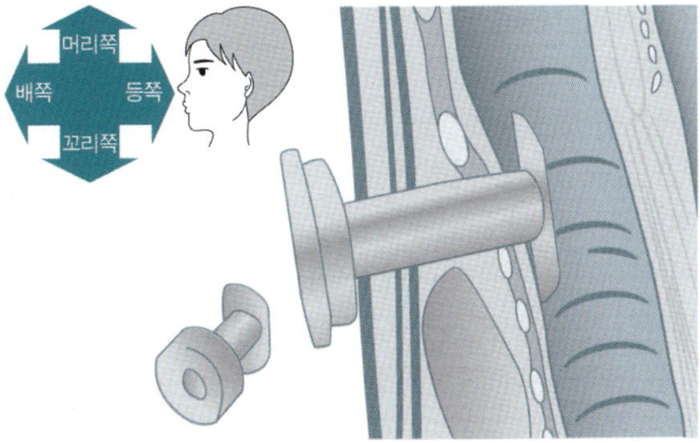

그림 13-17 **버튼형 캐뉼러**

우 작은 측면의 구멍(측공) 밖에 통과하지 못하기 때문에 호기시 강한 저항이 발생한다.

스피치 캐뉼러는 생리적인 호흡과 함께 기관공을 통한 보조적인 호기가 가능한 방법이다. 환자의 호흡 상태가 안정이 되면, 가능하면 스피치 캐뉼러로 옮겨가는 것이 좋다. 하지만 상기도 협착, 지속적인 흡인, 호흡근력저하 등의 원인 때문에 충분한 호기가 어려운 경우는 도리어 호흡상태가 악화될 수도 있다. 스피치 캐뉼러로 변경한 후 초기 얼마간의 시기는 특히 신중하게 경과를 관찰해야 하는데, 산소포화도(SpO_2)를 측정하고 모니터링하는 것은 물론, 보다 예민하게 호흡회수도 주의하여 관찰한다.

- **버튼형 캐뉼러**(리테이너) [그림13-17]

캐뉼러보다 기도 내부의 자극이 적고 연하를 가장 덜 방해하는 것이 버튼형 캐뉼러(리테이너)이다. 스피치 밸브를 장착할 수 있다. 대단히 유용해서 필자가 일하는 병원에서는 적극적으로 사용하고 있다. 단점이라면 삽입하는 데 약간의 숙련도가 필요한 점, 실수로 빠지기 쉬운 점, 기관내 흡입(suction)을 거칠게 할 경우에는 기관후벽의 점막을 손상시키기 쉽다는 점 등을 들 수 있다.

• 기관공 폐쇄의 적응증

① 상기도 협착이 없을 것, ② 기관공을 폐쇄해도 호기(날숨)시 저항에 대응할 수 있는 호흡기능을 보유하고 있을 것, ③ 흡인을 동반한 연하장애가 있을 경우는 안전한 섭식 조건의 목표가 일정기간 달성되어 안정적일 것, ④ 아주 심한 수면무호흡 증후군이 없을 것 등이다. 특히 ①에 관해서는 기관내 육아조직이 비교적 높은 빈도로 나타나기 때문에 필자의 병원에서는 거의 모든 환자에서 기관공 주변을 깨끗하게 하고 육아조직을 절제한 후에 최대한 절개부위가 눈에 띄지 않도록 신중하게 봉합하여 닫는다. 캐뉼러 제거 후 자연적인 폐쇄가 지연되면 기관공 주위의 흉터 때문에 생기는 미용상의 문제 및 기능적인 문제들(구축, 후두거상 제한, 발성의 어려움 등)이 오래 지속될 수 있다. ②와 ④는 놓치기 쉬운 소견이다. 기관공을 폐쇄한 후 얼마 지나지 않아서 호흡기능장애나 무호흡에 의한 합병증(수면경향, 불면증, 고혈압, 심장 및 뇌혈관 이상 등)이 나타나기도 한다. 따라서, 하루 종일 기관공을 임시로 막아서 호흡기 모니터링을 한 후에 신중히 검토하여 결정해야 한다. ③에 대해서는 기관 캐뉼러가 연하를 방해한다고 판단하고 캐뉼러를 먼저 빼는 것을 목표로 할 것이 아니라, 먼저 적절하게 기도와 기관 캐뉼러를 관리한 후에 안전한 섭식연하 재활치료를 추진하는 것이 적절하다.

• 스피치 캐뉼러 활용의 실제

증례 : 65세 남성, 흡인성 폐렴

호흡상태가 악화되어 기관절개술을 받고 인공호흡기 치료를 시작한 65세 남성이, 커프가 있는 기관 캐뉼러를 가진 상태로 연하재활치료를 위해 필자의 병원으로 전원되었다. 이전 병원에서 진료하던 의사는 기관공에서 지속적으로 흡인된 타액이 쉼없이 새어 나오고 음식물의 흡인도 명백하며 반복적으로 폐렴에 걸리기 때문에, 경구 섭취는 당연히 불가능하다고 단념하고 있었다. 원래부터 심한 폐기종이 있었고, 분명한 체중감소가 있으며 영양상태도 매우 좋지 않았다.

우리 병원으로 옮긴 후 흉부CT와 혈액가스검사로 호흡예비능을 대략 추정했다. 입원시 객담배양검사를 실시한 결과 다제내성 녹농균이 검출되었기 때문에 원내 감염 예방책도 강구하였다.

기관공에서 타액이 지속적으로 새고 있는 것으로 보아 ① 지속적으로 흡인이 되고 있다는 것과, ② 캐뉼러 사이즈가 너무 작아서 부적절하다는 것을 알 수 있었다. 후두내시경으로 상기도에 협착이 없다는 것을 확인하였다. 이 기관절개술은 ③ 폐렴이 걸렸을 때 인공호흡기 관리 및 객담을 흡입(석션)하기 위해서 만들어졌던 것이었다. 즉시 캐뉼러를 커프가 있는 복관(double lumen)식 스피치 캐뉼러(외관에 측면구멍이 있는 것)로 조금 더 큰 적절한 사이즈로 변경했다. 이것을 사용하니 기관공에서 타액이 뿜어져 나오는 것은 없어졌다. 그러나 이것만으로는 타액의 흡인이 사라지지 않기 때문에 연하기능평가 및 훈련의 전단계로서 스피치 캐뉼러로 변경하는 것을 검토해야 했다. 기관 및 인두 내를 흡입(suction)하고, 호흡상태의 변화에 충분히 주의하면서 내관을 제거하고 스피치 밸브를 장착했다. 타액 흡인이 즉시 사라지지는 않았지만 제대로 된 기침으로 스스로 객담을 배출할 수 있는 것을 확인했다.

신중하게 경과를 관찰한 결과, 타액 흡인이 소량씩 있기는 하지만 호흡 상태는 안정되어 있었으며, 빈번한 기침으로 피로가 축적되는 것 같지는 않았다. 낮에만 스피치 밸브를 장착하고, 야간에는 스피치 밸브를 분리하도록 하여 단계적으로 종일 스피치 캐뉼러를 장착하는 것을 목표하였다. 영양요구량 산출에 근거해서 보조영양을 공급하고 호흡물리치료(불기 훈련, 허핑, 이완 등)를 병행한 결과, 며칠이 지나며 서서히 타액 흡인이 감소하였고 지속적으로 확인되지 않았다. 스피치 캐뉼러 장착으로 생리적 호흡에 가까운 흉강내압이 생기고 호흡물리치료가 효과를 보이면서 호흡기능이 개선된 것이 이렇게 호전을 보이게 된 하나의 원인으로 생각한다.

이 상태를 안정적으로 유지하도록 가급적 조기에 연하기능평가를 시행하고 흡인 없이 안전하게 섭식할 수 있는 조건을 결정한 후, 음식

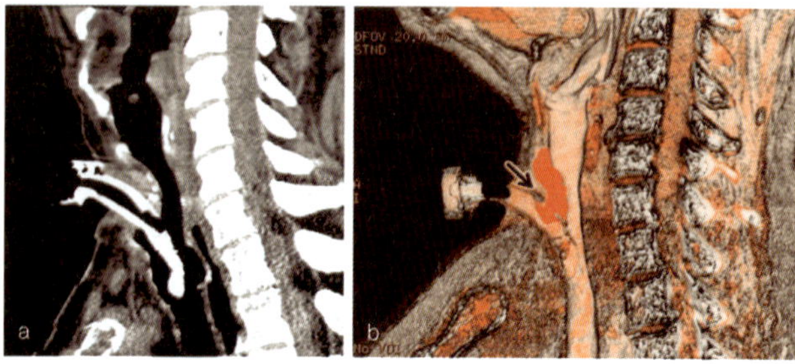

그림 13-18 **기관내 육아조직이 캐뉼러를 감싸고 있다**
a : 증례, b : 유사한 증례

물을 사용한 연하훈련을 신중하게 시작하였고, 이후의 경과는 순조로웠다.

- **부적절한 기관공 때문에 만성적으로 흡인을 보인 증례** [그림 13-18]

증례 : 77세 남성, 반복성 흡인성 폐렴

타액 흡인이 장기간 지속되어 기관으로 흡인이 빈번하고 반복적으로 폐렴이 발생하여 흡인방지수술을 받기 위해 우리 병원을 소개받아 입원한 환자이다. 커프가 있는 캐뉼러가 유치되어 있어, 발성도 할 수 없었고 음식 섭취도 불가능한 상태였다. 본 증례는 제1부터 제3기관륜의 앞쪽벽이 기관 캐뉼러에 의해 눌려서 기관내 공간쪽으로 들어가면서 기도 협착을 보이고 있었다. 이 상황에서 안쪽으로 휘어진 기관전벽이 기관 캐뉼러의 측면에 있는 구멍을 막아서 스피치 밸브도 장착하기 어려웠다. 또한 같은 부위에는 기관내 육아조직이 자주 발생한다. 스피치 밸브를 장착했다 하더라도 기관캐뉼러 측면에 있는 구멍에 육아조직이 끼어 들어가서 객담 배출을 잘 하지 못하고 호흡곤란이나 기도출혈 등의 합병증을 초래할 수 있고, 기관내 흡입(suction)을 하거나 캐뉼러를 교환할 때도 어려움을 겪을 수 있다 [그림 13-18b].

필자의 병원에서는 기관절개술 후 많은 증례에서 위와 똑같은 소견이 확인되었다.

최근에 셀딩거법을 이용한 경피적기관절개술(Ciglia 외, 1985)이 급성기에 기도를 확보하는 방법의 하나로 보급되고 있다. 경피적 기관절개술은 기관전벽에 구멍을 만드는 기관개창(開窓)이 아니라 기관연골 사이의 막에 절개를 넣은 후 캐뉼러를 끼워 넣는 방식이기 때문에, 남아있는 기관 연골 조각이 기관 내로 떨어져서 육아형성이나 기도협착의 위험인자로 작용할 수 있다. 안전하고 효과적인 기도관리 및 통증관리라는 측면에서 볼 때, 기관연골 골격이 성숙한 성인에서 여러 번의 캐뉼러를 교환해야 하는 상황이 예상될 때 즉, 중장기적인 기도 확보가 필요한 경우에는, 경피적 기관절개술보다는 기관개창 기관절개술이 바람직하다. 본 증례에서는 조기에 기관공 협착 확대술을 시행하였고, 기관 내강 쪽에 치우쳐 있는 기관 전벽을 절제하여 기도 통과성을 확보하였다. 이를 통해서 스피치 캐뉼러 또는 버튼형 캐뉼러에 스피치밸브를 장착하여 발성을 가능하게 하였다. 그리고 호흡물리치료를 통하여 생리적인 기능에 가까운 기도 객담 배출 방법을 확립했다. 본 증례에서는 흡인방지수술을 하지 않고 발성도 가능하게 되었고 입으로 식사도 할 수 있게 되어서 이전 병원으로 재전원하였다.

지속적으로 타액이 흡인된다는 정황만을 근거로 '경구섭취가 불가능하다'고 단정해선 안된다. 잘못된 기도 관리 때문에 연하곤란과 타액흡인이 지속되는 만성기 사례는 꽤 많다. 우선 병태생리를 파악하고 병의 원인을 해소하고 필요한 치료를 적절하고 신속하게 실시해야 한다.

(카나자와 히데아끼)

참고문헌

- 一色信彦 : 喉頭機能外科―とくに経皮的アプローチ. 1977, 京都大学医学部耳鼻科同窓会.
- 一色信彦 : 聴覚・音声・言語障害の取り扱い PART2 音声障害. 2002, 金原出版.
- 金沢英哲, 鹿野真人, 藤島一郎 : 喉頭挙上術・両側輪状咽頭筋切除術後症例に喉頭蓋管形成術(Biller 法)を施行した1 例. 耳鼻. 2010, 56 : S157-S162.
- 金沢英哲 : 終末期の嚥下障害に抗う. MB Med Reha. 2015, 186 : 51-57.
- 金沢英哲 : 声門閉鎖術時に輪状咽頭筋起始部離断術を併施する新たな術式と効果. 嚥下医学. 2012, 1 : 374-378.
- 金沢英哲 : 第2 章　外科的対応. 摂食嚥下リハビリテーション 第3 版. 2016, 医歯薬出版, pp236-243.
- 金沢英哲 : 第3 章　気管切開管理. 摂食嚥下リハビリテーション 第3 版. 2016, 医歯薬出版, pp259-263.
- 鹿野真人, 桑畑直史, 高取　隆・他 : 長期臥床症例に対する輪状軟骨鉗除を併用する声門閉鎖術. 喉頭. 2008, 20 : 5-12.
- 鹿野真人, 長谷川　博, 渡邉　睦・他 : 高度誤嚥に対する喉頭蓋管形成術. 耳鼻. 2004, 50 : 47-53.
- 棚橋汀路 : 嚥下不能症に対する機能回復手術. 名大分院年報. 1976, 9 : 391-398.
- 渡嘉敷亮二, 平松宏之, 塚原清彰・他 : 外側輪状披裂筋牽引術のコツとpitfall. MB ENT. 2007, 72 : 26-32.
- 平野　実 : 嚥下障害の治療―嚥下の動的障害に対する手術的治療. 耳鼻臨床. 1976, 73(増3) : 34.
- 平松宏之, 渡嘉敷亮二, 鈴木　衛・他 : 声帯麻痺. JOHNS. 2006, 22 : 1296-1302.
- 平松宏之, 渡嘉敷亮二, 北村珠理・他 : 喉頭瘢痕における3DCT の診断治療における意義. 音声言語医学. 2010, 51 : 171-178.
- 兵頭政光 : 嚥下障害の評価と治療. 2011, 日耳鼻. 114 : 273-274.
- 堀口利之 : 摂食・嚥下障害の手術(気管切開を除く)を知る[藤島一郎, 藤森まり子, 北條京子(編著) : ナースのための摂食・嚥下障害ガイドブック 第3 版]. 2013, 中央法規, pp337-352.
- 箕岡真子, 藤島一郎, 稲葉一人 : 摂食嚥下障害の倫理. 2014, ワールドプランニング, pp145-153.
- 湯本英二 : 喉頭麻痺の病態と治療―神経再支配を目指して. 2011, セカンド.
- 吉田哲二(編) : 嚥下障害Q&A. 2001, 医薬ジャーナル社.
- Baron BC, Dedo HH : Separation of the larynx and trachea for intractable aspiration. *Laryngoscope*. 1980, 90 : 1927-1932.
- Biller HF, Lawson W, Baek SM : Total glossectomy. A technique of reconstruction eliminating laryngectomy. *Arch Otolaryngol*. 1983, 109 : 69-73.
- Cannon CR, McLean WC : Laryngectomy for chronic aspiration. *Am J Otolaryngol*. 1982, 3 : 145-149.
- Chitose S, Sato K, Hamakawa S, et al : A new paradigm of endoscopic cricopharyngeal myotomy with CO2 Laser. *Laryngoscope*. 2011, 121 : 567-570.

- Ciaglia P, Firsching R, Syniec C, et al : Elective percutaneous dilatational tracheostomy. A new simple bedside procedure; preliminary report. Chest 1985, 87 : 715-9.
- Denecke HJ : Korrektur des Schluckaktes bei einseitiger Pharynx-und Larynxl äehmung. *HNO*. 1961, 9 : 351-353.
- Habel MA, Murray JE : Surgical treatment of life-endangering chronic aspiration pneumonia. *J Plast Reconstr Surg*. 1972, 49 : 305-311.
- Halvorson DJ, Kuhn FA : Transmucosal cricopharyngeal myotomy with the potassium-titanyl-phosphate laser in the treatment of cricopharyngeal dysmotility. *Ann Otol Rhinol Laryngol*. 1994, 103 : 173-177.
- Kaplan S : Paralysis of deglutition, a post-poliomyelitis complication treated by section of the cricopharyngeal muscle. *Ann Surg*. 1951, 133 : 572-573.
- Krespi YP, Quatela VC, Sisson GA, et al : Modified tracheoesophageal diversion for chronic aspiration. *Laryngoscope*. 1984, 94 : 1298-1301.
- Lindeman RC : Diverting the paralyzed larynx. *Laryngoscope*. 1975, 85 : 157-180.
- Montgomery WW : Surgery to prevent aspiration. *Arch Otolaryngol*. 1975, 101 : 679-682.
- Naffiziger HC, Davis C, Bell HG : Paralysis of deglutition: Surgical correction. *Ann Surg*. 1948, 128 : 732-742.
- Umezaki T, Adachi K, Matsubara N, et al : Tracheoesophageal diversion and puncture operation for intractable aspiration: A case series. *Laryngoscope*. 2018, Jan 4. doi:10.1002/lary.27039.

14

섭식연하장애와 임상윤리

임상윤리는 의료현장에서 환자의 인격을 존중하고 배려하는 것으로 의료에 있어 매우 중요한 분야이다. 섭식연하장애 환자가 "좋아하는 것을 먹고 싶다"고 호소하여도 "흡인이나 질식의 위험이 있어서 그렇게 할 수 없다"고 대응하는 경우가 있다. 그 밖에도 어떻게 대처하는 것이 좋은지 알 수 없는 어려운 사례, 치료방침에 대해서 서로 의견이 갈리는 경우, 의사의 치료 방침을 환자가 납득하지 못하는 경우 등 많은 문제가 있다. 이와 같은 여러 가지 임상현실에서 윤리적인 접근을 통해 돌파구를 찾는 경우가 있다. 필자의 경험으로는 어려운 사례일수록 윤리적인 관점으로 생각하면 길이 열리곤 했다. 본 장에서는 섭식연하장애와 임상윤리의 기본에 대해 설명하겠다.

Ⅰ. 다직종과 윤리적 딜레마

재활의학(특히 섭식연하재활치료)은 의사나 치과의사만으로는 부족하여 팀의료가 필수적이다. 일본의 법률에는 의사나 치과의사의 지시하에 물리치료사, 치과위생사가 훈련을 실시하고 상세한 훈련내용에 관하여는 물리치료사의 재량에 맡겨져 있다. 의사와 물리치료사의 갈등이나 불일치는 일상적으로 발생한다. 또한 훈련실에서 '할 수 있는' 능력 수준의 생활기술을 실생활에서 '하고 있는' 실제 기능 수준으로 만들기 위해서는 간호사가 반드시 관여해야 한다. 또한 자택에서의 생활로 연결시키기 위해서는 의료상담사나 지역의 케어매니저, 방문서비스등과의 연계가 필요하다. 어디까지가 의료이고 어디부터가 복지나 간호의 영역이 되는지도 명료하지 않다. 따라서 각 직종간의 딜레마도 일어날 수 있다.

표 14-1 임상윤리의 4원칙

A : 자율성 존중원칙	환자의 의사를 최대한으로 존중한다
B : 선행의 원칙	환자의 목표에 따라 가장 좋은 일을 한다
C : 악행금지의 원칙(무위해 원칙)	환자에게 가능한 한 해를 주지 않는다
D : 정의의 원칙(공평원칙)	모든 환자를 공평하게 다룬다

표 14-2 Jonsen 등(1992)이 제창한 4분할법의 예

1. 의학적 적용(선행과 악행금지 원칙) • 진단과 예후 • 치료목표 • 치료 및 간호로 얻을 수 있는 이익과 위험	**2. 환자의 의향(자율성 존중원칙)** • 환자는 판단능력이 있는가? • 충분히 설명을 듣고 동의하였나? • 사전의료의향 • 대리판단이 필요한가? 누가 하는가?
3. 삶의 질(QOL)(선행, 악행금지, 자율성 존중원칙) • QOLs : 신체, 심리, 사회적 측면에서 • 편견 : 노인이나 치매 환자에 대한 차별 등은 없는가? • 무엇이 환자에게 최선인가?	**4. 주위상황(정의의 원칙)** • 가족 등 타인과의 이해상충은 없는가? • 경제적 측면, 공공의 이익 • 법률, 관습 • 병원 및 시설의 방침, 진료형태

임상윤리에서는 이같은 딜레마를 자율성 존중의 원칙, 선행의 원칙, 악행 금지의 원칙, 공평 또는 정의의 원칙이라는 "4원칙" [표 14-1]을 고려하여 문제해결에 다가가도록 노력하고 있다. 이것은 서로 대립할 수 있다. 치료자가 좋다고 판단한 치료법을 환자가 받아들이지 않는 경우(A와 B의 대립), 또는 환자가 계속 입원하고 싶다고 희망하고 치료진도 그것이 최선이라고 생각했다고 하더라도 현실적으로 허용되지 않는 경우(A, B와 D의 대립) 등의 예를 들 수 있다. 또한 일상적인 임상 현장에서 서로 대립하는 의견이 있을 때, 얼핏 보아서는 어느 쪽이 명백히 옳고 그른지 판단하기 어려운 경우가 있다. 더구나 매일 간호나 진료를 하면서 "충분히 납득이 가지 않는다"거나 "왠지 꺼림직하다"거나 "뭔가 개운하지 않다"라고 느낀다면, 그 뒤에 잠재해 있는 윤리적 대립이나 문제점을 인식하지 못하고 있을 수도 있다.

일본에서는 시라하마가 이 원칙을 Jonsen등이 제창한 4분할법 [표 14-2]을 이용해서 사고하는 방법을 소개했다. 현장에는 훈련이나 식사를 거부하는 환자들을 이따금 만날 때 이와 같은 고려를 하게 된다.

Ⅱ. 윤리와 위험성(리스크)

섭식연하훈련 관점에서 생각해 보면 윤리적인 과제와 위험성의 문제가 생긴다. 환자가 먹고싶다고 하니 의료인이나 가족 또는 간병인이 환자가 음식을 먹도록 하고 싶다(윤리적 가치관이 일치)고 하더라도, 흡인성 폐렴이나 질식의 위험이 수반되는 경우는 어떻게 대처할 것인가? 팔과 다리를 묶는 억제(이가라시, 2015)법은 정맥주사나 경관영양관을 스스로 뽑을 위험이 높은 경우에도 이따금 시행되었지만, 본인이 동의하지 않는 경우에는 어떻게 하면 좋을까? 섭식에 관해서도 위루나 폐렴의 문제로 끝없는 논의가 이어지고 있으며(미노오카 등, 2014) 사회문제가 되고 있다. 섭식연하 뿐 아니라, 재활치료 전반의 배설동작, 입욕동작, 갱의동작 훈련 등에 관해서도 동일한 문제가 있다. 섬망이나 치매를 동반하는 경우에는 환자가 저항하여 물리치료사나 간호진에 위해를 가할 위험도 고려해야만 한다. 의료안전(와타나베, 2013)(환자와 의료자 쌍방의 위험관리)과 임상윤리(자율성 존중, 선행, 악행 금지, 정의)의 사이에 딜레마가 항상 따라다닌다.

Ⅲ. 섭식연하장애와 윤리

사람은 "입으로 먹는다"는 것에 매일 기쁨을 느낀다. 그러나 뇌졸중이나 파킨슨 병 등의 신경퇴행성질환, 암의 종말기, 또는 치매의 말기 등에 발생하는 섭식연하장애는 이러한 먹는 즐거움을 빼앗아 버린다. 또한 이 병태는 때때로 '자신의 일을 자신이 결정할 수 없는' 자율과 자기결정의 장애를 동반하기 때문에 윤리적 문제에 직면한다. 섭식연하장애에 따르는 주된 윤리적 문제점들에 대해서 아래에서 설명하겠다.

1. 윤리적 감수성

"고령이기 때문에 그다지 먹을 필요가 없잖아. 식사하면서 사레가 드는 걸 어떻게 하겠어"라고 체념한다. 사레가 들어 먹지 않는데도 평가조차 하지 않는다. 탈수나 저영양상태, 심지어 폐렴에 걸려 있는데도 아무 것도 하지 않는다. 비위관(NG tube)으로 영양을 공급하며 경구로는 금식을 해야 함에도 약제는 경구로 내복하게 한다. 명백하게 인두가 지저분하고 폐렴이 걸린 상태로 전원을 보낸다…연하장애를 전문으로 치료하는 의료인로서는 믿을 수 없을 만큼 비윤리적인 일이 현실에서는 버젓이 일어나고 있다. 여기에는 중대한 윤리적 감수성이 결여되어 있다. 하나 하나의 증례에 대하여 항상 윤리적인 감수성을 가지고 대응하는 것이 중요하다.

2. 제일 중요한 것은 정확한 진단

연하를 취급하는 의료인에게 가장 기대되는 중요한 책임은, 눈앞의 섭식연하장애가 치유가능한 것인가, 아니면 치유불가능한 병태인가에 관하여 적절하게 진단을 내리는 것이다. 장애가 일시적인 것이고 치유가능한 병태인 경우에는 섭식연하재활치료 등 적절한 치료를 받게 하는 것이 필요하다. 이에 대해 우리 재활의학과 의사는 진지하게 임해야만 한다. 따라서 항상 최신의 정보를 얻고, 원인질환과 그 치료, 기관절개관 캐뉼러나 경관영양 튜브에 관한 지식과 기술, 훈련법 등을 숙지하지 않으면 안된다. 그러나 섭식연하장애에 관해서는 정확한 의학적 사실을 명백히 밝히는 것이 매우 어렵다.

3. 경구섭취와 폐렴의 문제

우리가 때때로 만나는 문제로서 '중증의 연하장애로 흡인과 폐렴의 위험이 큰 환자가 경구섭취를 희망하는 경우'가 있다. 급성기 병원에서 폐렴에 대한 항생제 치료를 하고 비위관을 통해 경관영양을 하고 있으면서도 음식물 흡인과 타액흡인이 많아 폐렴을 반복하는 환자가 있다. 주치의는 경구섭취를 금지하였으나 환자 본인이 "나는 죽어도 좋으니 입으로 먹고 싶다"고 희망한다면 어떻게 해야 할까? 이 경우 대전제로서 의료진과 환자 사이, 그리고 의료인 상호간의 의사소통이 충분이 이루어져야 한다. 아래와 같은 윤리적 논점들이 있다. 하나가 해결되면 다음 논점으로 옮겨간다.

① 의학적으로 정확하게 진단과 예후를 예측할 때, 정말 경구섭취가 불가능한가? 경구섭취를 하지 않는 것이 폐렴 예방에 정말 효과적인가?

② 현재 환자 본인은 이후의 치료방침을 결정하는데 필요한 의사결정능력이 있는가? 입으로 먹음으로서 어떠한 사태가 발생할 것이며 그것이 자신의 생명예후에 어떠한 영향을 초래할 것인지를 이해하고 있는가?

③ "죽어도 좋으니 입으로 먹고 싶다"가 본심인가? 폐렴이 발생하여 죽는 것은 대단히 고통스러운 것임을 이해하고 난 후의 발언인가?

④ "입으로 먹는 것"이라는 본인의 바람과 "흡인성 폐렴을 예방하는 것"은 어느 쪽에 보다 더 중요한 윤리적 가치가 있는가? 본인 의사의 존중(자율성 존중의 원칙)과 폐렴이 생기지 않도록 하는 것(선행의 원칙)은 어느 쪽이 중요한 것인가?

⑤ 자유롭게 입으로 먹는 것은 본인의 최선의 이익에 부합하는가?

⑥ 가족의 의견과 판단은 어떤가?

⑦ 의료인은 어떠한 자세를 취해야 하는가? 병원에서 환자가 경구로 섭취하고자 하는 희망을 충족해 주는 것이 윤리적으로 적절한가? 법적인 문제는 없는가?

누구에게나 이런 상황은 매우 어렵고 해결은 쉽지 않다. 중요한 것은 많은 치료진(필요하다면 환자와 가족도 포함)이 함께 논의하는 과정이다.

필자가 일하는 하마마츠시재활병원에서는 윤리적 딜레마가 있는 사례에 대하여 4분할법을 사용해서 윤리 컨퍼런스를 개최하고 있다. 컨퍼런스는 결론을 내는 것이 아니고 문제점을 정리해서 기탄없는 의견을 내는 자리이다. 진료방침에 대한 결정에 도달하는 과정이 중요하나, 복잡한 사례이니만큼 컨퍼런스에서 문제점을 명백히 하여 해결책을 도모한다.

4. 사실(fact)과 가치(value)

윤리에 있어서는 의학적 사실 즉, 정확한 진단(fact)과 윤리적 가치판단(value)을 구별하여 고려하는 것이 중요하다. 반복하여 이야기하지만, 좋은 윤리적 가치판단을 하기 위해서는 정확한 사실 인식이 없으면 안 되기 때문이다. 그러나 정확한 진단을 하는 사람이 반드시 옳은 윤리적 결정을 하는 것도 아니다. 환자나 가족, 의료전문가는 각각 다른 가치관을 갖고 있기 때문에, 자신의 사고방식과 다르다는 이유만으로 타인의 사고방식을 부정해서는 안 된다. '각자의 가치관은 항상 다른 것'이며 그것들은 서로 존중하지 않으면 안 된다.

바른 의학적 사실을 인식하고 있는 경우라 하더라도 각자의 가치관, 인생관의 차이에 의해 선택하는 치료방침은 다를 수도 있다. 몇 가지의 선택지 가운데 어느 하나만이 옳고 나머지는 틀리다고 말할 수 없다. 따라서 자신과 다른 생각에도 충분히 귀를 기울여서 그 근거에 관하여 생각하는 자세가 요구된다.

5. 섭식연하장애에 있어서 윤리적 딜레마

윤리적 딜레마란, 일상적인 임상현장에서 대립하는 의견 가운데 어느 쪽이 분명히 옳고 그른가를 쉽게 판단하지 못하는 것이다. '경구섭취냐 금식이냐'의 문제에 있어서도 어느 쪽의 입장에 서더라도 각각 옳다고 생각되는 '윤리적 가치' 혹은 '선(善)'이 대립하고 있다. 구체적으로는 '본인이 바라는 바와 같이, 입으로 먹는 자유를 제한하지 않는 것이 옳은 일이다'라는 윤리적 가치와 '경구섭취를 금지하여 흡인성폐렴이나 사망을 예방하는 것이 옳은 일이다'라는 윤리적 가치가 대립하고 있다. 또한 의료인에게는 '먹게 해서 폐렴을 초래하여 환자를 사망하게 하는 것은 문제가 되고 의료소송을 당할 수도 있다'는 불안이 있는 한편, 내심으로는 '먹고 싶다고 원하는 사람에게 먹지 못하게 하는 것은 본인의 행복에 반하는 것일 수 있다'고 생각할 것이다. '환자 본인에게 최선의 이익(best interest)가 무엇인가' 이것이 큰 딜레마가 되어 의료인을 고민에 빠뜨린다.

윤리적 가치의 대립은 또한, 윤리원칙 사이의 대립을 가져온다. 즉, 윤리원칙인 자율성(autonomy) 존중원칙과 선행(beneficence)의 원칙이 대립하거나, 선행과 악행금지(무위해)원칙이나 정의(공평)의 원칙이 서로 상충하는 경우도 있다. 판단이 망설여진다면 윤리자문위원회 등의 중립적 제3자 기관에 조언을 구하는 것도 도움이 되지만, 현실적으로 이와 같은 기관이 정비되어 있는 곳은 매우 드물다.

6. 가족의 판단

환자 본인에게 의사결정 능력이 있으면 자율성 존중의 원칙에 의해서 본인의 의사와 가치 판단을 존중해야 하지만, 일본에서는 가족에게 판단을 맡기는 환자도 적지 않다. 또한 본인에게 의사능력이 없으면 가족 등이 대리판단을 내린다.

가족 등의 의견을 존중하거나 가족을 생각하는 '관계성 가운데의 자기 결정'을 내리는 경우가 많은데, 가족의 의견에 귀를 기울이는 것은 대단히 중요하다. 본인의 요양생활에 있어서 가족의 치료나 돌봄, 협력과 배려가, 결과적으로 환자 본인에게 이익이기도 하다. 그러나 가족 내에서 연금이나 유산 상속 등의 이해상충이나 학대 등의 문제가 있는 경우도 있다. ① 가족 가운데 누가 이후의 방침을 결정하는데 가장 중요한 대리판단자(keyperson)로서 적절한가? ② 가족의 의견은 환자 본인의 의사와 희망을 반영하고 있는가? ③ 가족의 의견은 본인의 최선의 이익을 반영하고 있는가? ④ 가족 내에서 의견의 불일치는 없는가? 등을 항상 고려할 필요가 있다.

Ⅳ. 마지막으로

반복해서 말하지만, 중요한 것은 먼저 의학적으로 정확한 평가와 진단을 내리고 예후를 예측(의학적 사실)하는 것이다. 그러나 가령 의학적 사실이 명백하다고 하더라도 그 때의 윤리적 판단은 일대일로 대응되지 않는 어려움이 있다. 이전에는 의학적 판단과 치료방침이 결정되면 의료진들은 온정적 간섭주의(paternalism)[1]로 환자 가족에게 의료를 강요해 온 경향이 있다. 한편 그에 대한 반동으로서 의료인의 가치관을 고려하지 않고 모든 정보를 통째로 제공하는 정보제공형 대응도 나타났다. 이후의 의료는 윤리적 관점을 충분히 이해하여, 의료인측과 환자, 가족이 정보를 공유하여 상호참가형 의사결정(shared decision making)을 해 나가는 것이 중요할 것이다.

섭식연하장애의 평가는 '임종기[2]'의 판단과 깊은 연관이 있다. 사람은 '죽을 때가 되면 곡기를 끊는다'는 것을 우리는 모두 경험으로 알고 있다. 그러나 '말기환자'라는 진단에는 왜 먹지 않게 되었는지, 섭식불량의 원인이 정말 질병 말기이기 때문에 먹지 않게 된 것인지 여부를 적절히 평가하여 진단해야만 한다. 말기로 추정하는 것은 허용해선 안 된다. 가령 종합적으로 판단해서 '말기 환자'라고 적절하게 판단이 내려졌다면, 인공적으로 수분과 영양을 공급하는 위루는 연명치료

1) 온정적 간섭주의(paternalism)은 선행을 목적으로 어떤 사람의 선호나 결정과는 다르게 행동하는 것을 뜻한다. 예를 들어, 환자는 수술을 원하지 않지만 생명을 구하기 위해서 의사가 수술을 감행했다면, 그 의사는 온정적 간섭주의에 입각하여 결정한 것이다(역주).

2) 국내에서는 '임종기'라는 용어가, 일본에서는 '종말기'라는 용어가 널리 사용되고 있으며, 일본에서는 '종말기'라는 용어 대신에 '삶의 마지막 단계(人生の最終段階)'로 풀어쓰는 경향이 강해지고 있다(역주).

가 된다[3]. 연명치료에 관해서도 본인의 의향이나 가치관에 의해 시행 여부의 판단이 필요하다. 이와 연관해서 '아직 말기환자가 아니다'라고 진단된 경우에는 이것은 구명치료가 되는데, 지금도 실시되고 있는 것이다. 초고령사회에서 앞으로 점점 어려운 판단과 대응이 우리를 기다리고 있다. 항상 윤리적 감수성을 갖고 대응해 나가지 않으면 안 된다.

자세한 내용은 문헌(미노오카 등, 2014; 후지시마 등, 2017)을 참고하시기 바란다.

(후지시마 이치로)

참고문헌

- 五十嵐一美：リハビリテーション看護における看護倫理　抑制をしない看護は実現できる!「抑制ゼロ」を目指す4 つのステップ(第4 回)「脱抑制」が成功するかどうかは, 管理職次第!?　リハビリナース. 2015, 8(4) : 387-391.
- 白浜雅司 : 臨床倫理の基本. JIM. 2000, 10(3) : 229-233.
- 瀧本禎之：臨床倫理と倫理コンサルテーション. Modern Physician. 2018, 38(1) : 19-26.
- 藤島一郎, 谷口　洋 : 脳卒中の摂食嚥下障害　第3 版. 2017, 医歯薬出版, pp284-295.
- 藤島一郎, 金沢英哲, 岡本圭史・他 : 摂食嚥下障害の臨床倫理と倫理カンファ. Modern Physician. 2018, 38(1) : 41-46.
- 箕岡真子, 稲葉一人, 藤島一郎 : 摂食嚥下障害の倫理. 2014, ワールドプランニング.
- 渡邊淳子, 森真喜子, 井上洋士・他 : 摂食嚥下訓練における言語聴覚士の倫理的ジレンマ. 臨床倫理. 2017, 5 : 53-62.
- 渡邊　進 : 回復期リハビリテーション病棟における医療安全のあり方. MEDICAL REHABILITATION. 2013, 162 : 85-92.
- Jonsen AR, Siegler M, Winslode WJ, et al : Clinical Ethics; A Practical Approach to Ethical Decisions in Clinical Medcine (3rd ed). 1992, WcGraw-Hill[赤林　朗・他(訳) : 臨床倫理学—臨床医学における倫理的決定のための実践的なアプローチ. 1997, 新興医学出版]

3) 국내는 상황이 다르다. 국내에서 사전의료의향서에 명시하도록 되어 있는 연명의료의 종류는 심폐소생술, 인공호흡기 착용, 혈액투석, 항암제 투여이며, 경관급식은 포함되어 있지 않다(역주).

권말 – 참고자료

- 관련 학회 및 연구회
- 섭식연하장애 평가표
- 비디오투시연하검사(VFS) 평가용 서식
- 섭식연하 능력 등급
- 섭식연하장애환자의 섭식상황 수준 (Food Intake Level Scale : FILS)
- 섭식연하장애 등급 판단기준
- 질식, 흡인 위험 관리 매뉴얼
- 섭식연하장애 증상과 간호계획
- 영양 튜브 삽입 위치 확인 매뉴얼
- 후두침입–흡인 척도(penetration–aspiration scale)
- 연하장애의 증상별 대처법
- 세이레이미카타하라병원에서 치료한 연하장애 증례 2,552명의 치료 성적

* 참고 도해 및 비디오자료는 아래의 참조 QR 코드를 이용하여 확인 가능합니다.

https://www.ishiyaku.co.jp/ebooks/265690/

• **일본섭식연하재활학회**

http://www.jsdr.or.jp

의사, 간호사, 간병인(개호직원), 언어청각사, 치과관계자, 영양사 등 다직종이 참여하는 학회이다. 매년 1회씩 학술대회에서는 일반연제와 세미나를 개최하고 있다. 매년 3회씩 학회지를 발행하고 있다. 섭식연하장애에 대한 기초지식부터 최신정보까지 얻을 수 있으며, 여러 강의를 통해 자극을 받고 더 열심히 노력하게 되는 학회다. 회원수는 11,000명을 넘는다.

학회 사무국 : 〒458-0817愛知県名古屋市緑区諸の木ト1704-202

E-mail : jsdr@mjita-hu.ac.ip

TEL : +81-52-848-6570, FAX : +81-52-848-6569

• **일본연하의학회**

http://www.ssdj.med.kyushu-u.ac.jp

원래는 이비인후과, 두경부외과 의사 중심의 학회였으나, 점차 폭넓은 직종에서 참여할 수 있도록 개방되었다. 기초연구에 대한 발표와 수술증례를 발표하는 등 학문적인 수준이 높다. "연하의학"이라는 학회지도 발행하고 있다.

학회 사무국 : 福岡国際医療福祉学院7F

〒814-0001福岡市早良区百道浜3-6-40

TEL : +81-92-834-4360. FAX : +81-92-834-4351

• **일본연하장애임상연구회**

http://www.engeken.com

언어재활사 중심의 회원으로 구성되어 있으며, 증례를 중심으로 활발하게 토론하는 것이 특징이다.

학회 사무국 : 県立広島病院小児感覚器内

〒734-8530広島市南区宇品神田1-5-54

이메일 : shomu@engeken.com

• **하마마츠(浜松)섭식연하연구회**

매년 1회씩 포럼을 개최하며, 격월로 정기 간담회를 열고 있다. 간담회에서는 강의를 듣거나 훈련방법 또는 연하식(食)에 대한 소개 등을 하고 있다. 매회 간담회는 100 명 이상 모이면서 활발하게 활동하고 있다.

학회 사무국 : 浜松市リハビリテーション病院内

〒433-8311 静岡県浜松市中区和合北１丁目6-1

TEL : +81-53-471-8331(대표번호) FAX : +81-53-474-8819

• **대한연하장애학회**[1)]

국내 학회이며 의사, 치과의사, 간호사, 작업치료사, 물리치료사, 영양사 등 다직종이 참여하고 있다. 매년 학술대회와 연수강좌, 연하장애전문치료과정을 개최하고 있고, 연 3~4회의 학술 집담회도 정기적으로 열고 있다. 학술지 Journal of Korean Dysphagia Society를 발간하고 있으며, 2017년에는 국내학회 최초로 연하장애 교과서를 발간하면서 활발히 활동하고 있다.

학회연락처 : 032-280-5204

1) 원서에는 소개되어 있지 않은 국내 학회임(역주)

❋ 섭식연하장애 평가표

검사일　　년　월　일　　성명		(남/녀)	만세
병원등록번호	신장　cm	체중　kg	
혈압 : 심박수 :　회/분	산소포화도(SpO_2)　%.	(room air, O_2 투여　L/min)	
주 증상			
원인질환/기저질환		관련된 과거력	
영양공급방법	경구섭취 : 상식, 죽, 다진 음식, 그 외(　　　　), 금식		
	수분 : 증점제　없음, 증점제 포함, 금지		
보조(대체)영양	없음, 경비경관, 위루, 정맥영양, 기타	앉은 자세 지구력 : 충분, 미흡, 불가능	

1. 인지	
의식	청명, 불확실, 졸림
의사표시	좋음, 불확실, 불량
지시에 따름	좋음, 불확실, 불량
먹고 싶다는 욕구	있음, 없음, 불명확함
기타	

6. 발성, 구음(기관절개 : 무, 유)(커프 : 무, 유)	
발성	유성음, 무성음, 없음
젖고 쉰 목소리	없음, 경증, 중증
구음장애	없음, 경증, 중증
hypernasality	없음, 경증, 중증
기타	

2. 식사	
섭취자세	의자, 휠체어, 걸터앉기
섭취방법	자립, 감시, 부분 돌봄, 전체 돌봄
식사 중 사레들림	없음, 가끔, 자주
구강 내 음식물 잔류	없음, 소량, 다량
침흘림	없음, 소량, 다량
기타	

7. 호흡기능	
호흡수	회/분
수의적 기침	충분, 미흡, 불가능
기타 :	

3. 머리	
경부가동범위	제한없음, 조금 움직임, 움직이지 않음
기타	

4. 구강	
틀니(불필요, 필요)	적합, 불량, 없음
위생상태(구강)	양호, 불충분, 불량
기타	

8. 선별검사
반복침삼키기　검사 :　　회/분
후두거상 : 충분, 미흡, 없음
개정 물마시기 테스트(3ml,　　ml)
1. 연하 없음, 사레 and/or 호흡임박
2. 연하 있음, 호흡절박(silent aspiration 의심)
3. 연하 있음, 호흡양호, 사레 and/or 젖고 쉰 목소리
4. 연하 있음, 호흡양호, 사레 없음
5. 4에 더해 추가적 침 삼키기 운동 30초내 2회 가능
기타

5. 구강인두기능	
입벌리기 정도	손가락 3개, 2개, 1개이하
입꼬리가 처짐	무, 유(우, 좌)
연구개운동 (/아/발성시)	충분, 미흡, 없음
교합력	충분, 미흡, 없음
혀운동 혀내밀기	충분, 아랫입술을 넘지 않음, 불능
혀의 편위	없음, 있음 (우, 좌)
구강 감각 이상	없음, 있음 (부위 :　　)
기타	
평가자성명 / 직종	

9. 탈수, 저영양	
피부, 눈 입 건조	없음, 경도, 중도
마른 체격	없음, 경도, 중도
기타	

10. 요약	

11. 검사
VFS 완료(/), 예정(/ , 미정)
VFS 완료(/), 예정(/ , 미정)

연하장애의 평가에 관해서 섭식연하장애평가(간략판)가 발표되었다. 표는 이 논문의 평가표를 일부 개정한 것이다. 논문에는 평가기준에 대해서도 게재되어 있으므로 함께 이용하면 좋겠다.

- 일본섭식연하재활학회 의료검토위원회 : 섭식연하장애평가(간략판)
- 일본섭식연하재활학회 의료검토위원회 판안, 일본섭식연하재활지, 15(1):96-101, 2011

❋ 비디오투시연하검사(VFS) 평가용 서식

비디오투시연하검사(VFS) 평가서식

이름 : VFS-번호 : 동영상(DVD) 번호 등록번호 :

의사소통 : dysarthria (mild, moderate, severe), 쉰 목소리, 치매, 실어증, 기타 ( )

검사전 SpO_2 % 검사 중 SpO_2 % 검사후 SpO_2 %

체간 각도							
경부(목) 자세							
모의식품의 종류 – 양 – 형태 – 온도							
틀니(필요, 불필요)	착용/미착용	착용/미착용	착용/미착용	착용/미착용	착용/미착용	착용/미착용	착용/미착용
섭식방법							
연하 수기(maneuver)							
명령연하, 자유연하	명령/자유	명령/자유	명령/자유	명령/자유	명령/자유	명령/자유	명령/자유
촬영방법	측면/정면	측면/정면	측면/정면	측면/정면	측면/정면	측면/정면	측면/정면
음식물 집어넣기	3 2 1	3 2 1	3 2 1	3 2 1	3 2 1	3 2 1	3 2 1
저작 및 으깸	3 2 1	3 2 1	3 2 1	3 2 1	3 2 1	3 2 1	3 2 1
구강내 유지	3 2 1	3 2 1	3 2 1	3 2 1	3 2 1	3 2 1	3 2 1
식괴 형성	3 2 1	3 2 1	3 2 1	3 2 1	3 2 1	3 2 1	3 2 1
구강잔류(전정부)	3 2 1	3 2 1	3 2 1	3 2 1	3 2 1	3 2 1	3 2 1
(구강저부)	3 2 1	3 2 1	3 2 1	3 2 1	3 2 1	3 2 1	3 2 1
(설배부)	3 2 1	3 2 1	3 2 1	3 2 1	3 2 1	3 2 1	3 2 1
인두로 이송	3 2 1	3 2 1	3 2 1	3 2 1	3 2 1	3 2 1	3 2 1
연하반사 촉발지연	3 2 1	3 2 1	3 2 1	3 2 1	3 2 1	3 2 1	3 2 1
구강으로의 역류	3 2 1	3 2 1	3 2 1	3 2 1	3 2 1	3 2 1	3 2 1
비인강으로의 역류	3 2 1	3 2 1	3 2 1	3 2 1	3 2 1	3 2 1	3 2 1
식도입구부 통과	3 2 1	3 2 1	3 2 1	3 2 1	3 2 1	3 2 1	3 2 1
통과경로	좌 우 양측	좌 우 양측	좌 우 양측	좌 우 양측	좌 우 양측	좌 우 양측	좌 우 양측
후두침입	3 2 1	3 2 1	3 2 1	3 2 1	3 2 1	3 2 1	3 2 1
흡인	3 2 1	3 2 1	3 2 1	3 2 1	3 2 1	3 2 1	3 2 1
반사적인 사레듦	3 2 1	3 2 1	3 2 1	3 2 1	3 2 1	3 2 1	3 2 1
흡인물의 객출	3 2 1	3 2 1	3 2 1	3 2 1	3 2 1	3 2 1	3 2 1
후두개곡 잔류	3 2 1	3 2 1	3 2 1	3 2 1	3 2 1	3 2 1	3 2 1
	좌 우 양측	좌 우 양측	좌 우 양측	좌 우 양측	좌 우 양측	좌 우 양측	좌 우 양측
조롱박오목 잔류	3 2 1	3 2 1	3 2 1	3 2 1	3 2 1	3 2 1	3 2 1
	좌 우 양측	좌 우 양측	좌 우 양측	좌 우 양측	좌 우 양측	좌 우 양측	좌 우 양측
식도잔류	3 2 1	3 2 1	3 2 1	3 2 1	3 2 1	3 2 1	3 2 1
식도내 역류	3 2 1	3 2 1	3 2 1	3 2 1	3 2 1	3 2 1	3 2 1

Comment :

연하내시경 검사 (유 / 무) 검사소견 :

식도내압검사 (유 / 무) OE 법 ( ) cm

VFS summary　VFS No.___　Video No.___　첫검사　/__회차·오랜만의 재검사

ID　　성명　　[남·녀] _____세　검사일 : 20　년　월　일
재활주치의[　　　　　　(　　)]　담당치료사 [　　　　　　　　]
병동 [B2·B4·A5·C3·C4·외래·(　　　　　　　　　　　　　)]
진료과[재활·호흡기내과·소화기내과·신경과·신경외과·순환기내과·성형외과·정신건강의학과·기타(　　　　　)]

발병일 [불명확, 20__년 __월 __일]
질환 [CVA(뇌경색, 뇌출혈, 지주막하출혈), 외상성뇌손상, 뇌종양, 파킨슨병,
폐렴, 치매, 정신질한, 신경질환(근염, 디스트로피),
수술후(경부골절, 복부, ___________) 소화기질환(GER,_________),
전신질환(암, 혈액, 심장질환, __________), 기타(___________)]
뇌병변[없음·대뇌피질(좌·우·양측) ·빈스방거 타입·피각(좌·우)·시상(좌·우)
·열공성(좌·우)
중뇌(좌·우)·교뇌(좌·우)·연수(좌·우)·소뇌(좌·우)·불명확]

연하수술[없음·타나하시법·myotomy·성대내전술 : (20__ 년__월__일)]
ADL[보행자립·휠체어자립·휠체어돌봄·와병생활] 의식[명료·stage I ·stage II]
지시에 따름[가능·불가능]
구음장애[불명확·없음·마비성·실조성·기질성] 명료도[1·2·3·4·5]
음성상태[정상·기식성(hoarseness)·습성(wet)]

연하장애부위 [인지(___), 구강(___), 인두(　). 식도(　) : 괄호내 순서기입]
인두기장애유형 [없음·가성구마비·구마비·윤상인두연하장애·분류불능·기질적]
검사각도 [30°·45°·60°·90°] [한쪽으로 기울이기(좌하·우하)]
검사식품 [젤라틴(슬라이스형·덩어리형·부스러기형)·증점제 사용(진하게·연하게)
·한천·40%바륨액·쿠키·빵

	침입－흡인 척도(PAS)
침입·흡인 PAS(　　　　　　) 타이밍[Before·During·After] 흡인위험[낮음·중간·높음] 침입·흡인 유발조건 [상시·체간각도(____도), 식품(　　　　)] 침입·흡인 방지법[없음·있음] 흡인물 객출[확실·불확실·불가능]	1. 식괴는 기도에 들어가지 않음 2. 식괴가 후두전정까지 들어가나 객출됨 3. 식괴가 후두전정으로 들어가고 객출할 수 없음
잔류 구강[없음·적음·중간·많음] 후두개곡[없음·적음·중간·많음] 조롱박오목[없음·적음·중간·많음:제거법(없음, 있음)] 가장 인두에 잔류하기 쉬운 조건 [상시·체간각도(___°)·식품(　　)] 食道[없음·적음·중간·많음]:부위[1/3·2/3·전체:(상·중·하)] R[－·＋·＋＋] C[－·＋·＋＋]	4. 식괴가 성대까지 들어가나 객출됨 5. 식괴가 성대까지 들어가고 객출할 수 없음 6. 식괴가 성대 아래까지 들어가나 성대보다 위로 객출됨 7. 식괴가 성대 아래까지 들어가고 기침하지만 객출되지 않음 8. 식괴가 성대 아래까지 들어가나 기침반사 없고 객출되지 않음
FEES 미시행·시행 침입·흡인[없음·소·중·많음] 인두잔류[없음·소·중·많음] 비인강 폐쇄부전[없음·가벼움·중간·심함] 타액흡인[없음·적음·중간·많음] 타액저류[없음·적음·중간·많음]	* 지시에 따라서 각출할 때는 c(command)를 붙인다(예 : 8c)

섭식조건　섭식가능·섭식불가능
체간각도　[30°　45°　60°·자유] [일측 (좌하·우하)]
식품　[시작식·연하식(I·II·III)·연하이행식·소화이행식·주식+수분만 증점·일반식]
재활물리치료　[없음·혀에 넣음·슬라이스 식괴·여러번·교호·턱 당기기·의식하며 삼키기·숨참고 삼키기·K-point자극법(좌, 우), 연하반사유발수기·연하전 고개돌리기(좌·우)·연하후 고개돌리기(좌·우)·풍선법, 기타(　　　　　)]
섭식법　[자립·감시·돌봄]
식후 체위 설정[없음·있음]
개입　[작업치료사·간호사·간병인·가족·자체훈련]
연하등급　의뢰시(___), VFS시(___), FEES후 예측 목표(_____)

연하등급*　　A : 도움 있음(예7A)
1. 훈련적응 없음
2. 기초훈련만
3. 섭식훈련
4. 즐기는 수준의 섭식
5. 한두끼 경구섭취(보조영양 필요)
6. 하루 세 끼 모두 경구섭취(보조영양 필요)
7. 하루 세 끼 모두 경구섭취(연하식)
8. 하루 세 끼 모두 경구섭취(특별히 연하하기 어려운 것 제외 or 특별한 섭식법)
9. 일반식 섭취(의학관리 필요)
10. 일반식 섭취 (정상)

자유 기재란

❋ 섭식연하 능력 등급 (후지시마, 1993)

I 중증 경구 불가	1 2 3	연하곤란 또는 불능, 연하훈련 적용없음 기초적 연하훈련만의 적용 조건이 갖추어지면 흡인 줄고 섭식 훈련 가능
II 중등도 경구와 보조영양	4 5 6	즐거움으로서의 섭식 가능 일부(1~2식) 경구 섭취 하루 세 끼 모두 경구섭취와 보조영양(경관 또는 정맥 등)
III 경증 경구	7 8 9	연하식으로 하루 세 끼 모두 경구섭취 특별히 삼키기 어려운 식품을 제외하고 세 끼 모두 경구 섭취 일반식의 경구섭식 가능, 임상관찰 및 지도 필요함
IV 정상	10	정상섭식, 연하능력

❋ 섭식연하장애환자의 섭식상황 수준(Food Intake Level Scale : FILS)

(후지시마, 2006; Kunieda, 2013)

<table>
<tr><td rowspan="3">섭식연하장애를 시사하는 문제있음1)</td><td>경구섭취 없음</td><td>Level 1 연하훈련[2] 실시하지 않음
Level 2 음식을 이용하지 않는 삼킴 훈련 실시
Level 3 극히 소량의 음식을 이용한 연하훈련 실시</td></tr>
<tr><td>경구섭취와 대체영양</td><td>Level 4 한 끼 미만의(즐거움 수준의) 연하식[3]을 경구섭취하고 있으나 대체영양[4] 위주로 공급
Level 5 하루 한두 끼의 연하식을 경구섭취하고 있으나 대체영양 병행
Level 6 하루 세 끼의 연하식을 경구 섭취하고, 부족분은 대체영양</td></tr>
<tr><td>경구섭취만</td><td>Level 7 하루 세 끼 연하식 경구섭취, 대체영양 없음.
Level 8 특별히 먹기 어려운 것[5] 제외하고 하루 세 끼 경구섭취
Level 9 음식물의 제한 없음. 하루 세 끼 경구섭취</td></tr>
<tr><td colspan="2"></td><td>Level 10 십식연하장애에 관한 문제 없음(정상)</td></tr>
</table>

1) 섭식연하장애를 시사 하는 문제들 : 각성 불량, 입에서 흘림, 구강내 잔류, 인두 잔류감, 사레듦 등
2) 연하훈련 : 전문가 또는 잘 지도된 케어제공자, 본인이 연하기능을 개선시키기 위해서 실시하는 훈련
3) 연하식 : 젤라틴 음식, 갈은 음식 등 식괴 형성 및 삼키기 쉽도록 조정한 식품
4) 대체영양 : 경관영양, 정맥영양 등 비경구 영양법
5) 특별히 먹기 어려운 것 : 푸석푸석한 것, 질긴 것, 물 등

❋ 섭식연하장애 등급 판단기준

	VFS / FEES		임상 의사의 판단			임상의사 및 치료진의 판단				
수준	Best swallow	Worst swallow	흡인, 잔류 위험	폐렴, 질식, 탈수 위험	회복 가능성	섭식 빈도 (/일)	식사 내용	경구 수분	보조영양 (경관 또는 정맥)	의학 관리
1	없음	상시	대	대	−	0	−		전력	필요
2	없음	상시	대	대	+	0	−		전력	필요
3	있음	자주	대	대	+	1 (훈련으로)	젤리 or 믹서	젤리 or 증점수	전력	필요
4	있음	가끔	중	중	+ or −	1 (즐거움을 위해)	젤리 or 믹서	젤리 or 증점수	전력	필요
5	있음	가끔	중	중	+ or −	1, 2	젤리 or 믹서	젤리 or 증점수	부족분	필요
6	있음	가끔	중	중	+ or −	3	젤리 or 믹서	젤리 or 증점수	부족분	필요
7	있음	가끔	소	소	+ or −	3	젤리 or 믹서	젤리 or 증점수	−	필요
8	있음	가끔	소	소	+ or −	3	이행식 등	증점수 or 제한 없음	−	필요
9	상시	거의 없음	희소	희소	+ or −	3	일반식	제한 없음	−	가끔
10	상시	거의 없음	희소	희소	−	3	일반식	제한 없음	−	불필요

❋ 질식, 흡인 위험 관리 매뉴얼

세이레이미카타하라병원 간호부

- **목적** : 입원환자의 식사를 시작할 때 환자의 섭식연하 능력에 맞는 형태의 식사를 제공한다. 입원환자의 섭식연하장애를 조기에 발견하고 전문적인 진찰을 받을 수 있도록 한다.
- **대상** : (1) 금식 중인 환자 및 금식부터 식사를 시작하는 모든 환자들
  (2) 병세나 의식 상태, 활력징후의 변화가 일어난 경우
- **질식예방의 4원칙**

1. 각성이 불충분하면 식사를 연기하거나 중지한다.
2. 소화식은 소화에 좋지만 질식 및 흡인은 막을 수 없다는 것을 이해하고 음식을 선택한다.
3. 틀니를 착용하지 않았을 경우, 소화식(저작불능식) 이상의 음식은 제공하지 않는다.
4. 스스로 음식을 입에 넣고 통째로 삼키는 환자는 식사 상황을 관찰한다.

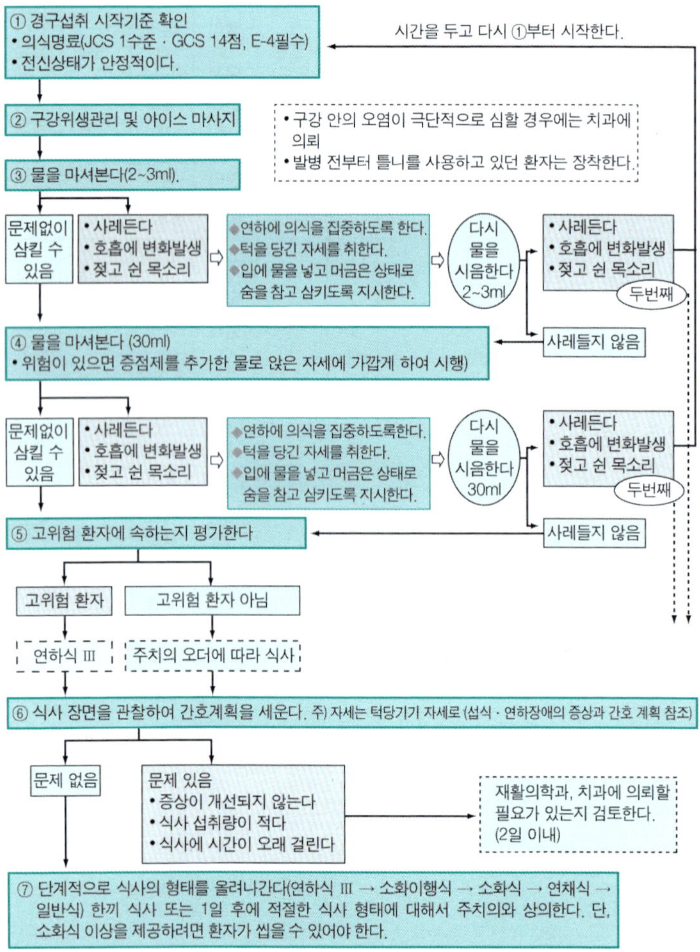

❋ 섭식연하장애 증상과 간호계획

ID [ ] 성명 [님]

장애의 종류	증상(관찰·문진)	간호계획 (실시항목에 체크)	위험관리
음식 인식 장애	□ 음식에 무반응 □ 멍함 □ 식사 도중에 잠듦 □ 주의산만 □ 식사중 감정실금 □ 입안에 머금은 채 멈춤 □ 계속 입에 집어넣음	□ 각성시 섭식 □ 각성을 촉구 □ 식사에 집중할 수 있는 환경설정 □ 충분히 씹어서 삼키도록 지도 □ 작은 스푼을 사용 □ 입안에 남아있는지 확인 □ 수저에 담아 본인에게 전달 □ 식사내용변경 (연하식III 이하)	• JCS 1·GCS 14점 (E4필수)로 섭식 개시 →재활의학과 의뢰 검토 • 식사시 관찰 필요 • 안전한 조건을 결정할 수 있다면 식사간호는 간병인이 담당 • 개구장애가 있으면 치과 의뢰
입안에 넣는 기능의 장애	□ 입안에 넣을 수 없다 □ 음식이 입에서 쏟아진다 □ 타액을 입가로 흘린다	□ 자세는 30°(도움) 60°(스스로 섭취) 반좌위 □ 하악고정 및 입술폐쇄 관리 □ 식사내용 변경 (연하식III 이하)	• 안전한 조건을 결정할 수 있다면 식사간호는 간병인이 담당 • 흡입기(석션) 준비
저작과 식괴형성 장애	□ 구강내 건조 □ 잘 씹지 못함 □ 틀니가 맞지 않음 □ 틀니가 없음	□ 식전에 목구멍의 냉각마사지 □ 구강의 건강한 쪽에 음식 넣기 □ 자세는 30°(도움) 60°(스스로 섭취) 반좌위 □ 식사내용 검토 (연하식III 이하)	• 의치적합불량, 구강내 장애 → 치과에 의뢰 • 안전한 조건을 결정할 수 있다면 식사간호는 간병인이 담당
인두로의 송출 장애	□ 삼키는데 시간이 걸림 □ 입에 음식을 넣은 채로 멈춤 □ 위를 보고 삼킴	□ 자세는 30°(도움) 60°(스스로 섭취) 반좌위 □ 연하식을 혀 안쪽으로 깊이 넣기 □ '꼭꼭 씹으세요'라고 옆에서 지도 □ 교호연하 (페이스트식과 젤라틴 젤리나 차를 교대로) □ 입안에 남은 것이 없는지 확인하고 다음을 넣기 □ 식사내용 검토 (연하식III 이하)	• 식사시 관찰필요 • 식사간호는 간호사가 담당 • 흡입기(석션) 준비

(계속)

장애의 종류	증상(관찰·문진)	간호계획 (실시항목에 체크)	위험관리
인두통과 및 식도로 보내는 기능의 장애	☐ 액체에서 사레 들림 ☐ 식사에서 사레 들림 ☐ 식후에 기침이 나온다 ☐ 목안에 음식물이 남는 느낌 ☐ 삼키기 어렵다고 느낌 ☐ 코에서 음식이 나옴 ☐ 삼킨 후에 목소리가 바뀜 ☐ 그르렁거리는 목소리 ☐ 목안에서 그르렁거린다 ☐ 목소리가 쉼 ☐ 가래가 많아짐	☐ 식사에 집중할 수 있는 환경설정 ☐ 자세는 30°(도움) 60°(스스로 섭취) 반좌위 ☐ 식전 삼킴체조 ☐ 식전 목구멍의 아이스 마사지 ☐ 입안에 남은 것이 없는지 확인하고 다음을 넣기 ☐ 교호연하 (페이스트식과 젤라틴 젤리나 차를 교대로) ☐ 식사 도중에 헛기침이나 발성하기, 침 삼키기 (인두잔류제거) ☐ 식사내용변경 (연하식 III 이하)	• 섭식훈련은 작업치료사와 간호사로 시작 • 섭식조건 변경은 반드시 재활의학과 의사 및 치료사와 상의 • 흡입기(석션) 준비
식도통과 장애	☐ 가슴에 음식이 남아있거나 꽉 찬 느낌이 듦 ☐ 음식물이나 신물이 목으로 넘어옴 ☐ 구토할 때 있음 ☐ 취침 중 기침이 남	☐ 식사 종료시에 침 삼키기를 여러 번 반복 ☐ 식후 2시간 60° 이상 앉은 자세 유지 ☐ 식사 중, 직후에는 흡입(석션)하지 않는다 ☐ 취침 중 머리쪽 15° 높임	• 앉은 자세를 유지할 수 있는 시간을 나타내는 표지판을 침대에 걸어둔다

❋ 영양 튜브 삽입 위치 확인 매뉴얼

세이레이미카타하라병원 의료안전관리위원회

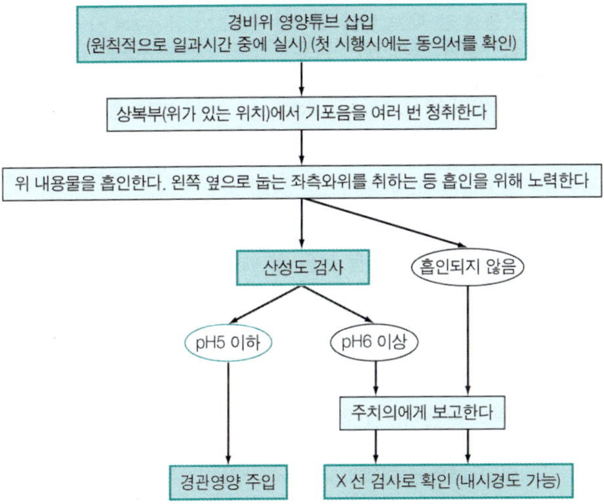

주) 매뉴얼을 적용하기 어려운 환자는 주치의가 연하팀에 협조를 요청하여 개별적으로 대응한다. 연락 창구는 연하팀 간호사로 한다.

❋ 후두침입 – 흡인 척도(penetration-aspiration scale)

	침입
1	식괴가 기도로 들어가지 않는다
2	식괴가 후두전정으로 들어가지만 객출된다
3	식괴가 후두전정으로 들어가고 객출되지 않는다
4	식괴가 성대까지 들어가지만 객출된다
5	식괴가 성대까지 들어가고 객출되지 않는다
	흡인
6	식괴가 성대 아래로 들어가지만 성대 위쪽으로 객출된다
7	식괴가 성대 아래로 들어가서 기침이 나지만 기관에서 객출되지 않는다
8	식괴가 성대 아래까지 들어가며 기침도 일어나지 않고 기관에서 객출되지 않는다

* 2 : 기침이나 사레드는 것은 있거나 없거나 상관없다.
* 3~6 : 보통 기침이 있다. (Rosenbek 등, 1996부터)

❋ 연하장애의 증상별 대처법

증상	상세한 증상	대처법
입을 벌리지 않는다	하품 등을 할 때는 입을 열지만, 식사 때에는 입을 열지 않는 경우 ① 스푼 등이 입에 닿으면 씹어버린다(씹기 반사, biting reflex). ② 음식물을 주시(注視)하지 않는다(인지장애). ③ 음식물이 입에 들어오는 것을 거부하든지 토해내든지 한다(거식).	① K-point 자극법(p.121 참조) ② 스푼으로 입에 댄다. 음식물에 집중하게 한다. 주먹밥을 손에 쥐게 한다. ③ 좋아하는 음식물로 연하식을 만든다.
	식사 시간 이외에 하품 등을 할 때에도 입을 열지 않는 경우(악관절 등의 이상)	뇌신경 검사 교근의 경직 때문이라면 신경블록이나 보툴리눔 독소 주사 시행 치과, 구강외과 진찰
집어 넣기 곤란	숟가락으로 음식물을 입에 넣을 때 ① 치매 등으로 입술을 닫지 않는 경우 ② 마비 때문에 하악이 거상되지 않거나 입술의 폐쇄가 안되는 경우	① 숟가락을 윗입술에 댄다. ② 손으로 입술을 닫아 준다.
저작 곤란	① 저작해도 부서지지 않고, 특히 마비 쪽에 잔여물이 큰 덩어리로 남는다. → 저작근의 마비 ② 교합이 좋지 않거나, 의치가 없거나 불안정한 경우	① 저작 훈련, 음식물 조정 ② 치과 진찰
식괴(음식 덩이) 형성 곤란	① 음식물이 입 안에서 흩어져 버린다. ② 음식물이 인두로 줄줄 흘러내린다.	①, ② 음식물의 조정, 젤라틴과 교대연하 ② 체간 각도의 조정, 목을 앞으로 숙인다(턱 당기기, chin tuck).
입 가득히 밀어 넣는 등의 행동	치매나 인지 장애 환자에 많다.	음식을 섭취하는 속도, 적절한 숟가락의 선택, 일구량(한번 입에 넣는 음식의 양) 조절

(계속)

증상	상세한 증상	대처법
입에 넣은 뒤 그대로 멈춰 버린다	① 구강 기관의 마비 때문에 음식을 뒤로 넘기는 것이 곤란한 경우 ② 인지 장애로 음식물의 인지가 안 된다. ③ 넘겨 보내기나 연하하려는 모양은 보이나 잘 되지 않을 때에, "어떻게 넘겨야 할지 모르겠다"고 할 때 → 연하실행증(失行症)	① 체간 각도의 조정, 음식물의 조정, 혀 안쪽으로 음식물을 넣는다. 새로운 수발기구를 고안한다. ② 목안의 냉각 마사지, 환경의 조정, 음식물 조정, 스스로 숟가락을 쥐게 한다. 어린이 전병이나 주먹밥을 손에 쥐어 먹게 한다. ③ K-point, 목안의 냉각 마사지, 연하반사 촉진 수기, "아"하고 발성을 시킨다.
입에 넣은 후 줄줄 흘러 내린다	특히 수분이 흘러내리기 쉽다. 집어넣기 외에도 넘겨 보내기가 곤란한 것이 원인이다.	체간 각도 조정, 손으로 입술 폐쇄, 혀 안쪽으로 음식물을 넣는다.
침을 많이 흘린다	항상 침을 닦기 위해 수건을 가지고 다닌다. 식사를 시작하면 타액분비가 과다하여 다 넘기지 못하고 사레가 드는 경우가 있다.	피부의 냉각마사지, 타액을 삼키도록 지시 투약(항콜린작용이 있는 것) 보톨리눔 독소 주사 치료
구강이 건조해서 삼키기 어렵다	하악 운동이나 입술 폐쇄가 곤란하여 항상 입을 열고 있는 경우, 목을 뒤로 젖히고 있는 환자도 건조해지기 쉽다.	목안의 냉각마사지, 마스크 착용, 살리베이트 등 인공타액 사용 또는 물을 분무한다. 약제를 조정한다.
혀나 뺨의 점막을 씹어버린다	특히 마비측의 볼 점막을 씹는다. (안면마비, 실조) 감각장애도 원인이 된다.	스페이서(spacer)를 넣는다.
구강내의 마비 측에 음식물이 남는다	혀 밑의 잔류에도 주의한다. 감각 장애도 원인이 된다.	건강한 쪽을 아래로 한 체위, 손으로 뺨을 압박한다.

(계속)

증상	상세한 증상	대처법
코에서 음식물이 나온다	섭식 중에 음식물(특히 수분)이 코에서 나온다.	연구개 거상장치, 코를 쥐고 연하, 불기 훈련
사레 들린다	① 드물게 수분에 사레들린다. ② 차나 된장국 등의 수분에 사레들린다. ③ 식사 중 사레가 많이 들린다. 사레 때문에 먹을 수가 없다. ③-a 식사 전반부에 사레가 든다. → 식사 전 준비운동 부족 ③-b 식사 후반부에 사레가 든다. → 피로가 원인	① 의식하며 삼키기, 턱당기기(chin tuck) ② 체간각도, 체위조정, 턱 당기기, 숨참고 삼키기, 옆으로 연하, 음식물 조정(증점제), 의식하며 삼키기 ③ 목안의 냉각 마사지, 체간각도, 체위조정, 턱 당기기, 고개 돌리기, 음식물조정(연하식), 한쪽으로 삼키기, 교호연하, 반복 연하, 그 밖의 수기 ③-a 목안의 냉각 마사지, 연하체조, 환경조정, 턱 당기기, 의식하며 삼키기 ③-b 섭식의 속도조절, 소량씩 자주 식사할 것, 식사 도중에 휴식을 취한다.
식사 중이나 식사 후에 목소리가 변한다	식사 중이나 식후에 가래가 끓으면서, 그르렁거리는 쉰 목소리로 변한다. 식전의 목소리를 잘 들어 두면 변화를 알 수 있다. → 인두잔류, 후두 침입, 흡인을 의심한다.	헛기침을 한다. 숨참고 삼키기, 반복 연하, 교호연하, 고개 돌리기, 한쪽으로 삼키기, 턱 당기기
음식물이 목 안을 통과하지 못한다	식도입구부가 열리지 않는다. 타액도 넘길 수 없어, 티슈로 닦아낸다.	종양 등 기질적 원인일 수도 있으므로 정밀한 검사가 필수임. 음식물 조정(연하식), 고개 내밀기, 고개 돌리기, 한쪽으로 삼키기, 일구량, 반복 연하, 교호연하
육안으로 연하를 알아채기 어렵다	목에 살이 너무 많거나, 간대성 근경련(myoclonus) 등으로 인해 외부에서 육안으로는 후두거상을 알기 어렵다. 삼키는 소리가 나지 않는다.	턱밑(제2수지), 설골부(제3수지), 후두부(제4수지)에 손가락을 대어 후두의 거상을 확인한다(다음 그림 참조).

(계속)

증상	상세한 증상	대처법
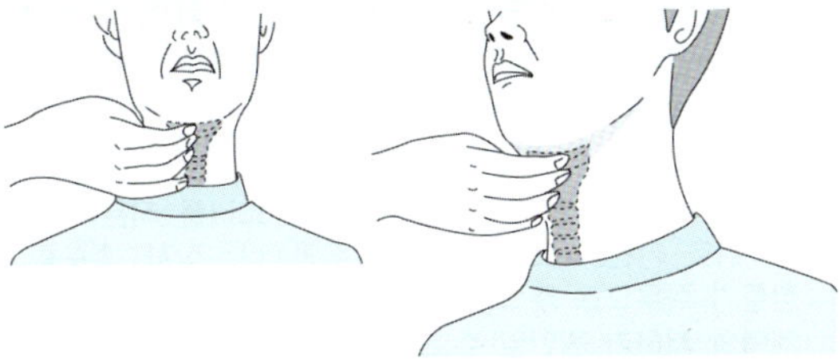		
입으로 신물이 올라온다, 밤중에 기침이 난다	식사 중 뿐 아니라, 옆으로 눕거나 취침 중에 신물이 올라온다. 밤에 심한 기침이 난다. → 위식도 역류가 의심되는 경우로 폐렴의 원인이 되므로 중요하다.	식후에 앉은 자세를 유지한다. 저녁 식사는 소화가 잘되는 것으로 한다. 1회의 식사량을 줄인다. 경관 영양 주입시에 45° 이상의 앉은 체위를 유지하고, 복부를 압박하지 않는다. 걸을 수 있는 사람은 식후 30분 정도 산책을 한다.
찬 음식이 싫다	찬 연하식을 계속하는 고통은 일반적인 현상으로 볼 수 있다. 이상 상태는 아니다.	음식재료를 고안한다. 소프티아®, 간편젤리® 등은 따뜻할 때에도 젤리 상태로 유지가 된다.
증점제(점도를 높이는 재료)가 싫다	달라 붙지는 않는가? 필요한 경우에만 사용하고 있는가?	올바른 사용법을 확인한다. 새로운 증점제를 사용해 본다(토로미클리어®, 소프티어®, 간편젤리® 등). 칡 등의 자연 증점제를 사용해본다.
식사를 거부한다	치매나 우울증을 본래 가지고 있거나, 경관영양이나 과잉 의료행위가 원인일 수도 있다. 사레가 심하게 들거나, 흡인으로 인해 식사 중 호흡곤란이 오는 것이 원인일 수도 있다.	대처하기가 가장 어렵다. 끈기 있게 대응한다. 무리하게 먹이지 않는다. 싫어하는 일은 하지 말 것. 전신 상태를 양호하게 할 것. 경비 경관 영양을 중지하고 다른 수단을 강구한다.

1) 역주 : 소프티아®, 간편젤리® 등은 일본에서 시판되는 제품명이다.

(계속)

증상	상세한 증상	대처법
맛을 못 느낀다	짠맛, 단맛, 쓴맛, 매운맛 등을 모르는가? 식사맛을 못 느끼는가? 구강내 오염, 부적합한 의치 등도 원인일 수 있다.	구강치료, 구강케어를 충분히 한다. 아연 부족이 없는지 확인한다. 식품 표면에서 진한 맛을 내도록 요리한다.
식사 도중에 잠이 든다	의식장애, 치매, 인지 장애 등의 환자를, 뒤로 기댄(reclining) 자세로 두면 잠들기 쉬우므로 주의한다. 체력의 저하가 원인일 수도 있다.	소리를 지른다. 환경을 바꾼다. 식사 속도를 조절한다. 깨어 있을 때 식사를 한다. 식사훈련의 조건을 조절할 때에는 무엇보다도 우선 체간의 각도를 높여 준다.
음식물을 토해 낸다	치매, 인지장애 환자를 무리하게 먹이면 이런 일이 초래된다.	환경을 바꾼다. 음식을 바꾼다(좋아하는 음식을 먹인다). 스스로 먹게 한다.
식사를 시작하면 열이 난다	흡인에 관련된 기침, 사레, 호흡곤란을 보인다. 가래의 양에 변화가 없는 경우는 흡인 이외의 다른 원인일 수도 있다.	원인파악을 위해 충분히 검사하는 것이 중요하다. 바로 식사를 중지하지 말고 보다 신중히 섭식하도록 연구해 본다.
식사 시간이 오래 걸린다	내려보내는 것이 불량한지, 연하가 일어나지 않는 것인지, 식욕이 부진한지 구별한다.	섭식의 페이스 조절, 소량씩 자주 식사, 식품 조정
수의적으로 기침을 할 수 없다	"콜록하고 기침해주세요."라는 지시에 "콜록"이라고 대답하는 경우는 치매나 인지장애가 의심된다. 고령자도 때로 어려울 수 있다.	큰 소리를 낸다. 기침 훈련을 한다. 호흡 재활
가래가 많다	식사와 관련해서 가래가 증가하면 흡인을 의심할 수 있다. 만성 기도 감염이면 항상 가래가 많다.	호흡 훈련 흡인, 인두 잔류에 대한 각종 훈련
흡입(suction)을 싫어한다	의미를 이해하지 못하거나, 흡입 방법에 문제가 있는 경우가 많다.	충분한 라포(Rapport)를 형성하고 의미를 설명한다. 낮은 압력으로 구강내에서부터 서서히 흡인한다. 흡인을 하면 호흡이 편해진다는 것을 학습시킨다.

(계속)

증상	상세한 증상	대처법
코에 관을 꽂고 있다(경비 경관영양)	연하에 악영향을 줄 가능성을 고려한다.	섭식 시에는 가능한 한 뺀다. 빼지 못하는 경우에는 연하에 악영향을 주지 않도록 8Fr의 튜브를 유치한다(후두개를 누르지 않도록 한다). 두꺼운 튜브를 넣은 채로 섭식하는 것은 금물이다.
기관절개술(tracheostomy)을 시행한 경우	연하 운동을 방해하지 않는가, 고통은 없는가를 자세히 판단하고, 흡인이 있는지 잘 확인한다.	연하에 악영향이 적은 삽입관을 사용한다. (커프(cuff)가 있는 것 < 커프가 없는 것 < 리테이너) 섭식시에는 커프의 공기를 뺀다.
위루술을 시행한 경우	위루의 유형을 알아본다. 설사, 장폐쇄증, 창상 감염에 주의한다. 환자나 가족이 고통으로 여기고 있지 않은지 확인한다.	버튼형(ADL에 유리함)으로 바꾸는 것을 고려한다. 보조영양에 유리하다고 생각된다. 곧 이어서 검사를 시행하지 않는다.
침대 머리맡을 높이면 어지럽다	혈압 저하시 어지러울 수 있다. 또한 소뇌에 병변이 있을 때 체위 변경시 종종 어지럼증을 호소한다.	기립성 저혈압을 체크하여 저혈압이 아닌 범위 내에서 머리를 높인다. 서서히 높여서 어지러움이 사라진 후 식사한다.
목이 뻣뻣하고, 경추가 신전되어 있다	경부의 근육긴장도가 항상 높은 경우, 자극으로 경부의 긴장이 높아진 경우, 구축이 온 경우 등이 있다.	관절가동범위(ROM) 운동을 시행한다. 연하에 대단히 불리하다. 흡인에 주의하고, 가능하면 턱을 당겨서 섭식하도록 한다.
수분, 식사 섭취량이 부족하다	연하장애의 결과이면서 또한 원인이 되기도 한다. 전신 상태에 주의한다(식욕부진, 악성질환).	원인을 정밀하게 조사한다. 비경구적 영양, 보조영양(OE법 등), 소량씩 자주 식사한다.

❋ 세이레이미카타하라병원에서 치료한 연하장애 증례 2,552명의 치료 성적

	평균	표준편차
의뢰시	3.35	2.71
치료 결과	5.45	2.82

Wilcoxon's Signed Rank Sum Test $p < 0.0001$

퇴원시 등급

의뢰시 등급	1	2	3	4	5	6	7	8	9	10	
1	269	68	17	136	32	15	246	149	21	25	978
2	124	57	20	76	15	8	169	101	16	8	594
3	13	1	7	9	3	1	12	10	0	2	58
4	15	1	0	35	7	2	10	8	3	0	81
5	10	1	1	2	31	4	23	17	3	0	92
6	18	2	0	5	1	14	43	12	3	3	101
7	41	6	0	6	2	4	224	123	6	12	424
8	8	0	0	1	1	0	11	138	6	7	172
9	1	0	0	0	0	0	1	1	26	1	30
10	0	0	0	0	0	0	0	8	6	8	22
	499	136	45	270	92	48	739	567	90	66	2552

평균연령 75.8세 남녀비 1.81

(2004년 8월~2011년 3월)

찾|아|보|기

INDEX

가

나

다

라

마

바

사

아

자

차

카

타

파

하

A

B

C

D

E

F

G

H

I

K

L

M

N

O

P

Q

R

S

T

U

V

W

4th Edition

Pocket Manual of Dysphagia

연하장애 포켓매뉴얼

발 행 2021년 7월 25일

역 자 오 병 모
발행인 이 웅 현
발행처 **퍼시픽북스**
서울시 중구 충무로 29 아시아미디어타워 501호
TEL. 02-2272-7766(代) / FAX. 02-2272-7166
E-mail : papu77@daum.net

ISBN 979-11-6375-279-0

정가 **15,000원**